U0885107

全国高等医学教育课程创新
“十三五”规划教材

供临床、预防、基础、急救、全科医学、口腔、麻醉、影像、卫生法学、药学、检验、护理、法医、生物工程等专业使用

局部解剖学

主　　编　潘爱华　高　尚
副 主 编　廖家万　赵振富　王玉孝　徐　凯
编　　者　（以姓氏笔画为序）

王　慧　中南大学
王玉孝　厦门医学院
王晓晟　中南大学
李艳伟　邵阳学院
李筱贺　内蒙古医科大学
陈　旦　中南大学
范春玲　中南大学
赵保明　湖北文理学院
赵振富　深圳大学
胡　哲　包头医学院
徐　凯　黄河科技学院
高　尚　内蒙古医科大学
廖家万　井冈山大学
潘爱华　中南大学
编写秘书　范春玲　中南大学
绘　　图　徐国成　中国医科大学

華中科技大學出版社
http://www.hustp.com
中国·武汉

内容简介

本书是全国高等医学教育课程创新"十三五"规划教材。

本书内容包括绪论、头部、颈部、胸部、腹部、盆部与会阴、脊柱区、上肢、下肢等。本书将基础知识和临床应用相结合，同时配有大量图片，内容层次分明，重点、难点突出，利于学生形成科学的思维方式和建立正确的学习方法，注重激发学生的学习兴趣。

本书可供临床、预防、基础、急救、全科医学、口腔、麻醉、影像、卫生法学、药学、检验、护理、法医、生物工程等专业使用。

图书在版编目(CIP)数据

局部解剖学/潘爱华，高尚主编. —武汉:华中科技大学出版社，2020.1
全国高等医学教育课程创新"十三五"规划教材
ISBN 978-7-5680-4312-0

Ⅰ. ①局… Ⅱ. ①潘… ②高… Ⅲ. ①局部解剖学-医学院校-教材 Ⅳ. ①R323

中国版本图书馆 CIP 数据核字(2019)第 301480 号

局部解剖学　　　　潘爱华　高　尚　主编
Jubu Jiepouxue

策划编辑：周　琳
责任编辑：毛晶晶
封面设计：原色设计
责任校对：阮　敏
责任监印：周治超
出版发行：华中科技大学出版社(中国·武汉)　　电话：(027)81321913
武汉市东湖新技术开发区华工科技园　　邮编：430223
录　　排：华中科技大学惠友文印中心
印　　刷：武汉华工鑫宏印务有限公司
开　　本：880mm×1230mm　1/16
印　　张：15.75
字　　数：439 千字
版　　次：2020 年 1 月第 1 版第 1 次印刷
定　　价：42.00 元

本书若有印装质量问题，请向出版社营销中心调换
全国免费服务热线：400-6679-118　竭诚为您服务
版权所有　侵权必究

全国高等医学教育课程创新“十三五”规划教材
编委会

丛书顾问　文历阳　秦晓群

委　员（以姓氏笔画排序）

马兴铭　兰州大学
王玉孝　厦门医学院
化　兵　河西学院
尹　平　华中科技大学
卢小玲　广西医科大学
白　虹　天津医科大学
刘立新　首都医科大学燕京医学院
刘俊荣　广州医科大学
刘跃光　牡丹江医学院
孙连坤　吉林大学
孙维权　湖北文理学院
严金海　南方医科大学
李　君　湖北文理学院
李　梅　天津医科大学
李文忠　荆楚理工学院
李洪岩　吉林大学
吴建军　甘肃中医药大学
沙　鸥　深圳大学
张　忠　沈阳医学院
张　悦　河西学院
张云武　厦门大学
赵玉敏　桂林医学院
赵建龙　河南科技大学
赵晋英　邵阳学院
胡东生　深圳大学
胡煜辉　井冈山大学
姜文霞　同济大学
姜志胜　南华大学
贺志明　邵阳学院
秦　伟　遵义医学院
钱中清　蚌埠医学院
徐世明　首都医科大学燕京医学院
黄　涛　黄河科技学院
黄锁义　右江民族医学院
扈瑞平　内蒙古医科大学
赖　平　湖南医药学院
潘爱华　中南大学

编写秘书　周　琳　陆修文　蔡秀芳

网络增值服务使用说明

欢迎使用华中科技大学出版社医学资源网yixue.hustp.com

1.教师使用流程

（1）登录网址：http://yixue.hustp.com（注册时请选择教师用户）

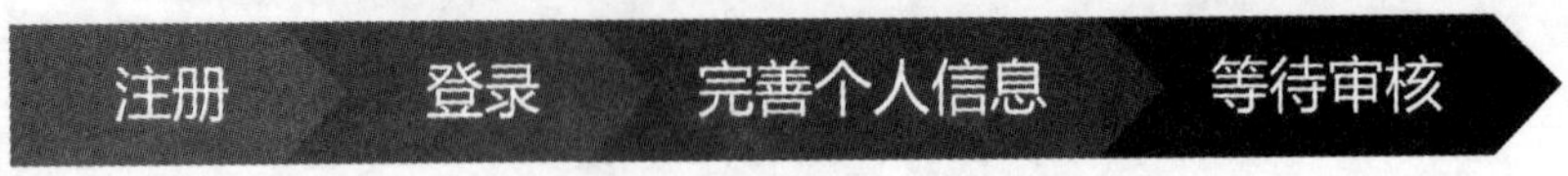

（2）审核通过后，您可以在网站使用以下功能：

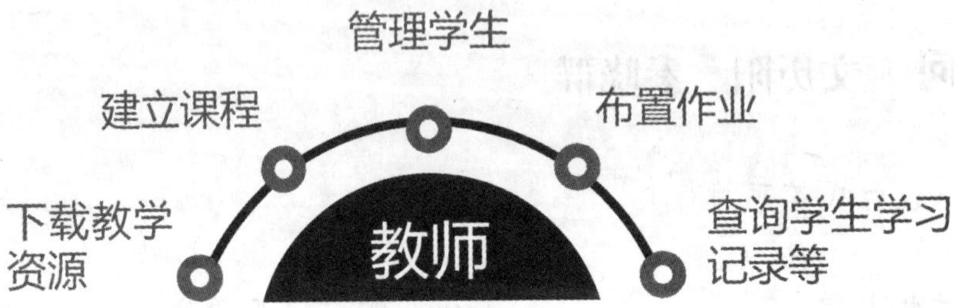

2.学员使用流程

建议学员在PC端完成注册、登录、完善个人信息的操作。

（1）PC端学员操作步骤

①登录网址：http://yixue.hustp.com（注册时请选择普通用户）

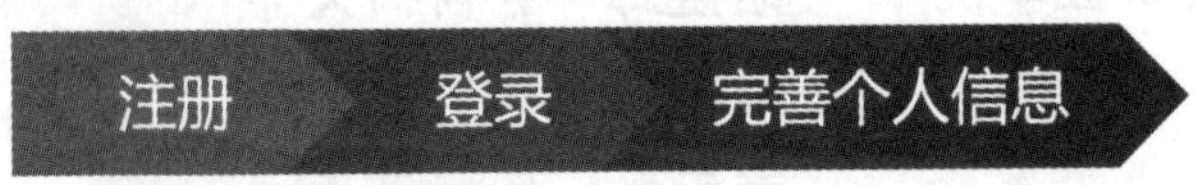

② 查看课程资源

如有学习码，请在个人中心-学习码验证中先验证，再进行操作。

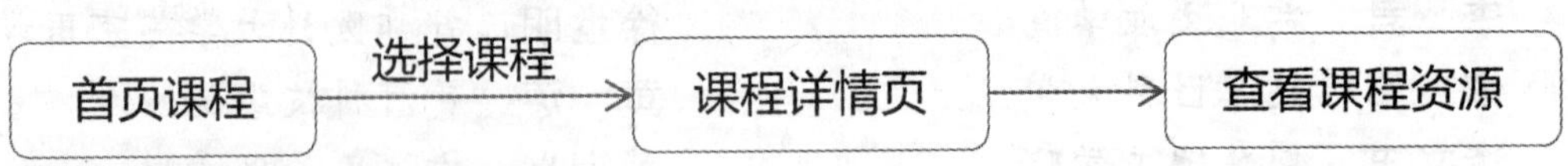

（2）手机端扫码操作步骤

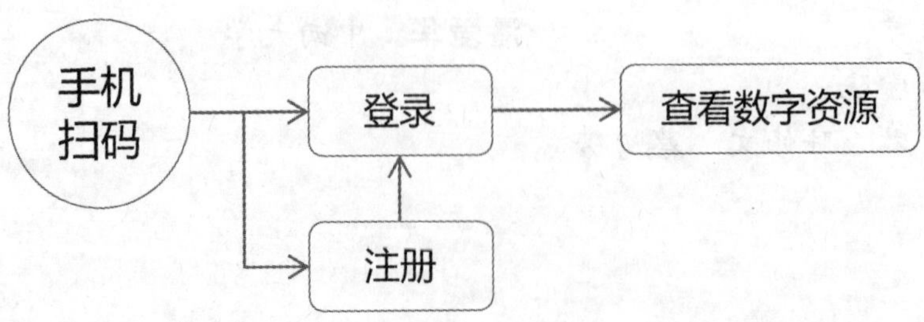

总序

Zongxu

《国务院办公厅关于深化医教协同进一步推进医学教育改革与发展的意见》指出："医教协同推进医学教育改革与发展，加强医学人才培养，是提高医疗卫生服务水平的基础工程，是深化医药卫生体制改革的重要任务，是推进健康中国建设的重要保障""始终坚持把医学教育和人才培养摆在卫生与健康事业优先发展的战略地位。"我国把质量提升作为本科教育改革发展的核心任务，发布落实了一系列政策，有效促进了本科教育质量的持续提升。而随着健康中国战略的不断推进，加大了对卫生人才培养支持力度。尤其在遵循医学人才成长规律的基础上，要求不断提高医学青年人才的创新能力和实践能力。

为了更好地适应新形势下人才培养的需求，按照《国务院办公厅关于深化医教协同进一步推进医学教育改革与发展的意见》《国家中长期教育改革和发展规划纲要（2010—2020 年）》《国家中长期人才发展规划纲要（2010—2020 年）》等文件精神要求，进一步出版高质量教材，加强教材建设，充分发挥教材在提高人才培养质量中的基础性作用，培养医学人才。在认真、细致调研的基础上，在教育部相关医学专业专家和部分示范院校领导的指导下，我们组织了全国 50 多所高等医药院校的近 200 位老师编写了这套全国高等医学教育课程创新"十三五"规划教材，并得到了参编院校的大力支持。

本套教材充分反映了各院校的教学改革成果和研究成果，教材编写体系和内容均有所创新，在编写过程中重点突出以下特点：

（1）教材定位准确，突出实用、适用、够用和创新的"三用一新"的特点。

（2）教材内容反映最新教学和临床要求，紧密联系最新的教学大纲、临床执业医师资格考试的要求，整合和优化课程体系和内容，贴近岗位的实际需要。

（3）以强化医学生职业道德、医学人文素养教育和临床实践能力培养为核心，推进医学基础课程与临床课程相结合，转变重理论而轻临床实践，重医学而轻职业道德和人文素养的传统观念，注重培养学生临床思维能力和临床实践操作能力。

（4）问题式学习（PBL）与临床案例进行结合，通过案例与提问激发学生学习的热情，以学生为中心，利于学生主动学习。

本套教材得到了专家和领导的大力支持与高度关注，我们衷心希望这套教材能在相关课程的教学中发挥积极作用，并得到读者的青睐。我们也相信这套教材在使用过程中，通过教学实践的检验和实际问题的解决，能不断得到改进、完善和提高。

全国高等医学教育课程创新"十三五"规划教材
编写委员会

前言

Qianyan

《国务院办公厅关于深化医教协同进一步推进医学教育改革与发展的意见》指出：把思想政治教育和医德培养贯穿教育教学全过程，推动人文教育和专业教育有机结合。解剖学课程是思想政治教育与医学人文教育的典范。为加强教材建设，充分发挥教材在提高医学人才培养质量中的基础性作用，转变教学观念，深化教学改革，促进基础与临床融合，提高教学质量，加快实现培养全面素质型医学人才的教育目标，华中科技大学出版社决定组织编写"全国高等医学教育课程创新'十三五'规划教材"。

本书注重三基（基础理论、基础知识和基本技能），突出五性（思想性、科学性、先进性、启发性和实用性），关注局部解剖学和临床学科融合的新进展，以尸体解剖实际操作为主，将理论描述与实际操作相结合。

本书内容包括绪论、头部、颈部、胸部、腹部、盆部与会阴、脊柱区、上肢、下肢等。本书在编写过程中特别注重于论述正常人体局部的结构、层次和器官毗邻关系的特点，尽量删除与系统解剖学教材相重复的内容。在局部解剖学的学习过程中要参照系统解剖学教材，注意复习与巩固系统解剖学的内容，将解剖学知识融会贯通。

本书编写参阅了国内外相关文献，书中所用线条图由中国医科大学徐国成教授绘制，全书承蒙国家级教学名师、中南大学湘雅医学院罗学港教授审阅。在此一并表示衷心感谢！

尽管全体编写人员尽心尽力，但由于水平有限，疏漏之处在所难免，恳请读者不吝指正。

编　者

前言

目录

Mulu

绪　论

一、局部解剖学的定义和学习目的

局部解剖学是按照人体的局部分区，研究各区域内的器官和结构的形态、位置、毗邻和层次关系的科学。局部解剖学是解剖学的分科之一，它是在学习系统解剖学的基础上，通过实地尸体解剖和观察，巩固系统解剖学的知识，为进一步学习临床课程和临床实践打下良好的基础。因此，局部解剖学是基础医学与临床医学之间的桥梁课程。

二、人体基本结构的概念

人体分为头、颈、躯干（包括胸部、腹部、盆部与会阴）及四肢（包括上肢和下肢）。头与躯干的基本结构大致相同，均由皮肤、浅筋膜、深筋膜、肌肉和骨骼等共同构成腔或管，容纳并保护中枢神经、感觉器官和内脏器官等。四肢以骨骼为支架，肌肉跨越关节附着于骨骼，深筋膜覆盖着肌肉，浅筋膜位于皮下。全身各局部、器官均有血管和神经分布。

（一）皮肤

皮肤（skin）被覆于全身表面，由浅层上皮性的表皮和深层结缔组织性的真皮组成。真皮有许多突起的乳头嵌入表皮深面，并借结缔组织的纤维束与深面的浅筋膜相连。人体各部的皮肤厚薄不一，厚者可达 4 mm，薄者不足 1 mm。一般而言，腹侧面皮肤较薄，背侧面的皮肤较厚，但在手和足则相反。项部、背部、手掌和足底处皮肤最厚，而腋窝和面部的皮肤最薄，另外，全身皮肤的纹理也不一致，做皮肤切口时应注意上述特点。

（二）浅筋膜

浅筋膜（superficial fascia）位于皮下，又称皮下组织或皮下脂肪，属疏松结缔组织，富含脂肪，遍布全身。浅筋膜的厚薄在不同的部位差别较大，除眼睑、乳头和男性外生殖器等处的浅筋膜内不含脂肪外，其余各部均含有或多或少的脂肪。儿童、妇女和肥胖者浅筋膜较厚，老年、男性和瘦弱者则较薄。浅筋膜内纤维束的强弱和松紧，关系着皮肤移动性的大小，以及解剖时剥离皮肤的难易。头皮、项部、背部、手掌和足底等部位的浅筋膜致密，使皮肤紧密连接于深部结构，其他部位的浅筋膜较疏松并有弹性。

浅筋膜内有皮神经、浅动脉、浅静脉和淋巴管分布。皮神经穿出深筋膜后，走行于浅筋膜内，并以细支分布于皮肤。浅动脉细小，而浅静脉较粗大，一般不与动脉伴行，多互相吻合，最后穿过深筋膜注入深静脉。浅筋膜内有丰富的淋巴管，但均细小，壁薄透明，不易辨认。另外，在头、颈、腋窝和腹股沟等部位的浅筋膜内可见到淋巴结。

（三）深筋膜

深筋膜（deep fascia）又称固有筋膜，是位于浅筋膜深面包裹着肌肉的一层纤维组织膜。在四肢，深筋膜还深入肌群之间，附着于骨，构成肌间隔。深筋膜包裹肌肉形成肌鞘，包裹血管和神经形成血管神经鞘，包裹腺体形成筋膜鞘或囊。在某些部位，如腕部和踝部，深筋膜在局部横向增厚，且两端固定于骨性突起上形成支持带，能约束其深面的肌腱。另外，深筋膜、肌间隔与骨和骨膜之间可形成骨筋膜鞘或筋膜间隙，内有疏松结缔组织充填，感染时脓液可在间隙中蓄积蔓延。解剖时应注意各处深筋膜的厚薄及其与肌肉的关系。

（四）肌肉

肌肉(muscle)包括分布于内脏器官的平滑肌、心脏特有的心肌、分布于躯干及四肢的骨骼肌。骨骼肌一般由肌腹和肌腱两个部分组成。肌腹由肌纤维构成的肌束组成，具有收缩功能；肌腱呈条索状或带状，由胶原纤维束构成，肌肉以肌腱附着于骨面或筋膜上。某些肌肉或肌腱与骨、关节囊和筋膜的接触处，往往有滑膜囊形成，以减少摩擦。另外，在手足一些与骨面邻贴的长肌腱上，深筋膜与滑膜囊共同形成双层管状的腱鞘。每块肌肉均由邻近的动脉发出分支营养，动脉多与支配该肌肉的神经伴行。解剖肌肉时应先使之紧张，并认清其边界，然后沿肌束的方向清除结缔组织，进行分离。

（五）血管

解剖操作时所能见到的血管是动脉和静脉。动脉(artery)与伴行静脉相比，管径细，壁厚腔圆且有弹性，尸体上动脉一般颜色发白，腔内空虚，不含血液。静脉(vein)管径较粗，壁薄且弹性差，尸体上静脉腔内常含有凝固的血块，呈紫蓝色。静脉属支多，彼此之间多吻合。浅静脉多单独走行，而深静脉多以 2 支与动脉伴行，走行于动脉两侧。胚胎时期，血管在发育过程中，由于受到某种因素的影响，血管的起始或汇入、分支、管径、数目和行程常有不同变化。因此，血管的形态、数目并非完全一致，有时可出现变异，甚至畸形。

（六）淋巴管与淋巴结

淋巴管(lymphatic vessel)形态结构与静脉相似，但管腔细，壁薄透明呈乳白色，除淋巴管、淋巴干及位于淋巴结附近的淋巴管较易剖露外，其他部位的淋巴管解剖时不易辨认。淋巴结(lymph node)为大小不一的圆形或椭圆形小体，呈灰红色。淋巴结常沿血管分布，多位于人体的凹窝或较隐蔽处，如腋窝、腹股沟及胸、腹盆腔内的大血管周围。

（七）神经

神经(nerve)呈白色条索状，除皮神经之外，其他神经常与血管伴行，由结缔组织包绕形成血管神经束。脏器周围的自主神经常缠绕在脏器和血管壁上形成自主神经丛，随血管分布，解剖时较难分离。

三、解剖器械及其使用

（一）解剖刀

解剖刀(scalpel)为常用器械之一(图 0-1)。常以刀刃切开皮肤、切断肌肉和其他软组织，以刀尖修洁血管和神经，以刀柄钝性分离组织等。一般用右手持刀，方式可随不同需要而异。切皮时可用抓持法，即将刀柄捏于拇指与中指、环指和小指三指之间，示指指腹压于刀背上，用均衡的腕力切开皮肤；修洁神经血管和其他结构时，可采用执笔法，即用拇指、示指和中指三指捏持刀柄前部，犹如执笔，多用手指指间关节和掌指关节的小幅度运动，沿血管和神经走行方向进行修洁(图 0-2)。为保持刀刃锋利，保证解剖的效果和效率，要及时磨刀。磨刀时，先在磨石上加水，握稳刀柄，使刀刃与磨石面平行，往返移动，磨至锋利为止。要注意保护刀刃的锋利，勿用解剖刀切割坚韧的结构和材料。用刀时应谨防误伤自己和他人。

（二）镊子

镊子(forceps)分有齿镊和无齿镊两种(图 0-1)。前者用于夹持皮肤或较坚韧的结构，后者用于夹持神经、血管和肌肉等软组织。切忌用有齿镊夹持神经、血管和肌肉，以防损坏上述结构。一般用左手持镊，将镊子夹于拇指与示指、中指指腹之间，用手指力量捏紧。也可两手同时持镊进行神经、血管的追踪和组织分离(图 0-2)。

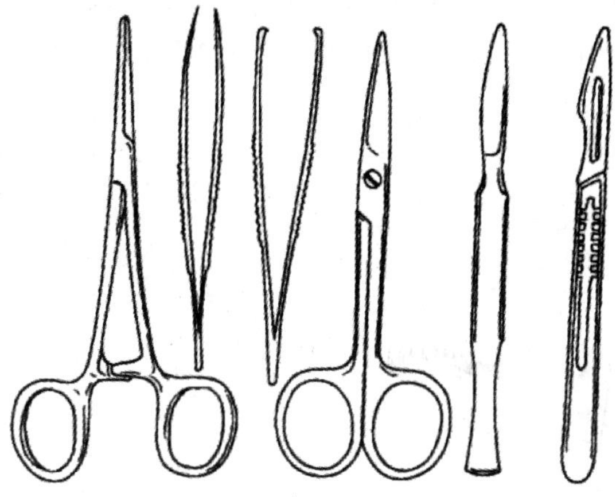

图 0-1　常用的解剖器械

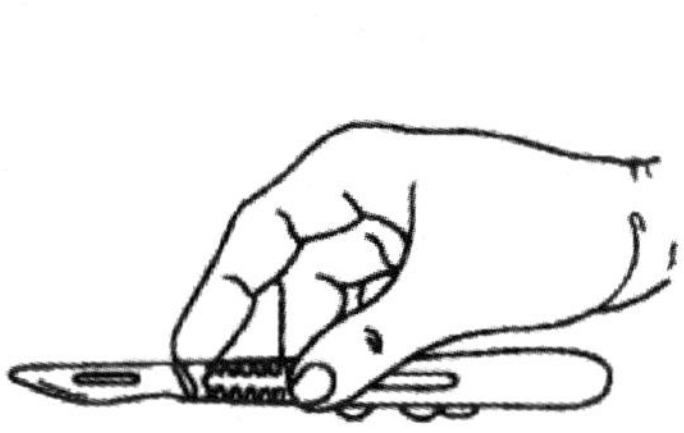

抓持法持刀姿势

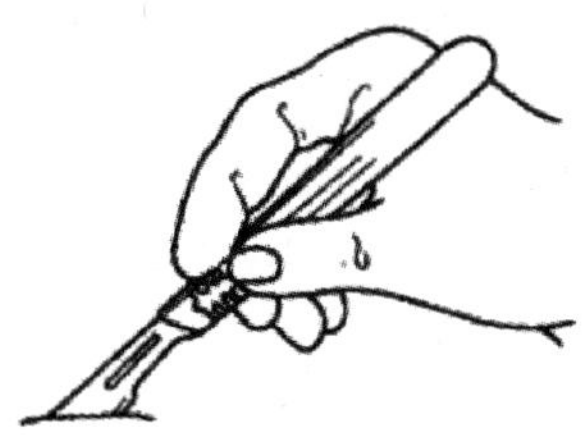

持笔法持刀姿势

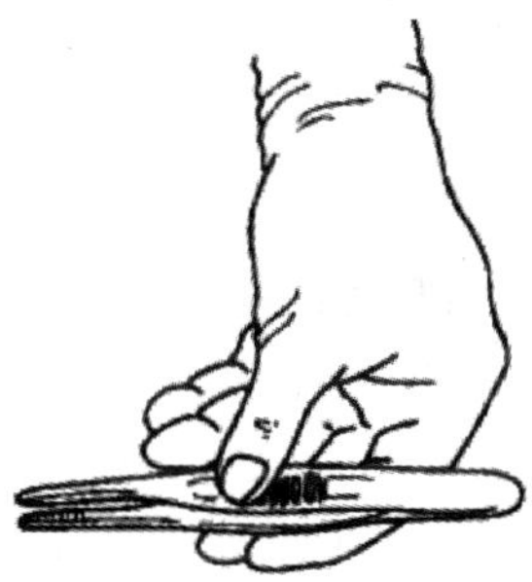

镊子的用法

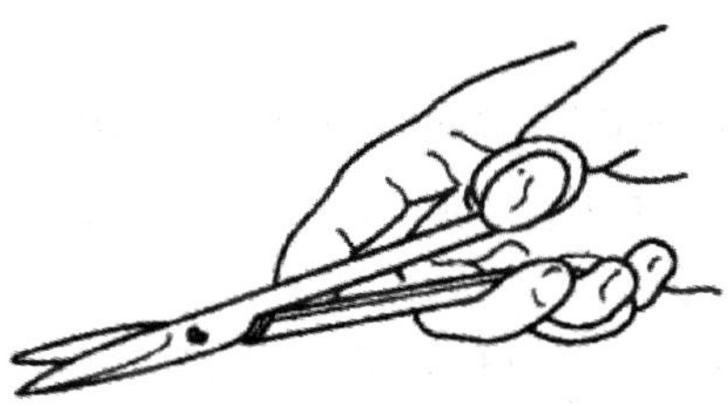

剪刀的用法

图 0-2　器械使用方法

（三）剪刀

剪刀(scissors)有直剪和弯剪两种，并有圆头和尖头及长、短之分。圆头剪一般用于剪开、分离组织和修洁血管；尖头剪常用于剪断较坚韧结构，如肌腱、韧带、线、绳等物。正确的持剪方法是将拇指和环指伸入剪柄的环内，中指放在剪环的前方，示指压在剪刀轴处，这样能起到稳定和定向的作用(图 0-2)。

（四）血管钳

血管钳通常用于分离软组织及神经、血管等，在解剖时也可钳夹肌腱、韧带和皮肤等，用于牵引固定。使用方法与剪刀相同(图 0-2)。

四、解剖操作基本技术

（一）解剖皮肤

按各局部规定的切口切开皮肤(图 0-3)，切口深度以切透皮肤但不伤及筋膜为宜，可先在

NOTE

尸体皮肤上，按拟作切口用刀尖背画一线痕，沿该线将刀刃与皮肤成 45°角切开皮肤。用有齿镊牵起切开皮肤一角，向上翻起，用刀刃将皮肤与皮下组织划割开，将皮肤剥离、翻起。勿使过多的皮下组织附于皮片。

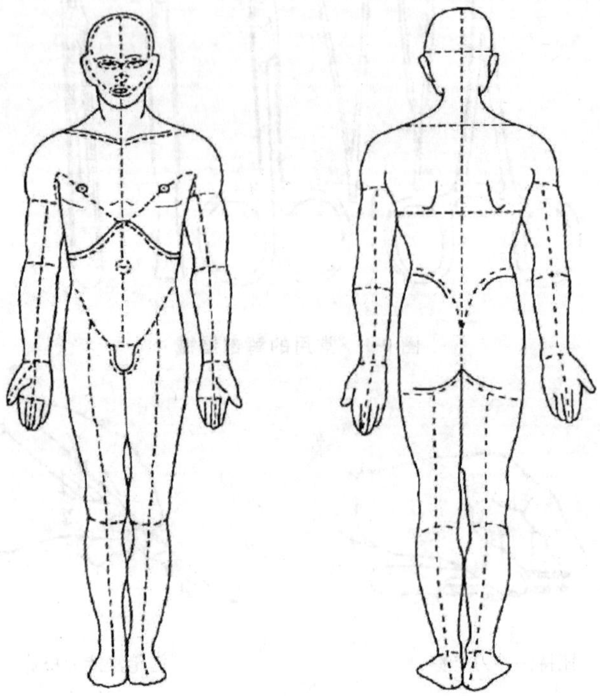

图 0-3　人体解剖常用皮肤切口

（二）解剖浅筋膜

浅筋膜的解剖主要是剖露浅静脉、皮神经，并清除纤维脂肪组织。浅静脉位于浅筋膜之中，沿其走行方向切开浅筋膜，暴露并分离之。皮神经先在浅筋膜深面走行，后逐渐分支浅出。于皮神经穿出深筋膜处开始，沿其走向剖查分离之。浅筋膜内，在某些部位有浅淋巴结，用刀尖分离脂肪组织，寻找淋巴结，观察与淋巴结相连的输入和输出淋巴管。将解剖出的主要浅静脉和皮神经保留，其余纤维脂肪组织、淋巴结及小静脉一律清除，暴露深筋膜。

（三）解剖深筋膜

深筋膜覆盖在肌肉表面，解剖时用镊子提起筋膜，沿肌纤维方向，使刀刃平贴肌肉表面，将筋膜从肌肉表面分离并切除之。腰背部及四肢的深筋膜厚而致密，可逐层切除或切开翻起。躯干部深筋膜大部分与肌层结合紧密，因此，只能小片切除。某些部位的深筋膜形成腱纤维鞘或作为肌肉的起点，则无须除去。

（四）解剖血管、神经

深部的血管、神经均走行于肌肉与肌肉之间、肌群与肌群之间，或位于脏器周围的结缔组织内，特别是脏器的"门"内，如肝门、肺门等处。解剖时，应先用刀尖沿血管、神经主干的走向，划开包绕它们的由筋膜形成的血管神经鞘，显露出血管、神经的主干，然后用镊子提起血管、神经，沿其两侧用刀尖背面或剪刀仔细做钝性分离，剔除周围的结缔组织，以及缠绕在血管壁上的自主神经丛，沿血管、神经的主干，找出其分支并按上述方法分离之。

（五）解剖肌肉

沿肌纤维的方向切开并剥离肌肉表面的深筋膜，修洁出肌肉的境界，然后进行观察。注意肌肉的位置、形态、起止、肌质与腱质的分布、肌纤维的方向及血管和神经的分布。有时需按规定将肌肉切断，以便观察深层结构。切断肌肉时，先将其边界完全分清，并用刀柄或手指伸入肌肉的深面，将其与深面的结构分离，然后用剪刀将肌肉剪断；或在肌肉下垫一刀柄，用刀将肌肉横断，以免伤及深层结构。

（六）解剖脏器

打开胸腔、腹腔后，首先原位暴露脏器，观察其所在位置、体表投影、毗邻关系、浆膜分布等；然后剖查其血管、神经，或根据操作要求切断神经、血管及有关固定装置，取出脏器进一步解剖观察；或切开脏器观察其腔内结构或腔壁。

五、解剖操作注意事项

(1) 学习局部解剖学是在学习系统解剖学的基础上进行的，只有在掌握各局部区域的器官分布情况之后，才能更好地进行解剖操作，故在进行解剖操作之前应做好预习；认真阅读局部解剖学的有关内容，以及系统解剖学的有关章节。

(2) 尸体解剖是学习局部解剖学最重要的方法，故解剖时应勤于动手，善于观察，不断总结，做到理论联系实际，充分利用所解剖的尸体学好局部解剖学。

(3) 要严格按照操作要求由浅入深逐层解剖。解剖时要主次分明，先剖查主要结构，再追寻次要结构；对主要结构要加以保护，必要时可切断，但不能切除。对于妨碍操作的次要结构，如伴行静脉、淋巴结等虽可切除，但应按操作要求进行，不可乱割乱切。

(4) 尸体解剖时不可能人人同时操作，故每次解剖操作之前应明确分工，如主刀、助手、阅读指导、查图等，其他同学应仔细观察所解剖出的每一结构，认真总结记录。

(5) 每次解剖操作结束时，应把解剖器械擦洗干净，妥善保存；尸体应盖好，不得暴露在外，以防干燥；将解剖下来的组织碎片收拾干净，保持实验室的清洁卫生。

（潘爱华）

第一章　头　　部

第一节　概　　述

头部包括颅部和面部两个部分。颅部容纳脑及其被膜；面部有视器、位听器、口、鼻等器官。鼻腔与口腔分别是呼吸道、消化道的起始部。视器、位听器及口、鼻黏膜中的味器和嗅器属特殊感觉器。

一、境界与分部

头部与颈部的界限为下颌骨下缘、下颌角、乳突尖端、上项线及枕外隆凸的连线。

头部又以眶上缘、颧弓上缘、外耳门上缘及乳突的连线为界，分为颅部和面部。

二、表面解剖

（一）体表及骨性标志

头部的体表及骨性标志（图 1-1、图 1-2）在临床上均具有实用意义。

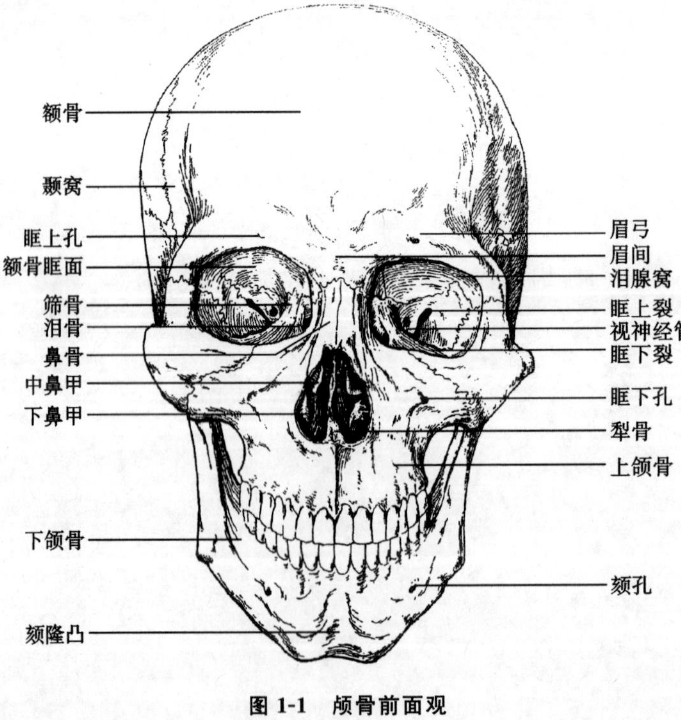

图 1-1　颅骨前面观

1. 眉弓(superciliary arch)　位于眶上缘上方、额结节下方的弓形隆起，其内侧的深面有额窦。

2. 眶上切迹(supra-orbital notch)　也称眶上孔。位于眶上缘的中、内 1/3 相交处，眶上

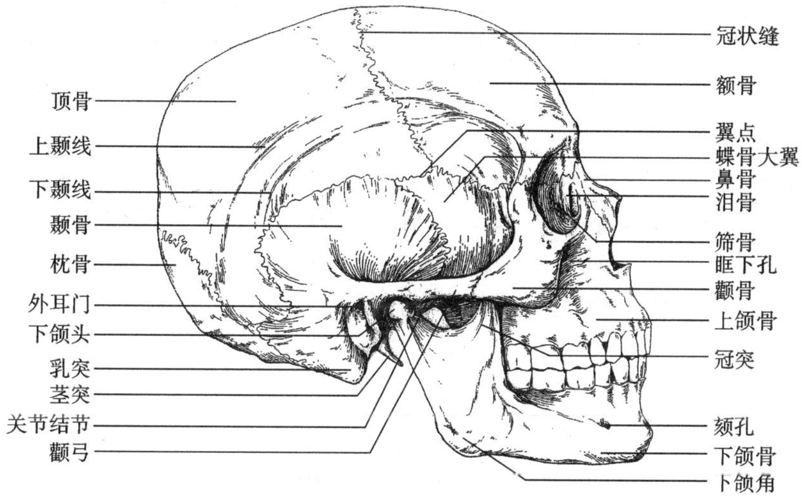

图 1-2 颅骨侧面观

血管和神经由此穿出。用力按压时，可引起明显压痛。

3. 眶下孔(infra-orbital foramen) 位于眶下缘中点的下方 0.5～0.8 cm 处，眶下血管及神经由此穿出，此处为眶下神经麻醉阻滞点。

4. 颏孔(mental foramen) 位于下颌第二前磨牙牙根下方，下颌体上、下缘连线的中点，距正中线约 2.5 cm 处。此孔呈卵圆形，开口朝向后外上方，有颏血管和神经经过，可作为颏神经麻醉的穿刺点。

5. 翼点(pterion) 位于颧弓中点上方约二横指处，为额骨、顶骨、颞骨、蝶骨 4 骨汇合点，多呈"H"形。翼点是颅骨的薄弱部分，内面有脑膜中动脉前支通过，此处受暴力打击时，易发生骨折，并常导致脑膜中动脉的撕裂出血，形成硬膜外血肿。

6. 颧弓(zygomatic arch) 由颞骨的颧突和颧骨的颞突共同组成，位于眶下缘和枕外隆凸之间连线的同一水平面上，全长均可触及。颧弓上缘，相当于大脑半球颞叶前端的下缘。颧弓下缘与下颌切迹间的半月形中点，为咬肌神经封闭及上、下颌神经阻滞点。

7. 耳屏(tragus) 耳甲腔前方的扁平突起。于耳屏前方 1～1.5 cm 处可触及颞浅动脉的搏动。在耳屏的前方可检查颞下颌关节的活动。

8. 髁突(condylar process) 位于颧弓下方、耳屏的前方。张口、闭口运动时，在耳屏前方可触及髁突向前、后滑动，若髁突滑动受限，可出现张口困难。

9. 星点(asterion) 颞骨、枕骨、顶骨 3 骨外面相接处，位于乳突基底后方约 2 cm 处。

10. 下颌角(angle of mandible) 位于下颌底与下颌支后缘相交处。下颌角突出、骨质薄弱，为下颌骨骨折的好发部位。

11. 乳突(mastoid process) 位于外耳下方、耳垂之后，其根部的前内方有茎乳孔，面神经由此孔出颅。在乳突后半部的深面有乙状窦沟，容纳乙状窦。乳突根治术时，应注意勿伤及面神经和乙状窦。

12. 前囟点(bregma) 又名冠矢点，为冠状缝与矢状缝的相交点。新生儿颅顶各骨尚未发育完全，此处仍为纤维组织膜性连接，呈菱形，称为前囟(anterior fontanelle)，在 1～2 岁时闭合。临床上可借前囟的膨出或内陷来判断颅内压的高低。

13. 人字点 矢状缝的后端与人字缝的相交点，位于枕外隆凸上方 6 cm 处。新生儿的后囟即位于此处。后囟呈三角形，出生后不久即闭合。患维生素 D 缺乏症和脑积水时，前、后囟闭合均较迟。

14. 枕外隆凸(external occipital protuberance) 位于枕骨外面中央最突出的隆起，其深

面为窦汇。枕外隆凸的下方有枕骨导血管，颅内压增高时此导血管常扩张，施行颅后窝开颅术若沿枕外隆凸做正中切口时，注意勿伤及导血管和窦汇以免引起出血。

15. 上项线(superior nuchal line)　枕外隆凸向两侧延伸的骨嵴，其深面为横窦。

（二）体表投影

为便于判断脑膜中动脉和大脑半球背外侧面主要沟回的体表投影，以下列六条标志线为依据(图 1-3)。①下水平线：通过眶下缘与外耳门上缘的连线。②上水平线：通过眶上缘与下水平线平行的连线。③矢状线：自鼻根中点越颅顶正中线到枕外隆凸的连线。④前垂直线：通过颧弓中点的垂线。⑤中垂直线：经髁突中点的垂线。⑥后垂直线：经过乳突基部后缘的垂线。

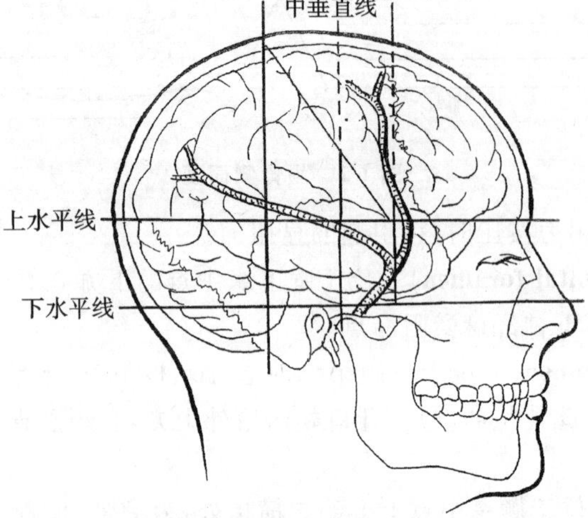

图 1-3　脑膜中动脉和大脑主要沟回的体表投影

1. 脑膜中动脉的投影　主干经过前垂直线与下水平线相交处，其前支通过前垂直线与上水平线相交处，后支则经过后垂直线与上水平线相交处。

脑膜中动脉的分支时有变异。探查前支的钻孔部位在距额骨颧突后缘和颧弓上缘各 4.5 cm 的两线相交处；探查后支则在外耳门上方 2.5 cm 处做环锯术。

2. 中央沟的投影　在前垂直线和上水平线交点与后垂直线和矢状线交点的连线上，相当于中垂直线与后垂直线间的一段。

中央沟简易测定法，即从眉间到枕外隆凸连线中点后方 1 cm，向两侧前下方做一与矢状线约成 67°角的斜线，即中央沟的位置。

3. 中央前、后回的投影　分别位于中央沟体表投影线前、后各 1.5 cm 宽的范围内。

4. 运动性语言中枢的投影　通常位于左侧大脑半球额下回后部的运动性语言中枢，其投影区在前垂直线与上水平线相交处的上方。

5. 大脑外侧沟的投影　大脑外侧沟后支相当于中央沟投影线与上水平线之间夹角平分线。外侧沟后支的前端起自翼点，沿颞骨鳞部上缘的前部向后，再经顶骨深面转向后上，止于顶结节下方。

6. 大脑下缘的投影　从鼻根部中点上方 1.25 cm 处起向外，沿眶上缘向后，经颧弓上缘、外耳门上缘至枕外隆凸的连线。

第二节　颅　部

颅部由颅顶、颅腔和颅底三个部分组成。颅顶又分为额顶枕区和颞区，并包括其深面的颅顶诸骨。颅腔容纳脑，颅底有许多重要的孔道，是神经、血管出入颅的部位。

一、颅顶

（一）额顶枕区

1. 境界 前为眶上缘，后为枕外隆凸和上项线，两侧以上颞线与颞区分界。

2. 层次 覆盖于此区的软组织由浅入深依次为皮肤、浅筋膜（皮下组织）、帽状腱膜及枕额肌、腱膜下疏松组织和颅骨外膜（图 1-4）。浅部 3 层紧密连接，难以分开，因此临床上常将此 3 层视为一层，称“头皮”。深部两层连接疏松，较易分离。

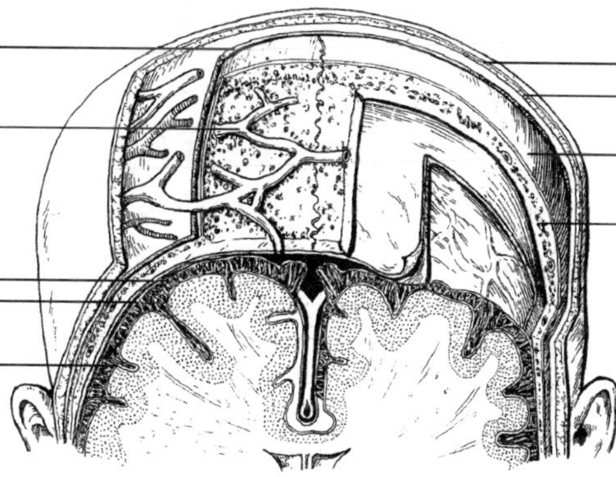

图 1-4 颅顶层次（额状断面）

（1）皮肤：颅顶皮肤较身体其他部位皮肤厚而致密，其特点如下。含有大量毛囊、汗腺和皮脂腺，为疖肿或皮脂腺囊肿的好发部位；具有丰富的血管及淋巴管，外伤时易出血，但创口愈合较快。

（2）浅筋膜：由致密的结缔组织垂直纤维束和脂肪组织构成，纤维束把脂肪组织分隔成无数小格，使皮肤和帽状腱膜紧密相连，小格内有血管、神经穿行。感染时炎性渗出物不易蔓延扩散，红肿也多限于局部，炎症早期即可压迫神经末梢引起剧痛。此外，小格内的血管多被周围结缔组织固定，创伤时血管断端不易自行收缩闭合，故出血较多，需压迫或缝合才能止血。

浅筋膜内的血管和神经根据分布部位，可分为前、后及外侧组（图 1-5）。

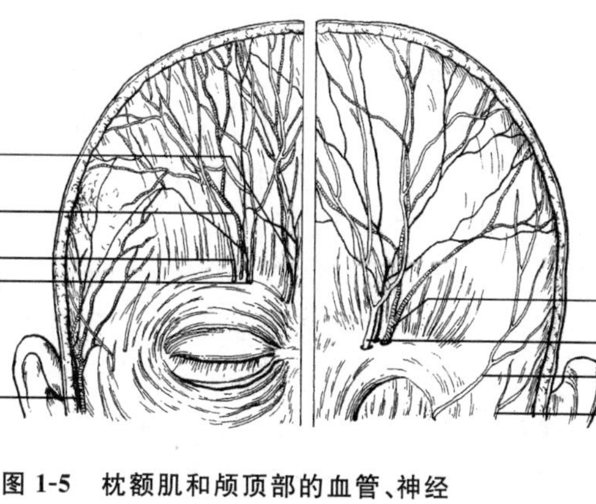

图 1-5 枕额肌和颅顶部的血管、神经

前组：又分内、外侧两组。内侧组距正中线约 2 cm 处，有滑车上动脉、滑车上静脉和滑车上神经。外侧组距正中线约 2.5 cm 处，有眶上动脉、眶上静脉和眶上神经。两动脉均为眼动脉的终支；伴行静脉末端汇合成为内眦静脉；同名神经为三叉神经第一支眼神经的分支。

后组：有枕动脉、枕静脉和枕大神经等，分布于枕区。枕动脉为颈外动脉的分支；枕静脉汇入颈外静脉；枕大神经来自第 2 颈神经的后支，该神经封闭宜在枕外隆凸下方一横指，向两侧约 2 cm 处进针。

外侧组：包括耳前和耳后两组。耳前组有颞浅动脉、颞浅静脉及其伴行的耳颞神经；耳后组有耳后动脉、耳后静脉及面神经的耳后支、耳大神经后支及枕小神经。

由于颅顶的神经分布互相重叠，故在局部麻醉时，仅阻滞一支神经常得不到满意效果，需扩大神经阻滞范围。

静脉主干与同名动脉伴行，颅顶的静脉在浅筋膜内吻合形成静脉网，眶上静脉与滑车上静脉汇入内眦静脉再入面静脉，内眦静脉与颅内海绵窦相交通；颞浅静脉、上颌静脉汇入下颌后静脉，下颌后静脉经翼丛与颅内相交通；耳后静脉与枕静脉汇入颈外静脉。

（3）帽状腱膜：坚韧而厚的一层腱膜，前连枕额肌的额腹，后连枕腹，两侧逐渐变薄，续于颞浅筋膜。头皮裂伤伴有帽状腱膜横向断裂时，因枕额肌的收缩而致创口裂开。缝合头皮时，应将腱膜仔细缝合，以减少皮肤张力，有利于止血和创口的愈合。

（4）腱膜下疏松结缔组织：又称腱膜下间隙，是位于帽状腱膜与颅骨骨膜之间的一薄层疏松结缔组织。其范围较大，前至眶上缘，后达上项线。头皮借此层与颅骨外膜疏松连接，故移动性大，开颅时可经此间隙将皮瓣游离后翻起，当头皮出现撕脱伤时整个头皮可与深层分离。腱膜下间隙出血或化脓，可在此间隙内广泛蔓延至整个颅顶部。此间隙内的静脉，经导静脉与颅骨的板障静脉及颅内的硬脑膜静脉窦相通，若发生感染，可经上述途径继发颅骨骨髓炎或向颅内扩散，因此，腱膜下间隙在外科临床被认为是颅顶部的“危险区”。

（5）颅骨外膜：由薄而致密的结缔组织构成，借少量结缔组织与颅骨表面相连，手术时较易剥离。严重的头皮撕脱伤，可将头皮连同部分骨膜一并撕脱。骨膜与颅缝紧密附着，故骨膜下血肿，常局限于一块颅骨的范围内，而不会向四周蔓延。颅骨外膜对颅骨的滋养作用较小，手术剥离后不会导致颅骨坏死。

（二）颞区

1. 境界 位于颅顶的两侧，介于上颞线与颧弓上缘之间。

2. 层次 颞区的软组织层次与颅顶部略有不同，由浅入深依次为皮肤、浅筋膜、颞筋膜浅层、颞筋膜深层、颞肌和颅骨外膜。

（1）皮肤：比额顶枕区皮肤稍薄，移动性较大，有利于手术切口缝合，愈合后瘢痕也较小。

（2）浅筋膜：前部较薄，后部较厚，此层脂肪较少，上方与颅顶浅筋膜相连，下方续于面部的浅筋膜，筋膜内有颞浅动脉、颞浅静脉、耳颞神经及面神经颞支。

（3）颞筋膜浅层：帽状腱膜向颞区延续形成，很薄，向下至面部逐渐消失。

（4）颞筋膜深层（即颞筋膜）：覆盖于颞肌表面，向上附着于颞上线，向下在接近颧弓处分为浅、深两层，浅层附着于颧弓的外面，深层附着于颧弓的内面。两层之间的间隙称颞筋膜间隙，内有脂肪组织和颞中动脉、颞中静脉。

（5）颞肌：位于颞筋膜深层深面，呈扇形，起自颞窝的颅骨外膜和颞筋膜深层深面，前中部肌纤维向下，后部肌纤维向前，向下逐渐集中，经颧弓的深面止于下颌骨冠突和下颌支的前缘，附着牢固，手术时不易剥离。颞肌与颞筋膜深层下部之间有脂肪组织充填称颞浅间隙。颞肌强厚，与颞筋膜深层一起对颅骨有很好的保护作用，颞区开颅时即使切除其深面的颞骨鳞部，仍能对其深面的脑膜和脑组织起到保护作用，故颞区为开颅术常用的手术入路。

（6）颅骨外膜：很薄，紧贴于颞骨表面，因而此区很少发生骨膜下血肿。骨膜与颞肌之间，含大量脂肪组织及颞深血管和神经，称颞深间隙，经颧弓深面与颞下间隙相通，再向前则与面部的颊脂体相连。因此，颞深间隙中有出血或炎症时，可向下蔓延至面部，形成面深部的血肿或脓肿，而面部炎症，如牙源性感染也可蔓延到颞深间隙。

二、颅底内面

颅底内面由额骨眶部、筛骨筛板、蝶骨体、蝶骨大翼及小翼、颞鳞内面、颞骨岩部、乳突部内面、枕鳞内面、基底部和侧部连接构成。其特点是骨质厚薄不一，孔裂多，颅底各骨与脑膜附着紧密，当颅底发生骨折时，易损伤脑膜导致脑脊液外漏。颅底内面有三个凹陷，由前向后依次为颅前窝、颅中窝及颅后窝（图 1-6）。

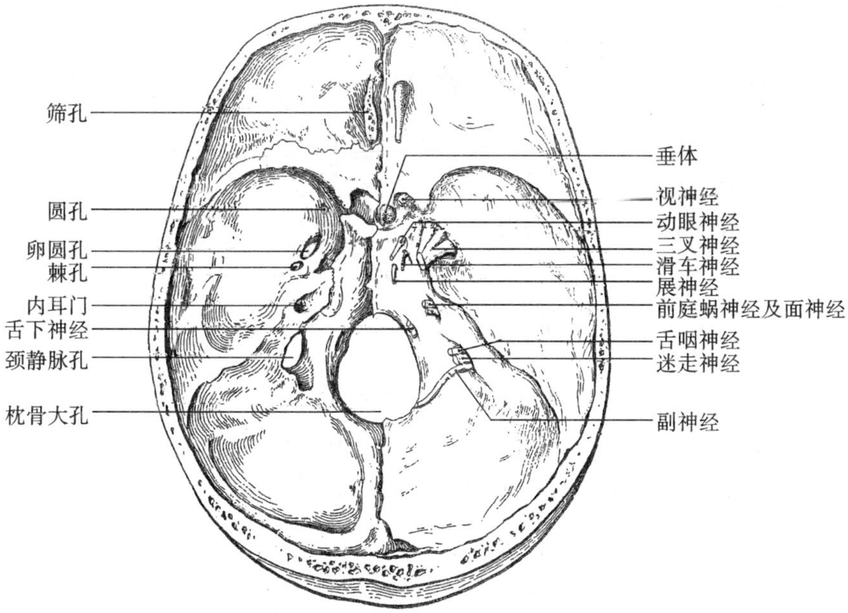

图 1-6　颅底内面观

（一）颅前窝

颅前窝由额骨眶部、筛骨筛板和蝶骨小翼组成，容纳大脑半球额叶。前部正中凹陷为筛骨筛板，构成鼻腔顶，筛板上有筛孔，通鼻腔。筛板上方容纳嗅球，筛板中央向上的突起称鸡冠。前外侧部形成眶的顶部，内有额窦。颅前窝骨质较薄，易发生颅底骨折。

（二）颅中窝

颅中窝由蝶骨体、蝶骨大翼和颞骨岩部等构成。中央部分是蝶鞍区，该区主要结构有垂体、垂体窝和两侧的海绵窦，两外侧窝内容纳大脑颞叶。其前部以蝶骨小翼后缘与颅前窝分界，后部以颞骨岩部上缘与颅后窝分界。

（三）颅后窝

颅后窝由枕骨内面和颞骨岩部后面构成，位置最低、较深且面积最大，窝内容纳小脑、脑桥和延髓。颅后窝底的中央为枕骨大孔，是颅腔与椎管连接处，延髓经此孔与脊髓相接，并有左、右椎动脉和副神经的脊髓根穿过。枕骨大孔前方为斜坡，斜坡上面有脑桥和延髓，其下面为咽腔顶壁。在枕骨大孔前外侧缘有舌下神经管。

颞骨岩部后面中份有内耳门，向外通内耳道，有面神经、前庭蜗神经和迷路动脉、迷路静脉穿过。枕骨外侧部与颞骨岩部间有颈静脉孔，内有舌咽神经、迷走神经、副神经和颈内静脉通过。

枕内隆凸处有窦汇，窦汇向两侧延续为横窦（transverse sinus），在横窦沟内走向颞骨岩部上缘的后端，在此处延续为乙状窦。乙状窦（sigmoid sinus）沿颞骨岩部后面向内下行，达颈静脉孔，续于颈内静脉（图 1-7）。

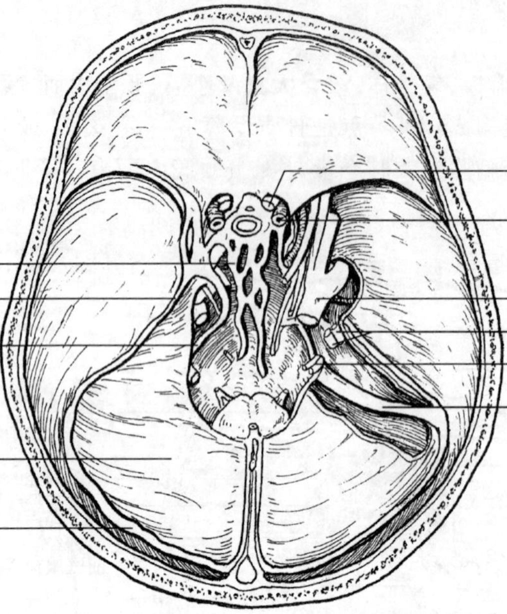

图 1-7　小脑幕及颅底的静脉窦

枕骨大孔的后上方邻近小脑半球下面内侧部的小脑扁桃体，颅内压增高时，小脑扁桃体因受挤压嵌入枕骨大孔，则形成枕骨大孔疝，可压迫延髓的呼吸和心血管中枢，危及患者的生命。

第三节　面　　部

面部位于颅部的前下方，由面颅骨和软组织等构成。面部分为眶区、鼻区、口区和面侧区。面侧区又分为颊区、腮腺咬肌区和面侧深区。

一、面部浅层结构

（一）皮肤与浅筋膜

面部皮肤薄而柔嫩，富有弹性，其特点是血管丰富、感觉灵敏。面部皮肤含有丰富的皮脂腺、汗腺和毛囊，尤以鼻部附近较多，是皮脂腺囊肿和疖肿的好发部位。浅筋膜由疏松结缔组织构成，其中颊部脂肪聚成的团块，称颊脂体。眼睑部皮下组织少而疏松，此部位易形成水肿。浅筋膜内有神经、血管和腮腺管穿行。由于面部血供丰富，故创口愈合较快，但创伤时出血较多。面静脉与颅内的海绵窦借多条途径相交通，因此面部感染有向颅内扩散的可能。面部的小动脉有丰富的内脏运动神经分布，当情绪激动或患某些疾病时，面部皮肤的色泽常出现变化。

（二）面肌

面肌也称表情肌，属于皮肌，肌纤维薄而纤细，起自面颅诸骨或筋膜，止于皮肤，收缩时牵动皮肤，使面部呈现各种表情。表情肌主要分布在眼裂、口裂和鼻孔等周围。表情肌均由面神经支配，当面神经受损时，即可引起面瘫。表情肌的肌纤维方向和面部皮肤的皮纹相交错，当面部受外伤或表情肌被切断时，应将其肌肉准确相对缝合，否则会形成内陷瘢痕。

（三）血管、淋巴及神经

1. 血管　主要为面动脉及其分支、面静脉及其属支。

（1）面动脉：平下颌角处发自颈外动脉，经二腹肌后腹和茎突舌骨肌深面、下颌下腺深面，在咬肌前缘与下颌体交界处绕下颌骨下缘转至面部行向内上，经口角和鼻翼的两侧到达内眦，成为内眦动脉。面动脉走行过程中的分支自下而上主要有颏下动脉、下唇动脉、上唇动脉和鼻外侧动脉等。面动脉绕过下颌骨下缘进入面部处可以触及其搏动，面浅部出血可压迫此处止血。

（2）面静脉：伴行于面动脉的外侧，向外下越过下颌体下缘至下颌角下方，下颌后静脉的前支汇入面静脉，之后穿颈筋膜浅层，于舌骨大角高度注入颈内静脉。面静脉在内眦附近经眼静脉与海绵窦交通，在面侧区也可通过面深静脉、翼静脉丛等与海绵窦交通。面静脉在口角平面以上的一段通常无静脉瓣，故面部细菌感染时，细菌可循上述交通途径延及海绵窦，导致颅内感染。临床上常将两侧口角至鼻根连线所形成的三角区域称为面部的“危险三角”。

2. 淋巴　面部浅层的淋巴管非常丰富，通常注入下颌下淋巴结和颏下淋巴结。

3. 神经　面部的感觉神经来自三叉神经的分支，支配面肌运动的是面神经的分支。

1）三叉神经　主要有眼神经、上颌神经和下颌神经 3 大分支（这里主要描述浅部神经，深部神经详见面侧深区）。

（1）眶上神经：眼神经的分支，与同名血管伴行，穿眶上切迹或眶上孔，至额部皮下，分布于额部皮肤。

（2）滑车上神经：由滑车内上方出眶，分布于额部、鼻背和内眦附近的皮肤。

（3）眶下神经：上颌神经的分支，穿出眶下孔，在提上唇肌的深面下行，分布于下睑、鼻翼及上唇的皮肤。

（4）颏神经：下颌神经的分支，出颏孔，在降口角肌深面分为数支，分布于颏部、下唇附近的皮肤。

2）面神经　由茎乳孔穿出，向前外穿入腮腺内，先形成上、下两干，再分为数支呈扇形分布，由腮腺上缘、前缘及下缘穿出，支配面部表情肌和颈阔肌（图 1-8）。

（1）颞支：由腮腺上缘穿出，常为 2 支，斜越颧弓浅面上行，支配额肌和眼轮匝肌上部。

（2）颧支：由腮腺上缘穿出，多分为 2～3 支，支配颧肌、眼轮匝肌下部及提上唇肌。

（3）颊支：经腮腺前缘穿出，常为 3～5 支，位于腮腺管上方的称为上颊支，位于腮腺管下方的称为下颊支，水平行向口角，支配颊肌和口裂周围的肌肉。

（4）下颌缘支：从腮腺下缘穿出，多为 1～3 支，进入颈阔肌深面，支配下唇附近的肌肉及颏肌。

（5）颈支：由腮腺下缘穿出，多为 1～2 支，进入颈部后，行于颈阔肌深面，支配该肌。

二、面部深层

（一）血管

1. 上颌动脉（maxillary artery）　上颌动脉在下颌颈平面发自颈外动脉，经下颌颈的深面入颞下窝，行于翼外肌的浅面或深面，行经翼上颌裂入翼腭窝。上颌动脉以翼外肌为标志可分为 3 段（图 1-9、图 1-10）。

第一段：位于下颌颈深面，主要分支如下。①下牙槽动脉（inferior alveolar artery）：经下颌孔入下颌管，发出分支至下颌骨、下颌牙及牙龈，终末支出颏孔，分布于颏区。②脑膜中动脉（middle meningeal artery）：行经翼外肌深面，穿过耳颞神经垂直上行，经棘孔入颅，分布于颞顶区内面的硬脑膜。

第二段：位于翼外肌的浅面或深面，发出分支至翼内肌、翼外肌、咬肌和颞肌，再分出颊动脉（buccal artery）与颊神经伴行，分布于颊肌及颊黏膜。

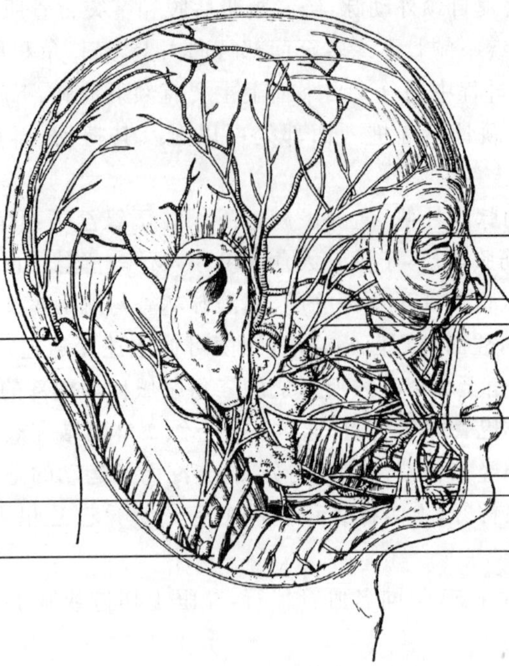

图 1-8　面部浅层结构

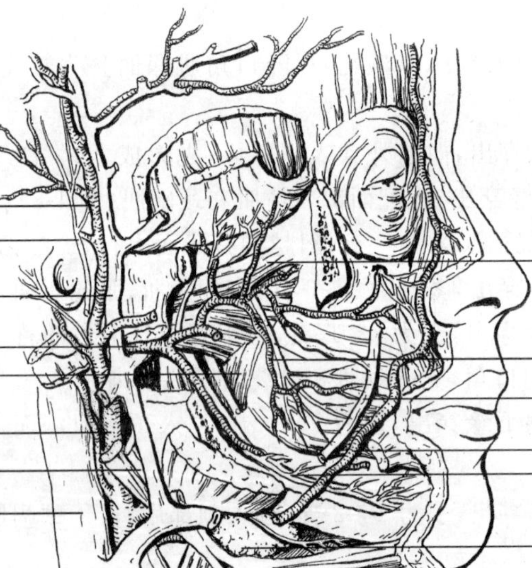

图 1-9　面侧深区的血管和神经(浅部)

第三段:位于翼腭窝内,主要分支如下。①上牙槽后动脉(posterior superior alveolar artery):向前下穿入上颌骨牙槽孔,分布于上颌窦、上颌后份的牙槽突、牙、牙龈等。②眶下动脉(infraorbital artery):经眶下裂、眶下管,出眶下孔,沿途发出分支分布于上颌前份的牙槽突、牙、牙龈,最后分布于下睑及眶下方的皮肤。

2. 翼静脉丛(pterygoid venous plexus)　翼静脉丛是翼内肌、翼外肌与颞肌之间的静脉丛,位于颞下窝内。翼静脉丛收纳与上颌动脉分支伴行的静脉,最后汇合为上颌静脉,汇入下颌后静脉。翼静脉丛与上颌动脉位于颞下窝的浅部。翼静脉丛通过眼下静脉和面深静脉与面静脉

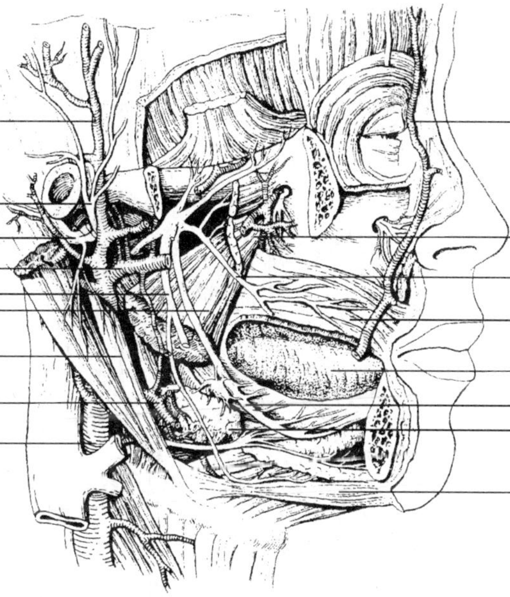

图 1-10 面侧深区的血管和神经(深部)

交通,经卵圆孔及破裂孔导血管与海绵窦交通,故口、鼻、咽等部位的感染,可沿上述途径蔓延至颅内。

(二) 神经

下颌神经(mandibular nerve)为三叉神经的分支,从卵圆孔出颅进入颞下窝,行于翼外肌的深面。下颌神经发出的翼内肌神经、翼外肌神经、颞肌神经和咬肌神经支配咀嚼肌的运动。下颌神经还发出下述 4 个感觉支。

1. 颊神经(buccal nerve) 经翼外肌两头之间穿出,沿下颌支前缘的内侧下行至咬肌前缘,穿颊肌支配颊黏膜、颊侧牙龈,另有分支穿颊脂体支配颊区口角的皮肤。

2. 耳颞神经(auriculotemporal nerve) 以两根起自下颌神经,其间夹持脑膜中动脉,向后合为一干,沿翼外肌深面,绕下颌骨髁突的内侧至后方转向上行,穿入腮腺鞘,于腮腺上缘处浅出,支配外耳道、耳廓及颞区的皮肤。

3. 舌神经(lingual nerve) 经翼外肌深面下行,途中接受鼓索神经的味觉纤维和副交感纤维,继续向前下行,位于下颌支与翼内肌之间,达下颌下腺的上方,再沿舌骨舌肌的浅面行至口腔底,支配下颌舌侧牙龈、下颌下腺、舌下腺、舌前 2/3 及口腔黏膜。

4. 下牙槽神经(inferior alveolar nerve) 位于舌神经的后方,与同名动脉、静脉伴行,经下颌孔,入下颌管,发出分支支配下颌骨及下颌诸牙,出颏孔称颏神经,支配颏区皮肤。

在下颌体外面,有朝向后上外方的颏孔,颏神经阻滞麻醉时,应按此孔方向穿刺。眶上孔、眶下孔和颏孔 3 者常在一条垂线上。下颌支内面中央略偏后上方处有下颌孔,成人下颌孔约相当于下颌磨牙的平面,女性和儿童的位置较低。下牙槽神经、血管通过此孔。下牙槽神经阻滞麻醉口内法,在下颌孔上方 1 cm 处进针,将麻醉药注入翼颌间隙。下颌体上缘为牙槽缘,第三磨牙的牙槽向后紧贴咬肌间隙前部,第三磨牙牙周炎、牙槽脓肿、下颌骨骨髓炎等均可蔓延至咬肌间隙引起继发感染。

三、腮腺咬肌区

腮腺咬肌区主要结构为腮腺、咬肌以及有关的血管、神经等。其境界如下:前界为咬肌前缘;后界为颞骨乳突和胸锁乳突肌前缘;上界为外耳道和颧弓;下界为下颌体下缘;内侧为茎突和咽侧壁。在浅筋膜内有许多支配面肌的面神经分支横过。

（一）腮腺的形态与位置

腮腺(parotid gland)呈略不规则的三角形，底向外侧，尖向内侧突向咽旁，分为浅、深两部，常以下颌骨后缘或以穿过腮腺的面神经丛作为浅、深两部的分界(图 1-11)。

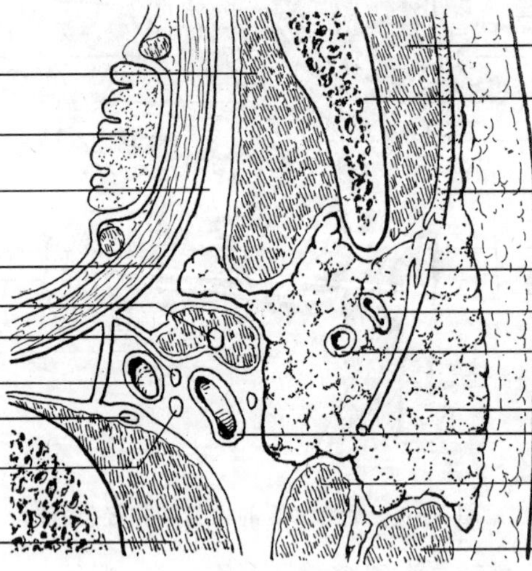

图 1-11　腮腺和面侧区的水平断面

腮腺位于面侧区，耳廓的前下方，上缘邻接颧弓、外耳道和颞下颌关节；下至下颌角；前邻咬肌、下颌支和翼内肌的后缘，浅部向前延伸，覆盖于咬肌后份的浅面；后缘邻接乳突前缘及胸锁乳突肌前缘的上方。腮腺深部位于下颌后窝内及下颌支的深面。腮腺的深面有茎突诸肌，颈内动脉、颈内静脉，舌咽神经、迷走神经、副神经及舌下神经。这些血管、神经共同形成“腮腺床”，紧贴腮腺的深面并借茎突与位于其浅面的颈外动脉分开(图 1-12、图 1-13)。

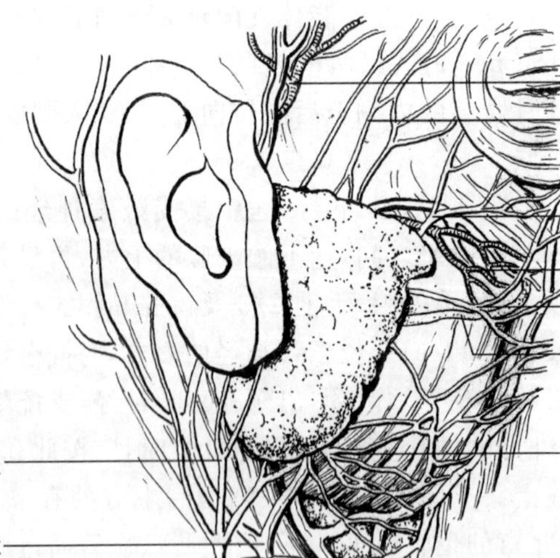

图 1-12　腮腺及穿经腮腺的血管、神经

（二）腮腺的被膜

腮腺的被膜来自颈深筋膜浅层并形成腮腺鞘，其浅面较致密，向上连于颧弓，与腮腺咬肌筋膜和胸锁乳突肌鞘相续；深面较薄，附着于颅底、茎突、下颌角的内侧面和茎突下颌韧带。腮腺鞘的内侧面筋膜薄弱，有时缺如，因此可与咽侧前间隙和翼下颌间隙相通。腮腺鞘与腮腺粘

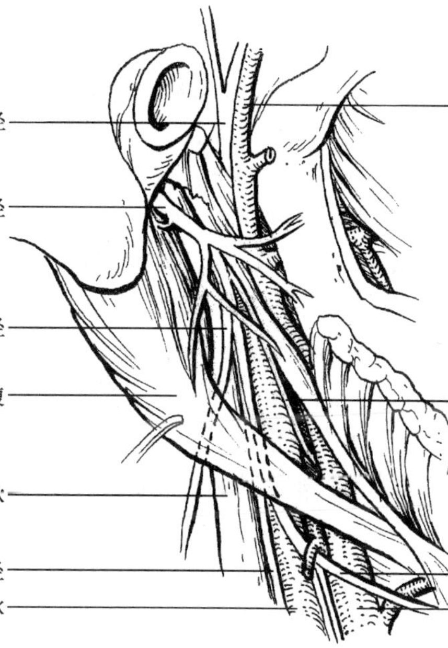

图 1-13 腮腺深面的结构

连紧密，向腺体内伸入，将腮腺分成无数小叶。当腮腺出现急性化脓性炎症时，可导致小叶坏死而形成多数孤立性脓肿，在行切开引流术时，要把每一个脓腔彻底引流。当咽后或咽侧出现脓肿时，脓液也可流经腮腺鞘的裂隙扩散入腮腺鞘内。

（三）腮腺管

腮腺管(parotid duct)(图 1-12)长 5～6 cm，管腔直径约 0.3 cm，在腮腺前缘、颧弓下约 1.5 cm处出腮腺鞘并与其平行，走行于腮腺咬肌筋膜浅面的皮下组织中，其上、下方有面横动脉和面神经颊支伴行。在咬肌前缘，腮腺管成直角向内穿过颊肌，开口于与上颌第二磨牙相对的颊黏膜上的腮腺管乳头。腮腺管开口处是其最狭窄的部位，腮腺管的弯曲和乳头有阻止口腔内容物进入其内的作用。在口腔内用探针探查腮腺管及在颊区进行手术时应注意保护。腮腺管结石或梗阻或形成潴留性囊肿时可影响涎液外流。腮腺管感染可蔓延到腮腺；反之，腮腺脓肿时腮腺管口也可出现红肿或有脓性分泌物流出。

（四）淋巴结

腮腺区的淋巴结分为浅、深两群。浅群位于腮腺鞘浅面的皮下，组成耳前淋巴结；深群位于腮腺鞘内腺体表面及实质中，组成腮腺淋巴结。浅淋巴结引流耳廓、颅顶前部和面上部的淋巴，深淋巴结收集外耳道、中耳、鼻、腭和颊深部的淋巴，其输出管均注入颈外侧淋巴结。由于腮腺深群淋巴结组位于腮腺的表面、腮腺鞘的深面，因此，腮腺淋巴结肿大易与腮腺肿胀相混淆。

（五）穿经腮腺的血管和神经

纵行穿经腮腺的血管、神经有颈外动脉，颞浅动脉、颞浅静脉，下颌后静脉及耳颞神经；横行的有上颌动脉、上颌静脉，面横动脉、面横静脉及面神经的分支。血管、神经的位置排列关系，由浅至深依次为面神经分支、下颌后静脉、颈外动脉及耳颞神经(图 1-13)。

1. 面神经(facial nerve) 面神经穿经腮腺分为 3 段。

第一段：面神经干从茎乳孔穿出至进入腮腺以前的一段，位于乳突与外耳道之间的切迹内。此段长 1～1.5 cm，向前经过茎突根部的浅面被腮腺遮盖，但未进入腮腺实质内，故可在此显露面神经主干。

第二段:为腮腺内的一段。面神经主干从腮腺后内侧面进入腮腺内,在腮腺内分为上、下干,其分支彼此交织成丛,形成颞支、颧支、颊支、下颌缘支和颈支5组分支。面神经位于颈外动脉和下颌后静脉的浅面。面神经外膜与腮腺组织容易分离,但在病变时二者粘连紧密,术中分离较为困难。腮腺肿瘤可压迫面神经,引起面瘫。

第三段:为面神经穿出腮腺以后的一段。面神经的5组分支分别由腮腺浅部的上缘、前缘和下端穿出,呈扇形分布至相应区域支配面肌。

2. 下颌后静脉(retromandibular vein) 颞浅静脉和上颌静脉与同名动脉伴行,穿入腮腺,汇合形成下颌后静脉,在颈外动脉的浅面下行,分为前、后2支穿出腮腺。前支汇入面静脉再汇入颈内静脉;后支与耳后静脉汇入颈外静脉。

3. 颈外动脉(external carotid artery) 由颈部上行,经二腹肌后腹和茎突舌骨肌深面入下颌后窝,由深面穿入腮腺,行于下颌后静脉的前内侧,至下颌颈平面分为上颌动脉、颞浅动脉。上颌动脉行经下颌颈内侧入颞下窝,颞浅动脉在腮腺深面分出面横动脉,然后越颧弓供应颞区。

4. 耳颞神经(auriculotemporal nerve) 下颌神经分支,穿入腮腺鞘,在腮腺深面上行穿出腮腺至颞区皮肤,腮腺肿胀致耳颞神经受压迫时,可引起由颞区向颅顶部的放射性剧痛。

腮腺鞘浅层厚,深层薄,当腮腺化脓时,脓肿易穿透深层向深部蔓延,形成咽旁脓肿或向颈部扩散。由于腮腺鞘与腺体紧密结合并发出小格分隔腮腺,故当腮腺化脓时,腮腺小叶成为独立散在的小脓灶,不易出现波动感。腮腺紧邻外耳道,故腮腺脓肿也可蔓延至外耳道和中耳。外耳道感染亦可扩散到腮腺。腮腺肿胀可推移耳垂向外上移位,成为腮腺肿胀特有的体征。

由于面神经分支在腮腺内形成丛,因此当手术切除腮腺时,一般采用两种方法保留面神经。一是先寻面神经主干;二是沿其终支向近端分离,寻找主干。前者可从外耳道下方,剥离腮腺鞘直达乳突前方显露面神经主干,再向远端分离其分支。面神经主干在越过茎突根部以前的一段长1～1.5 cm,位于腮腺深面,故由此分离、保护面神经分支比较方便。后者可先小心在咬肌前缘与下颌体下缘相交处辨认面血管,沿下颌体下缘并在面血管的浅面,找出面神经的下颌缘支,然后沿此支向后上深入腮腺追踪面神经主干。

(六) 咬肌

咬肌(masseter muscle)起自颧弓下缘及其深面,止于下颌支外侧面和咬肌粗隆。该肌的后上部被腮腺覆盖,表面被覆咬肌筋膜,浅面有面横动脉、腮腺管、面神经的颊支和下颌缘支横过。

四、面侧深区

面侧深区位于颅底下方,口腔及咽的外侧,其上部为颞窝。有顶、底和四壁,顶为蝶骨大翼的下面,底平下颌骨下缘,前壁为上颌骨体的后面,后壁为腮腺深部,外侧壁为下颌支,内侧壁为翼突外侧板和咽侧壁。

面侧深区内有翼内肌、翼外肌及出入颅底的血管、神经通过。翼静脉丛与上颌动脉位于颞下窝浅部,翼内肌、翼外肌、下颌神经及其分支位于深部。

五、面部的筋膜间隙

(一) 咬肌间隙

咬肌间隙(masseter space)是位于咬肌深部与下颌支上部之间的间隙,咬肌的血管、神经经过下颌切迹穿入其内,从深面进入咬肌(图1-14)。此间隙的前方紧邻下颌第三磨牙,许多牙源性感染(如第三磨牙牙周炎、牙槽脓肿和下颌骨骨髓炎等)均可扩散至此间隙。

(二) 翼下颌间隙

翼下颌间隙(pterygomandibular space)位于翼内肌与下颌支之间，与咬肌间隙仅隔下颌支，两间隙经下颌切迹相交通(图 1-14)。此间隙内有舌神经、下牙槽神经和下牙槽动脉、下牙槽静脉穿过。下牙槽神经阻滞麻醉时，麻醉药液即注射于此间隙内，牙源性感染也可累及此间隙。

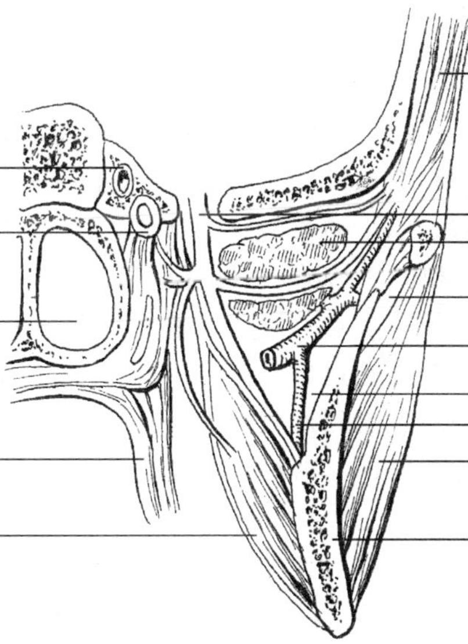

图 1-14 面部的间隙(额状断面)

第四节 头部解剖操作

一、面部

(一) 切口

尸体取仰卧位，肩垫高，使面部略抬高。

(1) 先从颅顶正中向前下经鼻背、人中至下颌体下缘做一正中切口。再从鼻根中点向外到眼内眦，沿睑裂到眼外眦到耳前做一横切口。

(2) 在鼻孔和口裂周围做一环形切口。

(3) 沿下颌体下缘至下颌角，再至乳突尖做一横切口，各切口不要过深。然后将眼裂下方的皮片向后翻到耳廓根部，上方的皮片翻向上后。

(二) 层次解剖

1. 解剖面肌操作要点

(1) 在眼内眦处触摸辨认睑内侧韧带，然后修洁眼轮匝肌。修洁口轮匝肌时，注意不要切掉与口轮匝肌交织的其他肌肉。在前额修洁额肌，刀刃应与肌纤维平行。

(2) 在鼻上半部靠眼内眦处找出滑车下神经。

(3) 跟踪面静脉到颧大肌深面，修洁提上唇肌、颧小肌和颧大肌。

(4) 追踪颈阔肌，可见其后部纤维向前弯向口角，即为笑肌。在口角下方修洁降口角肌和降下唇肌。

2. 解剖腮腺区

(1) 解剖腮腺咬肌筋膜:紧靠耳廓前面,自颧弓到下颌角切开腮腺表面的腮腺咬肌筋膜,向前、上、下逐渐翻起除去。

(2) 以腮腺管为起点解剖穿出腮腺前缘上份至上端的结构。先在腮腺前缘、颧弓下方约一指宽处找到腮腺管,追踪到咬肌前缘,在腮腺管上方寻找副腮腺、面横血管和面神经颧支。在腮腺的上端找到颞浅动脉和颞浅静脉,并在血管的后方找出耳颞神经,在血管的前方找出面神经的颞支。

(3) 解剖穿出腮腺前缘下份及下端的结构。在腮腺管下方寻找面神经的颊支和下颌缘支。下端找出面神经的颈支和下颌后静脉的前支和后支。在腮腺上、前、后三个方向的结构依次如下:①耳颞神经;②颞浅血管;③面神经颈支;④面横血管;⑤面神经颧支、腮腺管、面神经颊支、面神经下颌缘支、面神经颈支、下颌后静脉的前支、下颌后静脉的后支。

(4) 解剖面神经、颈外动脉和颞浅动脉,并观察其在腮腺内的排列。

将颧大肌、颧小肌和提上唇肌从起点分离向下翻开,修洁面动脉及其分支、面静脉及其属支。注意找到面深静脉,它由面静脉越过颊肌时分出,向后穿过脂肪到咬肌的深面。去掉咬肌前缘深面的颊脂体,追踪面神经的颊支到颊肌,找到与颊支有吻合的下颌神经的分支颊神经和与之相伴行的颊动脉,修洁颊神经并向后追踪到下颌支前缘。逐块除去腮腺浅部,追踪面神经各支向后至其本干。同时寻找由耳大神经和耳颞神经发来的交通支。追踪面神经干到茎乳孔,找出面神经干进入腮腺前的分支耳后神经及进入二腹肌后腹和茎突舌骨肌的肌支。除去腮腺实质,找出并修洁下颌后静脉、颈外动脉及其分支。在面神经进入腮腺处切断面神经,向前翻起。除去下颌后静脉,在耳后动脉起点的上方切断颈外动脉,向上翻起。除去剩余的腮腺实质,修洁腮腺周围的结构。

3. 解剖眶上神经、眶下神经、颏神经 滑车上神经在眶上缘内侧部的上方距正中线约一横指宽处,眶上神经常有两支,位于较外侧。翻开眼轮匝肌下内侧份,找出穿出眶下孔的眶下神经和血管,修洁它们的分支。切断并向下翻起降口角肌,找出由颏孔穿出的颏神经。

4. 解剖咬肌 解剖修洁咬肌,观察其起止形态,向前翻起其后缘上部,寻找进入咬肌的神经和血管。

5. 解剖颞肌及颞下颌关节 修洁颞筋膜,在颧弓上方将其纵行切开,筋膜向下分为两层,浅层附着于颧弓上缘,深层在颧弓深面与咬肌深层筋膜相续,沿颧弓上缘切断浅层筋膜,用刀柄检测深层筋膜延续情况,然后去掉此层筋膜。锯断颧弓,后断端紧靠颧根结节的前方,前断端由颧弓上缘最前端斜越颧骨向前下,到颧骨下缘与上颌骨颧突连接处。将颧弓和咬肌向下翻到下颌角,在翻开过程中,必须切断分布到咬肌的神经和血管以及由颞肌加入咬肌的纤维。在颞肌下部的深面找出向下走行的耳颞神经,将它自颞肌分离。自下颌切迹中点到下颌支前缘与下颌体交界处切断冠突。将冠突和颞肌向上翻,用刀柄使颞肌与颞窝下部的骨分离,以显露颞深神经和颞深动脉。修洁颞下颌关节的关节囊,观察颞下颌韧带,观察关节盘和关节腔的形态。

6. 解剖面侧深区(颞下窝) 用刀柄自下颌颈和下颌支后缘的深面插入,使下颌颈和下颌支与深在的软组织分离,刀柄向下移动受阻处就是下牙槽神经和血管穿入下颌孔之处。用骨剪剪断下颌颈,并紧靠下颌孔上方水平锯断下颌支,将此段骨片去掉,小心除去脂肪纤维组织,露出深面的肌肉、血管和神经。依次找出并修洁下列结构:①在下颌孔处找到下牙槽神经和下牙槽动脉,向上追踪到翼外肌下缘。在下牙槽神经进入下颌孔的稍上方,寻找它发出的细小的下颌舌骨肌神经。②在下牙槽神经的前方、翼内肌表面找出舌神经。③追踪颊神经到翼外肌两头之间,追踪颞深神经和咬肌神经到翼外肌上缘。④修洁位于翼外肌表面的上颌动脉及其分支。上颌动脉位于翼外肌深面待以后再解剖。在修洁过程中遇到一些小静脉交织成网,即翼静脉丛，可除掉。翼静脉丛向后下汇合成1～2支较大的静脉，即上颌静脉。⑤修洁翼外肌和翼内肌已暴露的部分，观察它们的起止和形态。

(1) 解剖面侧深区浅部：除去颞下颌关节盘、下颌头及翼外肌。修洁下颌神经及其分支，拉舌神经向前，找出加入其后缘的鼓索神经。凿开下颌管，追踪下牙槽神经到牙根和颏孔。修洁上颌动脉第一段，找出它的分支。追踪脑膜中动脉到棘孔，追踪修洁耳颞神经。

(2) 解剖面侧深区深部：用骨凿和咬骨钳除去由圆孔到棘孔连线外侧的蝶骨大翼前外侧部，打开翼腭窝的后壁和颞下窝的顶，注意保留圆孔和棘孔。在圆孔前方仔细分离上颌神经，在上颌神经干的下方找到蝶腭节和与蝶腭节相连之处，向前追踪上颌神经，找出颧神经、上牙槽后神经和其本干的延续——眶下神经。追踪上颌动脉第三段和它的终支。这些终支都与上颌神经的分支伴行。

二、颅部

(一) 解剖颅顶部软组织

1. 皮肤 将尸体头垫高，把颅顶正中矢状皮肤切口向后延续到枕外隆凸，并从颅顶正中做一冠状切口向下到耳根上方，再向下切开耳根前、后的皮肤，翻去头部所有剩余皮片。

2. 浅筋膜 在前额找到滑车上神经和血管、眶上神经和血管，以及颅顶肌的额腹，向上追踪修洁直到颅顶。向上追踪面神经颞支，同时修洁颞筋膜前部。向上追踪颞浅血管和耳颞神经。在耳廓后面，追踪并修洁耳大神经、枕小神经、耳后血管、耳后神经。将尸体面部朝下，在枕外隆凸的浅筋膜中找出由颈部上升的第三颈神经末支。触摸辨认上项线，然后在距枕外隆凸外侧2.5 cm处切开浅筋膜，找出在此处穿出深筋膜的枕动脉和枕大神经，追踪它们到颅顶。

3. 帽状腱膜、腱膜下疏松结缔组织、颅骨外膜 从上向下，修洁颅顶腱膜的后部和颅顶肌的枕腹，注意不要损伤血管和神经。在正中线切开颅顶腱膜，插入刀柄，检查其下面的疏松结缔组织和颅顶肌前、后、左、右相连情况。分层仔细观察帽状腱膜、腱膜下疏松结缔组织和颅骨外膜。

(二) 开颅取脑

1. 锯除颅顶盖 尸体仰卧，头下放木枕。自眉间至枕外隆凸及在两侧耳廓之间纵向和冠状切开帽状腱膜，将四片帽状腱膜翻向下。锯颅顶盖的平面在眶上缘上方1.5 cm和枕外隆凸上方1.5 cm处。锯颅骨前，先用细绳扎在此平面上，用笔沿绳画一线，沿线切开骨膜，并向上、下剥离，可见骨膜紧连于骨缝，贴于颅骨。沿所画之线先锯一浅沟，以防深锯时锯偏，锯开外板进入板障时，改用凿子凿开内板并撬开颅顶盖。

2. 打开硬脑膜 沿正中线，由后向前切开硬脑膜，可见上矢状窦。沿上矢状窦两旁，用钝头剪刀剪开硬脑膜，再由两侧耳廓处向上剪开硬脑膜，直到上矢状窦两旁，将四瓣硬脑膜翻向下。切断所有由后向前进入上矢状窦的大脑上静脉。切断进入上矢状窦的鼻腔导静脉。在鸡冠处切断大脑镰，且向后拉。切断进入直窦的大脑大静脉。

3. 取脑 将头部移至解剖台的一端，使脑自然下垂，左手扶脑，用刀柄将嗅球自筛板分离，由鼻腔穿过筛板的嗅神经也随之离断。依次切断下列结构：视神经、颈内动脉、漏斗、动眼神经、滑车神经。使尸体头转向左侧，切断进入横窦和蝶顶窦的大脑下静脉，将颞极自蝶骨小翼深面分离，轻揭右侧大脑半球，沿颞骨岩部上缘，用刀尖切开小脑幕的附着缘和岩尖处的游离缘。用同法处理左侧小脑幕。使脑向后坠，直到脑桥和延髓离开颅后窝前壁时，可见：三叉神经运动根和感觉根，在近颞骨岩部尖处穿硬脑膜；展神经在鞍背后面穿过硬脑膜；面神经和前庭蜗神经进入内耳门；舌咽神经、迷走神经、副神经从颈静脉孔离开颅腔；舌下神经分为两股穿过硬脑膜出舌下神经管。依次切断上述左、右两侧神经，然后使头尽量后垂，轻轻取出延髓和小脑，离断延髓与脊髓，全脑即可移出。

4. 解剖颅底内面

(1) 解剖颅前窝、颅中窝：在颅前窝仔细去除筛板表面的硬脑膜，寻找极为细小的筛前神经及其伴行的筛前动脉。筛前动脉起自眼动脉，筛前神经为鼻睫神经的终末支，由筛板外缘中份入颅，前行，经鸡冠两旁的小孔出颅到鼻腔。在颅中窝切开鞍膈前后缘，可见围绕脑垂体前后的海绵间窦，它们与海绵窦相通形成一环，切忌用镊子夹漏斗，以免损伤。切除鞍膈，由前向后将垂体由垂体窝用刀柄挑出，细心去除蛛网膜，分清前叶、后叶(后叶较小，被前叶不完全包绕)。自棘孔处划开硬脑膜，暴露脑膜中动脉及其分支。

(2) 解剖海绵窦：自蝶骨小翼后缘划开硬脑膜，寻找一短而窄的蝶顶窦，它通入位于垂体窝两侧的海绵窦。自颞骨岩部上缘切开小脑幕的附着缘，观察岩上窦，该窦前通海绵窦，后通横窦。自颞骨岩部尖的前面切除硬脑膜，暴露三叉神经节，三叉神经节的下方有 3 个分支，即眼神经、上颌神经和下颌神经，追踪下颌神经到卵圆孔，并观察卵圆孔的导静脉、分布于三叉神经节和脑膜的脑膜中动脉。上颌神经和眼神经位于海绵窦的外侧壁内，追踪上颌神经到圆孔，追踪眼神经及其 3 个分支到眶上裂，鼻睫神经分出较早。去除海绵窦外侧壁时，可见窦内有纤细的小梁网，网眼内有血块。保留动眼神经和滑车神经穿过硬脑膜的孔，追踪该二支神经至眶上裂，动眼神经尚未到达时已分为 2 支，勿用镊子夹神经，以免损伤。除去剩余的海绵窦外侧壁，颈内动脉位于窦内，交感神经丛围绕动脉壁。找出颈内动脉外侧的展神经，并追踪至眶上裂。

(3) 对岩大神经、岩小神经的解剖：翻起尚存在于岩部前面的硬脑膜，寻找岩大神经、岩小神经，注意不要误认为结缔组织而去掉。岩大神经由面神经管裂孔出来，向前内行，经过三叉神经节的后方，该神经到破裂孔，与岩深神经相会合形成翼管神经。岩小神经位于岩大神经的外侧，行向下内，由卵圆孔旁的一小孔出颅入耳神经节。三叉神经的运动根比感觉根小，位于三叉神经节深面，随下颌神经离开卵圆孔。将三叉神经节自颅底翻转向下，可见三叉神经运动根。

(4) 颅后窝：在一侧切开大脑镰下缘，观察下矢状窦。切开大脑镰附着小脑幕处，观察直窦，直窦前端接收大脑大静脉，后端一般通入左横窦，上矢状窦、直窦和左、右横窦可能汇合并扩大形成窦汇，位于枕内隆凸附近，并可在颅骨内面见一浅窝。自枕内隆凸向外划开横窦，然后向下、向前内划开乙状窦到颈静脉孔。观察乳突导静脉开口于乙状窦后壁的中份。去除遮盖颈静脉孔的硬脑膜，找出止于颈静脉孔前份的岩下窦，岩下窦位于颞骨岩部与枕骨基底部之间。

(5) 基底窦：位于颅后窝的斜坡上，切开硬脑膜即可观察。

(王玉孝)

第二章　颈　　部

第一节　概　　述

颈部(neck)介于头部、胸部和上肢之间。

颈部组织包括呼吸道和消化道的颈段及其两侧的大血管、神经和淋巴结等。颈根部还有胸膜顶及肺尖等自胸廓上口突入。这些结构间有大量的疏松结缔组织填充，并于肌肉、器官与血管、神经周围形成筋膜鞘和相互连通的筋膜间隙。

一、境界与分区

(一) 境界

上界为头部的下界，即下颌骨下缘、下颌角、乳突尖、上项线和枕外隆凸的连线。

下界为胸部和上肢的上界，即胸骨颈静脉切迹、胸锁关节、锁骨上缘和肩峰至第 7 颈椎棘突的连线。

(二) 分区

颈部分为固有颈部和项部。两侧斜方肌前缘之前和脊柱颈段前方为固有颈部；两侧斜方肌前缘之后和脊柱颈段后方为项部。

固有颈部以胸锁乳突肌为标志划分为三区，即颈前区、胸锁乳突肌区和颈外侧区。颈前区的境界是胸锁乳突肌前缘、前正中线和下颌骨下缘，呈尖向下、底朝上的三角形，故又名颈前三角。颈前区又可分为下列四个小(三角)区，即由二腹肌前、后腹和下颌骨下缘围成的下颌下三角，容纳下颌下腺；由左、右二腹肌前腹和舌骨体围成的颏下三角；由胸锁乳突肌前缘、颈前正中线和肩胛舌骨肌上腹围成的肩胛舌骨肌气管三角(即肌三角)，内有甲状腺和气管等；由胸锁乳突肌前缘、肩胛舌骨肌上腹和二腹肌后腹围成的颈动脉三角，内有颈总动脉、颈内动脉、颈外动脉及其分支。颈外侧区的边界是胸锁乳突肌后缘、斜方肌前缘和锁骨，是一个底朝下、尖向上的三角形，又名颈外侧三角。颈外侧区可分为两个小(三角)区，即以斜行的肩胛舌骨肌下腹划分为上方的枕三角和下方的肩胛舌骨肌锁骨三角(锁骨上大窝)。枕三角内有副神经从中点向外下方斜行。肩胛舌骨肌锁骨三角的深部有锁骨下动脉越过，并有肺尖和胸膜顶自胸腔突入(图 2-1)。

二、表面解剖

(一) 体表标志

1. 胸骨上窝(suprasternal fossa)　位于颈静脉切迹上方的凹陷，常利用此窝触诊气管，以判断气管的位置是否居于正中。

2. 锁骨上大窝(greater supraclavicular fossa)　位于锁骨中 1/3 上方。窝底可触及锁骨下动脉搏动、臂丛及第 1 肋。

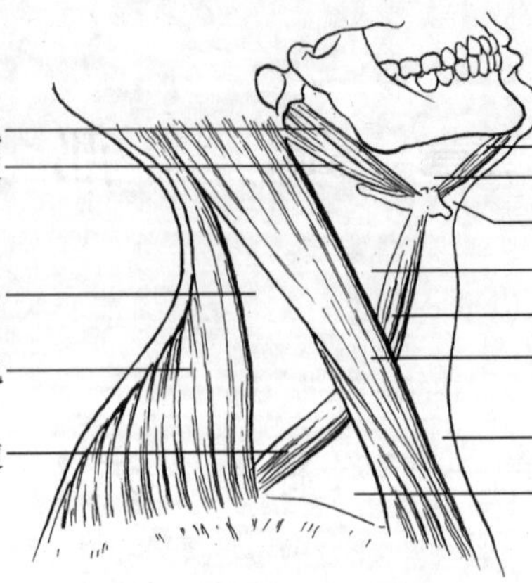

图 2-1　颈部分区

3. 胸锁乳突肌(sternocleidomastoid)　颈部分区的重要标志，其前、后缘明显，起始端的二头间为锁骨上小窝。

4. 颈动脉结节(carotid tubercle)　即第 6 颈椎横突前结节。颈总动脉越过其前方。在胸锁乳突肌前缘，平环状软骨处向后加压，可阻断颈总动脉的血流。

5. 舌骨(hyoid bone)　双目平视时，舌骨体平颏隆凸下缘，其后方正对第 3 颈椎，舌骨体的两侧可摸到舌骨大角。

6. 甲状软骨(thyroid cartilage)　位于舌骨下方，其上缘平面对第 4 颈椎，前面正中线有喉结，男性突出，女性不显著。

7. 环状软骨(cricoid cartilage)　位于喉结下方，环状软骨弓平第 6 颈椎横突，此软骨可作为计数气管环的标志。

（二）体表投影

1. 颈总动脉和颈外动脉(common carotid artery and external carotid artery)　以乳突尖和下颌角连线的中点为起点，在右侧颈部，与右胸锁关节之间的连线为颈总动脉和颈外动脉的体表投影；在左侧颈部，与左锁骨上小窝的连线，为颈总动脉和颈外动脉的体表投影。颈总动脉和颈外动脉的分界线位于甲状软骨的上缘(图 2-2)。

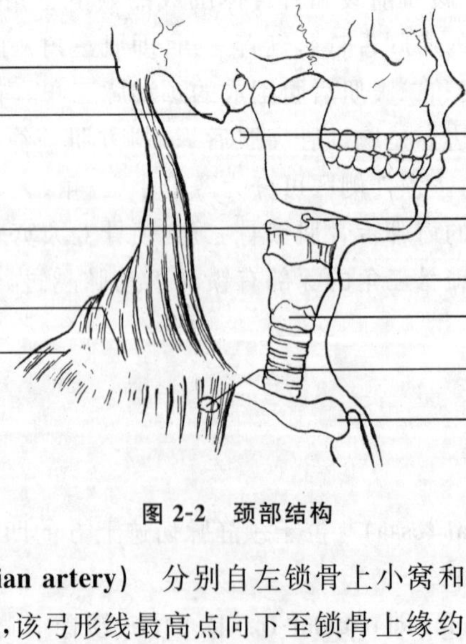

图 2-2　颈部结构

2. 锁骨下动脉(subclavian artery)　分别自左锁骨上小窝和右胸锁关节向外上方至同侧锁骨上缘中点画一条弓形线，该弓形线最高点向下至锁骨上缘约 1 cm 处，即是锁骨下动脉的体表投影。

3. 颈外静脉(external jugular vein) 自下颌角至锁骨中点的连线，为其体表投影。该静脉常作为临床小儿静脉穿刺的部位。

4. 副神经(accessory nerve) 从乳突尖和下颌角连线的中点，经胸锁乳突肌后缘中、上1/3交点，至斜方肌前缘中、下1/3交点的连线，为其体表投影。

5. 臂丛(brachia plexus) 从胸锁乳突肌后缘中、下1/3交点至锁骨中、外1/3交点稍内侧的连线，为其体表投影。臂丛位置表浅，在锁骨中点后方比较集中，且易于触及，临床上常作为臂丛阻滞麻醉锁骨上入路的部位。

6. 颈丛(cervical plexus) 自胸锁乳突肌后缘中点浅出，呈扇形分布于颈前区及胸壁上区。

7. 胸膜顶(cupula of pleura)及肺尖(apex of lung) 由胸腔突出胸廓上口至颈根部，最高点位于胸骨内侧1/3段上方2～3 cm。

第二节 颈部浅层结构

一、皮肤与浅筋膜

(一) 皮肤

颈部的皮肤较薄，活动性较大，横纹明显，手术时，宜做横切口，以利于愈合和术后美观。

(二) 浅筋膜

颈部的浅筋膜一般较薄，含有少量脂肪，在颈前部和颈外侧部浅筋膜内含有颈阔肌。浅筋膜内还有浅静脉、浅淋巴结和皮神经，均位于颈阔肌的深面。

颈阔肌(platysma)(图2-3)为阔而薄的肌片，起于胸大肌上部和三角肌表面的筋膜，向上行，前部肌纤维附于下颌下缘。后外侧部纤维越过下颌骨下缘延至面部，与口角的肌肉纤维交织。前部纤维在颏下方与对侧颈阔肌纤维交织，而越往下两侧肌间的距离越远。颈阔肌变异较大，可一侧或双侧缺如。收缩时，颈部皮肤出现斜行皱纹。其前部纤维可协助降下颌，后部纤维可牵下唇和口角向下。颈阔肌受面神经颈支及颈丛皮支支配。

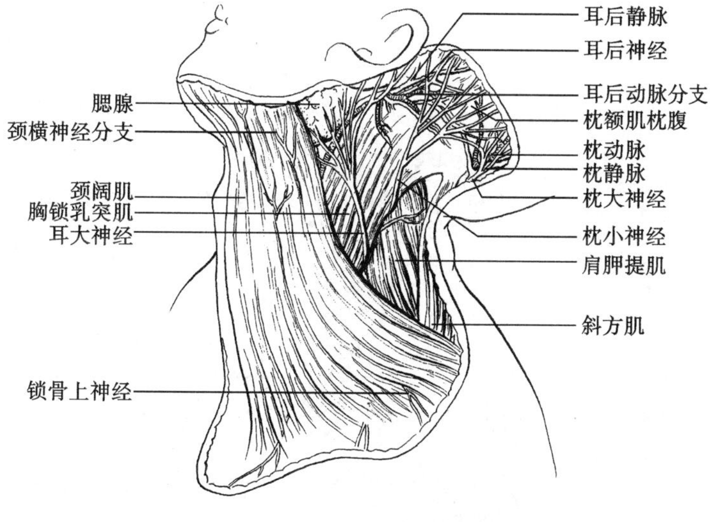

图2-3 颈阔肌及颈部浅层结构

二、浅血管、皮神经与浅淋巴结

(一) 浅血管

1. 颈外静脉(external jugular vein) 颈部最大的静脉,它由前支、后支合成(图 2-4)。前支是面后静脉的后支;后支由枕静脉与耳后静脉合成。两支在下颌角处汇合,沿胸锁乳突肌浅面行向外下方,在距锁骨中点上方 2.5 cm 处,穿过深筋膜注入锁骨下静脉。穿入处深筋膜与静脉壁附着,当静脉受到损伤时,管腔不能闭合,易发生气栓。在颈外静脉末端,通常只有一对瓣膜,不能完全阻止血液倒流,故当上腔静脉回流受阻,静脉压升高时,颈外静脉可怒张。

2. 颈前静脉(anterior jugular vein) 起自颏下部,沿正中线两侧下降,进入胸骨上间隙内,成直角转向外侧,经胸锁乳突肌深面,注入颈外静脉,偶有注入锁骨下静脉或无名静脉者(图 2-4)。在胸骨上间隙内,两侧颈前静脉间常有横吻合支相连,称颈静脉弓,颈前静脉无瓣膜,离心脏距离较近,受胸腔负压影响较大,故于颈部手术(如甲状腺手术、气管切开术等)时,需注意防止空气吸入静脉。颈前静脉有时只一条,其位置居于中线。

(二) 颈部皮神经

颈部皮神经包括颈丛发出的皮支和面神经颈支两种。

1. 颈丛的皮支 于胸锁乳突肌后缘中点处穿出颈深筋膜浅层分布于皮下(图 2-4)。

(1) 枕小神经(lesser occipital nerve):沿胸锁乳突肌后缘上行,分布于枕部皮肤。

(2) 耳大神经(great auricular nerve):绕胸锁乳突肌浅面向前上方行,分布于耳廓及其周围的皮肤。该神经较粗大,受麻风杆菌侵犯时经皮肤可触及。

(3) 颈横神经(transverse cutaneous nerve of neck):经胸锁乳突肌浅面横行向前,呈扇形分支,分布于颈前部皮肤。

(4) 锁骨上神经(supraclavicular nerve):行向下外,分为前、中、后数支,分布于颈前外侧部、胸前壁第 2 肋以上及肩部皮肤。

2. 面神经颈支 从腮腺下端穿出,行向前下方,分布于颈阔肌,为该肌的运动神经。腮腺手术时,面神经颈支可作为寻找面神经主干的标志之一。

(三) 颈浅淋巴结

颈浅淋巴结(superficial cervical lymph nodes)沿颈外静脉排列,收纳外耳部分、腮腺区下部和下颌角等区域的淋巴,其输出管注入颈深淋巴结(图 2-4)。

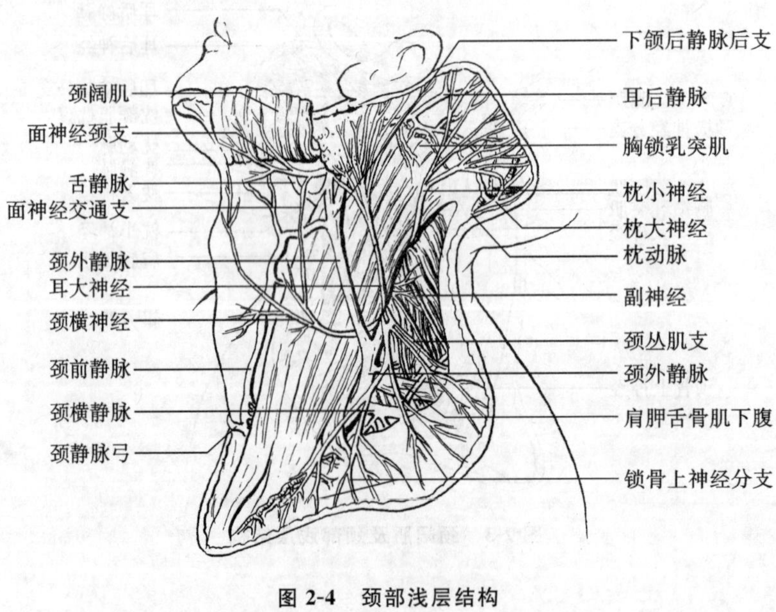

图 2-4 颈部浅层结构

第三节　颈部的筋膜与筋膜间隙

一、颈部的筋膜

颈筋膜位于浅筋膜及颈阔肌的深面，包绕颈部的肌肉、血管、神经和脏器，形成浅、中、深三层。颈部器官借致密的筋膜互相分隔，筋膜之间有由疏松结缔组织充填的间隙，称筋膜间隙（图 2-5、图 2-6）。

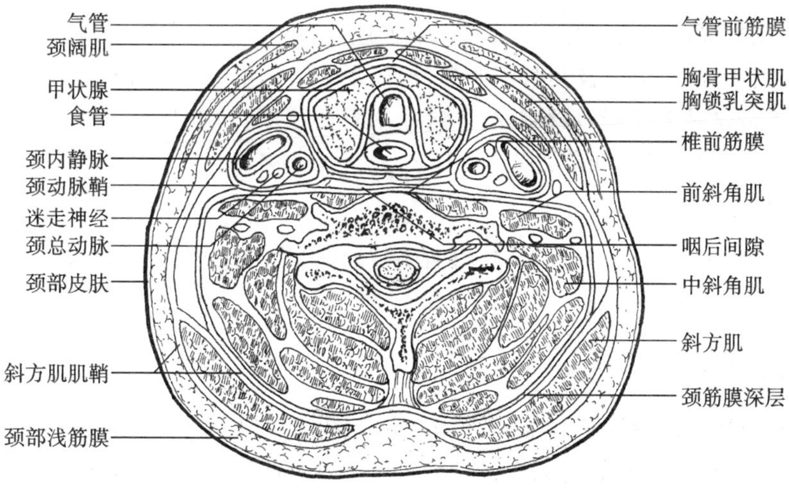

图 2-5　颈筋膜与筋膜间隙（横断面）

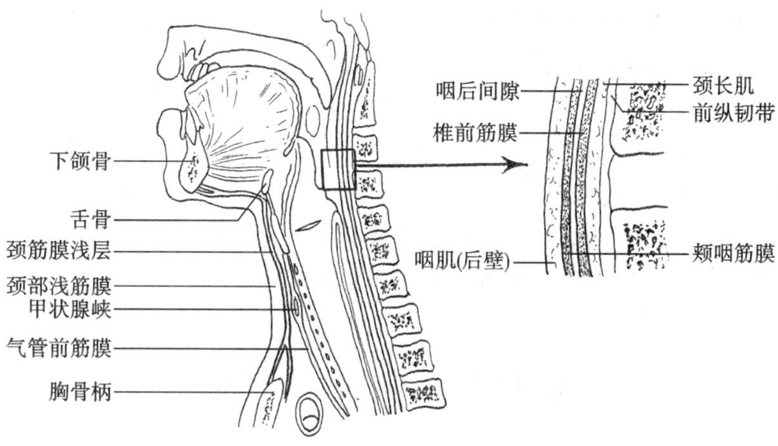

图 2-6　颈筋膜与筋膜间隙（正中矢状面）

（一）颈筋膜浅层

颈筋膜的浅层又称封套筋膜（investing fascia），环绕颈部。后部附着于项韧带及颈椎棘突，向外侧再转向前方，依次包绕斜方肌、胸锁乳突肌后，被覆于舌骨下肌群表面，至正中线与对侧者愈合，构成颈白线。

浅层筋膜上方附着于枕骨上项线及乳突，向前包绕腮腺形成腮腺鞘；继而在下颌骨下方，分为两层，包绕下颌下腺，附着于下颌骨，形成下颌下腺鞘。浅层筋膜下方附着于肩峰、锁骨及胸骨柄。在颈静脉切迹上方，分为浅、深两层，分别附着于切迹前、后缘。

（二）颈筋膜中层

颈筋膜中层又称气管前筋膜（pretracheal fascia）或者内脏筋膜，可分为脏层和壁层。脏层薄而疏松，包绕颈部器官如喉、气管、甲状腺、咽和食管，包绕甲状腺的部分构成甲状腺假被囊。壁层较致密，位于颈部器官的前面，贴于舌骨下肌群的后面，向两侧形成颈动脉鞘，包绕颈总动脉、颈内静脉和迷走神经。脏、壁二层之间形成气管前间隙，内含疏松结缔组织，左、右甲状腺下静脉构成的甲状腺奇静脉丛，位于间隙内。在幼儿的气管前间隙的下段有胸腺上部，向下通上纵隔前部。因此，颈部气管前间隙有感染或出血时，可沿此间隙向下到达前纵隔。前纵隔如有气肿亦可沿此间隙上延到颈部。

（三）颈筋膜深层

颈筋膜深层即颈部深筋膜深层，又称椎前筋膜（prevertebral fascia），覆盖椎前肌、前斜角肌、中斜角肌、肩胛提肌、臂丛及锁骨下血管，构成颈外侧三角的底，并向外下方伸展，包绕锁骨下动脉、锁骨下静脉及臂丛，与腋鞘相续。向上附着于颅底，向下与脊柱的前纵韧带融合。椎前筋膜与咽后壁之间为咽后间隙。

（四）颈动脉鞘

颈动脉鞘（carotid sheath）是颈筋膜向两侧扩展，包绕颈总动脉、颈内动脉、颈内静脉和迷走神经等形成的筋膜鞘。

二、颈筋膜间隙

1. 胸骨上间隙 在胸骨柄上缘3～4 cm处，颈筋膜浅层分为浅、深两层，向下分别附着于胸骨柄前、后两缘，两者之间的间隙称胸骨上间隙。内含颈静脉弓、颈前静脉下段、胸锁乳突肌胸骨头、脂肪组织及淋巴结等。

2. 气管前间隙（pretracheal space） 位于气管前筋膜和气管颈部之间。间隙内有甲状腺下动脉、甲状腺下静脉、甲状腺奇静脉丛等。小儿还有胸腺上部、左头臂静脉和主动脉弓等。

3. 咽后间隙（retropharyngeal space） 位于椎前筋膜和颊咽筋膜之间，其延伸至咽外侧壁的部分为咽旁间隙。

4. 椎前间隙（prevertebral space） 位于脊柱、颈深肌群和椎前筋膜之间。此间隙的脓肿，可向咽腔膨出，患者可出现吞咽和发音困难。感染时可向下延至后纵隔。椎前筋膜与脊柱颈部之间有椎前间隙，颈椎结核形成脓肿时，脓液多积于此间隙内，也可顺此间隙向下蔓延至后纵隔，或向两侧扩散至颈侧部，或穿破椎前筋膜至咽后间隙。

第四节　颈　前　区

颈前区以舌骨为界分为舌骨上区和舌骨下区。

一、舌骨上区

舌骨上区包括颈部中央的颏下三角和两侧的下颌下三角。

（一）颏下三角

颏下三角（submental triangle）为两侧二腹肌前腹与舌骨体所围成的区域。其浅面是皮肤、浅筋膜和封套筋膜，其深面为下颌舌骨肌及其筋膜，下颌舌骨肌深面为颏舌骨肌。三角内有数个小淋巴结，称颏下淋巴结（submental lymph nodes），位于下颌舌骨肌的浅面，收纳颏部、下唇内侧部、舌尖、下切牙及口腔底部的淋巴，其输出管注入下颌下淋巴结和颈深淋巴结（图 2-1、图 2-4）。

（二）下颌下三角

下颌下三角（submandibular triangle）由二腹肌前腹、二腹肌后腹与下颌骨下缘所围成，顶由皮肤、浅筋膜、颈阔肌和封套筋膜覆盖，底由下颌舌骨肌、舌骨舌肌及咽中缩肌等构成。此区颈筋膜的浅层，下方附着于舌骨，向上分为浅、深两层，包绕下颌下腺，形成下颌下腺鞘。

1. 下颌下腺（submandibular gland） 口腔三大唾液腺之一。腺体与鞘之间连有疏松结缔组织，易于分离。腺体的浅面，上部与下颌骨体内侧面的下颌下腺窝及翼内肌下部邻接，下部越过下颌骨体下缘，被下颌下腺鞘所包被。腺体深面与下颌舌骨肌、舌骨舌肌等相邻。下颌下腺可分为浅、深两部，浅部较大，位于下颌舌骨肌浅面，深部位于下颌舌骨肌的深面，浅、深两部在下颌舌骨肌的后缘相续。下颌下腺管由腺体深部向内面的前端发出，行向前上方，经舌神经和舌下腺深面，开口于口底黏膜的舌下阜（图 2-7）。

2. 下颌下淋巴结（submandibular lymph node） 有 4～6 个，主要位于下颌下腺鞘内，下颌下腺和下颌骨下缘之间，其中有两个淋巴结紧贴面动脉，手术时可作为寻找面动脉的标志。此群淋巴结收纳面部、口腔、下颌下腺及舌下腺等处的淋巴，其输出管注入颈深上淋巴结。

在此区内还有面静脉、面动脉及舌下神经（见本节后述）以及舌神经、下颌下神经节。

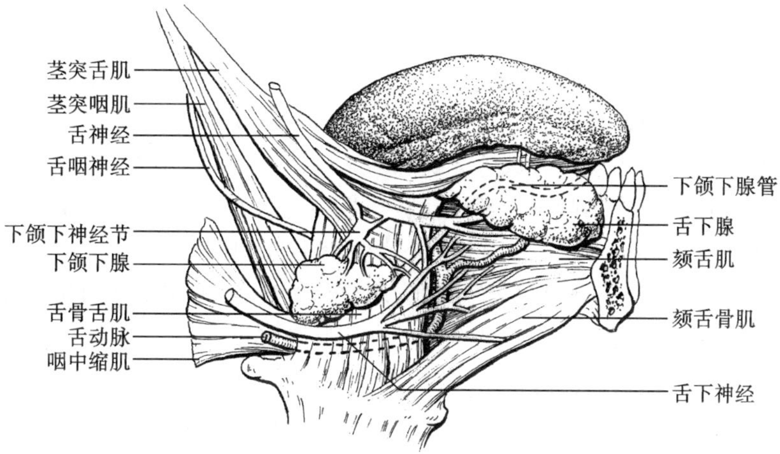

图 2-7 下颌下三角内容

二、舌骨下区

舌骨下区是指两侧胸锁乳突肌前缘之间、舌骨以下的区域，包括左、右颈动脉三角和肌三角。

（一）颈动脉三角

颈动脉三角（carotid triangle）由胸锁乳突肌上份前缘、肩胛舌骨肌上腹和二腹肌后腹围成。其浅面有皮肤、浅筋膜、颈阔肌及封套筋膜，深面有椎前筋膜，内侧是咽侧壁及其筋膜。该三角内主要有颈内静脉及其属支、颈总动脉及其分支、舌下神经及其降支、迷走神经及其分支、副神经和部分颈深淋巴结等结构（图 2-8）。

1. 动脉

1）颈总动脉（common carotid artery） 头颈部的动脉干，右侧者发自头臂干；左侧者直接起于主动脉弓（图 2-8）。两侧的颈总动脉均经过胸锁关节后方向上，位于斜角肌与颈长肌前方，内侧邻食管、喉、气管和甲状腺，外侧有颈内静脉伴行，后外方有迷走神经。颈总动脉下段

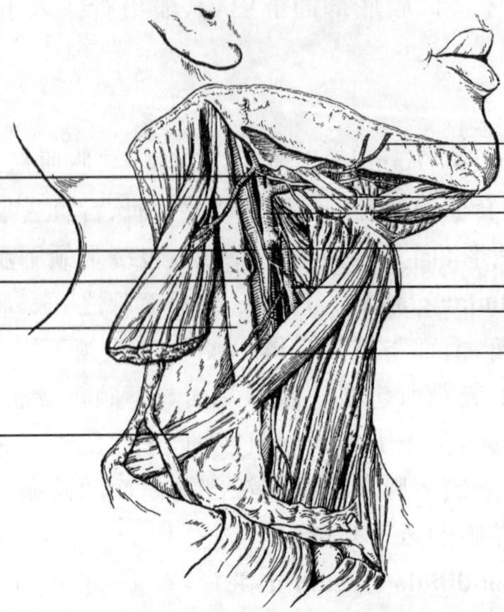

图 2-8　颈动脉三角内结构

前方有胸锁乳突肌和舌骨下肌群遮盖，上端进入颈动脉三角，在甲状软骨上缘平面分为颈内动脉和颈外动脉。颈总动脉在颈动脉三角内，位置较表浅，前方仅有颈深筋膜浅层、颈浅筋膜和颈阔肌覆盖，可触及动脉搏动。结扎颈总动脉在此三角或在肩胛舌骨肌上腹上方（无重要结构）处进行。颈总动脉结扎后，头颈部的血液供给，主要依靠两侧颈外动脉的吻合支或由对侧颈内动脉经脑部血管分流而来。颈总动脉经过第 6 颈椎横突前方上行，可于该处压迫颈总动脉达到暂时止血目的或应用于某些试验。颈总动脉的体表投影为胸锁关节至下颌角与乳突尖连线中点之间的连线。颈总动脉分为颈内动脉和颈外动脉处，有以下两个重要结构。

(1) 颈动脉窦(carotid sinus)：颈内动脉起始处的膨大部分，壁内有特殊的感觉神经末梢（压力感受器）。动脉压升高，可引起窦壁扩张，刺激神经末梢，向中枢发放神经冲动，反射性地引起心跳减慢，末梢血管扩张，从而降低血压。颈动脉窦也可能位于颈总动脉分叉处。

(2) 颈动脉小球(carotid glomus)：一个红褐色的扁椭圆形小体，位于颈内动脉、颈外动脉分叉处的后方，以结缔组织连于动脉壁上，它由特殊的细胞团包以结缔组织构成，是感受血中 CO_2 浓度变化的化学感受器，能反射性地调节呼吸运动。

颈动脉窦和颈动脉体有舌咽神经的分支窦神经及迷走神经的分支分布。舌咽神经在颅底处分出窦神经，向下行于颈内动脉、颈外动脉之间，最后到达颈动脉窦及颈动脉体。迷走神经分支多起于结状神经节，然后合并于窦神经。窦神经将上述两个结构的感觉冲动传向延髓。

2) 颈内动脉(internal carotid artery)　在颈动脉三角内平甲状软骨上缘处，起自颈总动脉（图 2-8）。先在颈外动脉后外侧，后转向其后内侧，在第 3 至第 1 颈椎横突前方上行，抵达颅底，经颈动脉管入颅中窝。颈内动脉营养大脑的大部及眼眶内各个结构。它在颈部无分支，这是鉴别颈内动脉、颈外动脉的一个依据。

3) 颈外动脉(external carotid artery)　在平对甲状软骨上缘处起于颈总动脉，向上前行，初在颈内动脉的前内侧，继而跨过颈内动脉的前方，绕至其外侧，经二腹肌后腹和茎突舌骨肌深面上行，入下颌后窝，穿过腮腺继续上行，在下颌颈处，分为颞浅动脉和上颌动脉两支而终，两侧颈外动脉的许多分支之间有丰富的吻合（图 2-8）。颈外动脉在颈动脉三角处位置表浅，是结扎颈外动脉的首选部位。结扎后，颈外动脉血流来自对侧颈外动脉吻合支。颈外动脉的分支自下而上为：

(1) 甲状腺上动脉(superior thyroid artery)：起自颈外动脉的前壁，弯向前下方，行于颈总动脉与喉之间，至甲状腺侧叶上端分为前、后两支，分布于甲状腺。甲状腺上动脉及其后支的内侧，有喉上神经的外支，神经从血管后方转至其内侧伴行。甲状腺上动脉发出的喉上动脉与喉上神经内支伴行，经甲状舌骨膜入喉，营养喉黏膜和喉肌。甲状腺手术结扎甲状腺上动脉时，应紧贴甲状腺上极处进行，以免损伤喉上神经外支。甲状腺上动脉还发出胸锁乳突肌支和环甲肌支，后者沿甲状腺侧叶的内侧缘和峡的上缘行向正中线与对侧同名动脉吻合。

（2）舌动脉(lingual artery)：在甲状腺上动脉稍上方，于舌骨大角处，舌动脉起自颈外动脉前壁。舌动脉行向上前内方，于舌骨上方、舌下神经内侧，经舌骨舌肌后缘的深面进入舌内，发出分支营养舌肌、舌和口底黏膜、腭扁桃体、下颌牙龈和舌下腺等。舌动脉在未到达舌骨舌肌深面之前的一段，表面有舌下神经同行，此段舌动脉位置浅表，需结扎舌动脉时可在此进行。

（3）面动脉(facial artery)：在舌动脉的上方，于颈动脉三角内起自颈外动脉前壁，经二腹肌后腹的深面行向前上，继而经下颌下腺深面，至咬肌前缘越过下颌骨体下缘至面部。面动脉在起始部发出分支，分布于软腭、腭扁桃体和下颌下腺等处。

（4）枕动脉(occipital artery)：平面动脉起始高度发自颈外动脉后壁，经二腹肌后腹深面和乳突根部内侧向后上行，在斜方肌起点与胸锁乳突肌止点间穿出至皮下，分数支分布于颅顶后部。

（5）耳后动脉(posterior auricular artery)：在二腹肌后腹和茎突舌骨肌上方，由颈外动脉后壁发出。在腮腺内面行向后上方，发出分支分布于耳廓后面皮肤、附近肌肉、中耳及腮腺。

（6）咽升动脉(ascending pharyngeal artery)：发自颈外动脉靠起始处的内侧壁，行于颈内动脉、颈外动脉之间，后经颈内动脉与咽侧壁之间上行至颅底，发出分支至咽、腭扁桃体、颅底及颈部深层肌。

颈外动脉的两支终支，即颞浅动脉和上颌动脉详见头面部。

2. 颈内静脉(internal jugular vein)及其颅外属支 颈内静脉是头颈部最粗大的静脉干，在颅底颈静脉孔处续于颅内乙状窦(硬脑膜静脉窦)，起始处膨大称颈静脉上球。颈内静脉上端位于颈内动脉的背侧，靠近咽的外侧壁，然后沿颈总动脉外侧下行，并与迷走神经一起被包于颈动脉鞘内，在锁骨的胸骨端后方与锁骨下静脉汇合形成头臂静脉。颈内静脉下端也膨大，形成颈静脉下球，球的上方有一对瓣膜，有时下方也有一对瓣膜，以防止血液逆流。

颈内静脉接受脑、面部和颈部的静脉血。颈内静脉包于颈动脉鞘内，肩胛舌骨肌的中间腱以结缔组织固定于鞘壁，肌肉收缩、牵拉，使静脉管壁经常处于扩张状态，有利于血液的回流。但当颈内静脉受到损伤时，由于静脉管腔不能塌陷，加之胸腔负压的作用，可能进入空气造成气栓。颈内静脉的颅外属支，收集咽、舌、甲状腺、面部和颈部的静脉血，这些属支多在舌骨大角附近汇入颈内静脉。

（1）面前静脉：面前静脉收集面部的静脉血，在面部与面动脉伴行，越过下颌骨体下缘，斜向后下行于下颌下腺、二腹肌后腹和茎突舌骨肌的表面，在下颌角稍前下方，接受面后静脉(下颌后静脉)前支的汇入，然后跨过舌动脉、舌下神经、颈内动脉、颈外动脉等结构表面。于舌骨大角处，汇入颈内静脉。

（2）面后静脉(posterior facial vein)：也称下颌后静脉。由颞浅静脉和颌内静脉在腮腺内汇合而成，下行至腮腺下端，分为前、后两支。前支向前下汇入面前静脉，后支向下穿颈深筋膜浅出，与耳后静脉汇合形成颈外静脉。

（3）咽静脉(pharyngeal vein)：起于咽壁外面的静脉丛，注入颈内静脉，位置较深、较高。

（4）舌静脉(lingual vein)：收集舌的静脉血，与舌动脉伴行，在舌骨舌肌后缘穿出，于舌骨大角处，汇入颈内静脉。

（5）甲状腺上静脉(superior thyroid vein)：通常有两条，从甲状腺上部起始，与甲状腺上动脉伴行，约在颈总动脉分叉处注入颈内静脉。

在颈动脉三角处，由上向下有面前静脉、舌静脉和甲状腺上静脉位于颈动脉鞘表面。在颈外动脉结扎时，切开颈深筋膜层后，在颈动脉鞘的表面，即可遇到上述静脉，必须慎重牵开或结扎。

(6) 甲状腺中静脉(middle thyroid vein)：有无和大小均不恒定(约半数人有)。自甲状腺外侧面中、下 1/3 交界处起始，向外横过颈总动脉前面，在肩胛舌骨肌上腹后方，注入颈内静脉。甲状腺手术时，分离甲状腺和颈动脉鞘，应先结扎此静脉，以免损伤。

3. 舌下神经(hypoglossal nerve) 舌下神经为第十二对脑神经，属舌的运动神经。舌下神经经舌下神经管出颅，先行于颈内动脉、迷走神经和舌咽神经之后，继而向下行于颈内动脉、颈内静脉之间，在颈动脉三角内，由枕动脉起始处后方浅出，并呈弓形弯向前行，跨越颈内动脉、颈外动脉及舌动脉之浅面，在舌骨大角的上方，经二腹肌后腹及茎突舌骨肌深面至下颌下三角内，在舌骨舌肌浅面前行，发出分支支配舌内肌和舌外肌。一侧舌下神经损伤时，损伤侧舌肌瘫痪、萎缩，伸舌时，舌尖偏向患侧。

4. 颈深淋巴结(deep cervical lymph nodes) 颈深淋巴结数量较多，沿颈内静脉排列，上自颅底，下达颈根部，此群淋巴结直接或间接接受头颈诸淋巴结的输出管和颈部一些器官的淋巴管，其输出管集合成颈干(jugular trunk)，伴颈内静脉下行，左颈干注入胸导管，右颈干汇入右淋巴导管(图 2-9)。

颈深淋巴结群，以肩胛舌骨肌和颈内静脉的交叉点为界又可分为上、下两群。

(1) 颈深上淋巴结：收纳颈浅部、腮腺、下颌下、颏下等淋巴结群的输出管，即头部的淋巴最后均直接或间接地注入颈深上淋巴结。此外，咽、喉、食管、气管和腭扁桃体的淋巴管亦注入颈深上淋巴结。颈深上淋巴结的输出管汇入颈深下淋巴结或直接合成颈淋巴干。此群中最上方的淋巴结位于鼻咽部后方的咽后间隙内，称咽后淋巴结，是鼻咽癌转移的首先侵及点。另外有一较大的淋巴结，位于二腹肌后腹、面前静脉和颈内静脉之间，称作颈内静脉二腹肌淋巴结(角淋巴结)，此群淋巴结接受舌根、鼻咽部、腭扁桃体等处的淋巴，鼻咽癌转移时，也较先被累及，淋巴结肿大时，可在下颌角下方、胸锁乳突肌前缘触及。另一较大的淋巴结，在肩胛舌骨肌与颈内静脉交叉处附近，称颈内静脉肩胛舌骨肌淋巴结，此淋巴结接受舌尖的淋巴，舌癌时常侵及该淋巴结。

(2) 颈深下淋巴结：位于颈内静脉下段周围，并向外伸展达锁骨上三角(锁骨上大窝)，沿臂丛和锁骨下血管排列。颈深下淋巴结除收纳颈深上淋巴结及气管的部分淋巴结的输出管外，还收集头颈部的淋巴管。此外胸壁上部和乳腺上部的淋巴管也可达此群淋巴结。沿锁骨下动脉排列的淋巴结称锁骨上淋巴结，肺癌时癌细胞可转移到此群淋巴结，胃癌或食管癌患者的癌细胞可经胸导管逆流转移到左侧锁骨上淋巴结。

(二) 肌三角

肌三角(muscular triangle)位于颈前正中线、胸锁乳突肌前缘和肩胛舌骨肌上腹之间。其浅面的结构由浅入深依次是皮肤、浅筋膜、颈阔肌、颈前静脉、皮神经和封套筋膜，深面为椎前筋膜。在此三角中主要有浅层的胸骨舌骨肌和肩胛舌骨肌上腹及深层的胸骨甲状肌和甲状舌骨肌，以及气管前筋膜深部的甲状腺、甲状旁腺、咽、喉、气管和食管颈部等。

1. 甲状腺

1) 形态和位置　甲状腺(thyroid gland)属内分泌腺，分泌的激素主要作用是促进机体的新陈代谢，维持机体正常生长发育，尤其是对骨骼和神经系统的发育有重要影响。

甲状腺呈棕褐色，略呈“H”形，分为左、右两侧叶，中间以峡部相连。有的从峡部向上伸出一锥状叶，长短大小各异，位置多偏向左，长者可达舌骨。甲状腺的侧叶呈锥体形，贴附喉下部和气管上部的侧面，上端达甲状软骨中部，下端抵第 6 气管环，长约 5 cm，宽约 2.4 cm，有时下

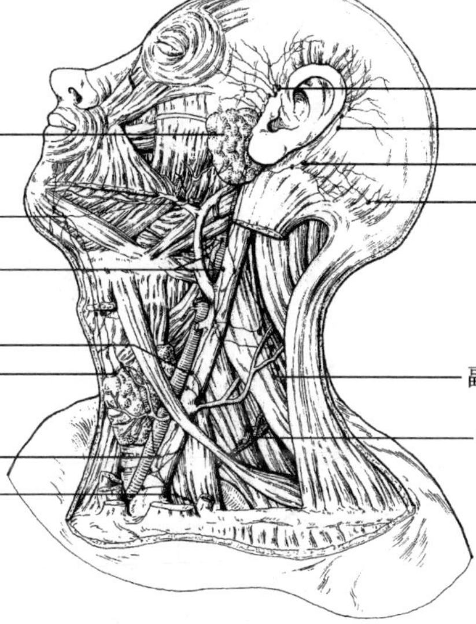

图 2-9 颈深淋巴结群

极可伸至胸骨后称胸骨后甲状腺。峡部横过第 2～4 气管软骨环的前面，其宽窄因人而异。有的人峡部不发达，仅含结缔组织。甲状腺重 30～60 g，在正常生理情况下，甲状腺大小变化较大，可随年龄、季节、营养状况而有所不同。尤其女性在月经期、青春期或妊娠期，由于激素的刺激，甲状腺可稍增大。

2）甲状腺的被膜和毗邻 甲状腺表面由结缔组织构成的纤维囊包裹，称为真被囊，囊的纤维束伸入实质内，将实质分隔为若干小叶。真被囊的外面还有一层假被囊，由颈深筋膜的内脏筋膜脏层构成。在侧叶内侧缘和峡的后面，假被囊向后方附着于喉软骨，在峡部以上，假被囊明显增厚，称为甲状腺悬韧带。因此当吞咽时，甲状腺可随喉上、下移动。借以鉴定此区肿块与甲状腺的关系。真被囊和假被囊之间填充以疏松结缔组织，其中含有静脉丛及甲状旁腺。喉返神经行经假被囊之外，故甲状腺手术在假被囊内进行，可避免损伤喉返神经。

甲状腺的毗邻关系较复杂。前面由浅入深的层次如下：皮肤、皮下组织、颈深筋膜浅层、舌骨下肌群、内脏筋膜壁层和脏层。后面与喉、气管、咽、食管以及喉返神经相邻。后外侧有颈动脉鞘及其内含物、颈交感干。当甲状腺肿大时，可压迫气管和食管，严重时可致气管软骨环软化，引起呼吸、吞咽困难；如压迫喉返神经，则可引起声音嘶哑；甲状腺癌时，可压迫交感干，患者出现霍纳综合征，以及颈总动脉搏动向外移位等症状。

3）甲状腺的血管及神经 甲状腺的动脉供给极为丰富，有成对的甲状腺上动脉、甲状腺下动脉，有时还有甲状腺最下动脉。此外，气管和食管动脉也有小分支分布于腺体。各动脉的分支在腺体内互相吻合。

（1）甲状腺上动脉（superior thyroid artery）：起自颈外动脉起始部前壁，与喉上神经外支伴行向前下方，至甲状腺上端附近分为前、后两支。前支沿甲状腺侧叶前缘下行，分布于侧叶前面；后支沿侧叶后缘下行。甲状腺上动脉发出喉上动脉，伴喉上神经内支穿甲状舌骨膜入喉（图 2-10）。

（2）甲状腺下动脉（inferior thyroid artery）：甲状腺下动脉起自锁骨下动脉的甲状颈干，沿前斜角肌内侧缘上升至第 6 颈椎平面，几乎成直角弯向内下，经颈动脉鞘的后方，入腺体的后面，一侧不存在甲状腺下动脉者约占 19%，且多见于左侧（图 2-10）。

（3）甲状腺最下动脉（arteria thyroidea ima）：较小，约 10%的人有此动脉，此动脉起点变异甚多，可发自主动脉弓、头臂干、右颈总动脉、锁骨下动脉或胸廓内动脉等处。起始后，其沿气管前方上升，进入甲状腺峡，并参与甲状腺动脉在腺内、外部的吻合，行气管切开时，注意有无甲状腺最下动脉，以避免损伤造成出血。

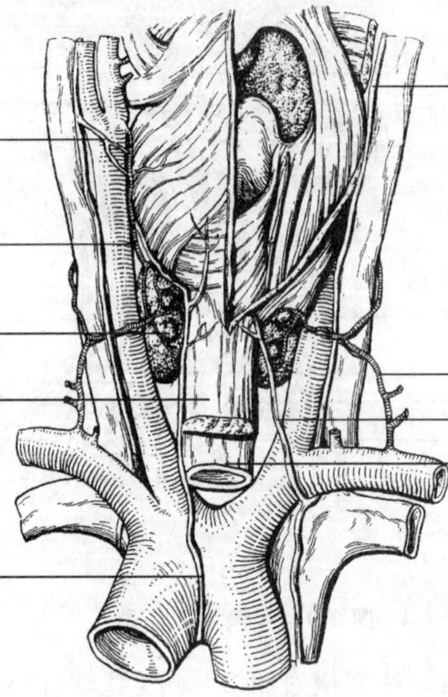

图 2-10　甲状腺的动脉及喉的神经(后面观)

(4) 甲状腺上静脉(superior thyroid vein)：与同名动脉伴行，汇入颈内静脉。

(5) 甲状腺中静脉(middle thyroid vein)：起自甲状腺侧缘中部，短而粗，管壁较薄，经过颈总动脉的前方，直接注入颈内静脉。此静脉有时缺如。

(6) 甲状腺下静脉(inferior thyroid vein)：起于甲状腺的下缘，主要汇入头臂静脉，两侧甲状腺下静脉在气管前有许多吻合支，位于峡部的表面及其下部，形成甲状腺奇静脉丛。在低位气管切开术时，应避免损伤此血管(图 2-11)。

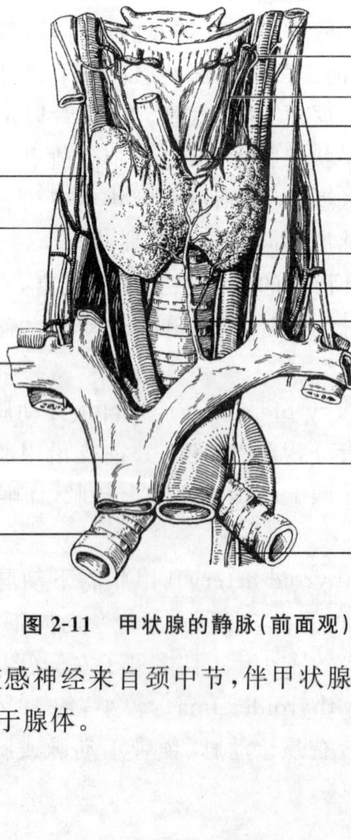

图 2-11　甲状腺的静脉(前面观)

(7) 甲状腺的神经支配：交感神经来自颈中节，伴甲状腺上动脉入腺体，其功能是使血管收缩。迷走神经也有小支分布于腺体。

2. 甲状旁腺(parathyroid gland) 甲状旁腺为扁圆形小体，直径为6～8 mm，一般左、右各两个，呈棕黄色，多位于甲状腺侧叶后面，真、假被囊之间，但有时位于甲状腺实质内，或在假被囊外气管周围的结缔组织中。上一对甲状旁腺一般位于甲状腺侧叶后缘的中部；下一对甲状旁腺在侧叶下1/3的后方，靠近甲状腺下动脉附近。

甲状旁腺的血液供给和神经支配与甲状腺相同。在甲状腺次全切除时，若甲状旁腺被误摘，患者可发生血钙降低，出现抽搐现象。因此，手术时常把甲状腺侧叶后面一薄层楔形腺体留在体内，如检查切下的腺组织中有甲状旁腺，需将其移植于周围的肌肉组织内，以保证机体的钙磷代谢正常进行。

3. 气管颈段(cervical part of trachea) 气管颈段上接环状软骨(即第6颈椎平面)，下至胸骨颈静脉切迹。长约6.5 cm，横径1.5～2.5 cm。有6～8个气管环，当仰头或低头时，气管可上、下移动1.5 cm。颈段的上份位置较浅表，其下份位置较深，距皮肤约4 cm。头转向一侧时，气管随之转向该侧，而位于气管后方的食管，却移向对侧。行气管切开术时，需严格保持头处于正中位，并后仰，使气管接近体表，以利于手术的进行。

气管的毗邻关系，前面由浅入深的层次依次为皮肤、浅筋膜、颈深筋膜浅层、胸骨上间隙及其内的颈静脉弓、舌骨下肌群及内脏筋膜。在第2～4气管环的前方还有甲状腺峡部，峡部的下方有甲状腺奇静脉丛，可能还有甲状腺最下动脉。小儿的胸腺及头臂静脉也可在其前方。两侧为甲状腺的两侧叶。后方为食管，二者之间两侧的沟内有喉返神经走行。后外侧为颈动脉鞘及其内容。

气管颈段的血液供给来自甲状腺下动脉。静脉注入甲状腺下静脉回流至头臂静脉。淋巴由颈深淋巴结收纳。气管颈段的交感神经来自颈中节；副交感神经来自迷走神经。

4. 食管颈部(cervical part of the esophagus) 食管颈部在第6颈椎处续于咽，下至胸骨颈静脉切迹，移行于食管胸部。食管颈部主要由横纹肌组成，内衬以黏膜，食管起始处为第一狭窄部位，它距中切牙约为15 cm。

食管颈部的毗邻：前方与气管紧相邻，但食管位置稍偏左侧，故食管颈部手术入路以左侧为宜。与气管之间的沟内有喉返神经。后方隔椎前筋膜对向颈长肌和颈椎。外侧为颈动脉鞘及甲状腺两侧叶。后外侧与交感干相邻。

食管颈部血液由甲状腺下动脉供给，静脉血回流至甲状腺下静脉。迷走神经的分支与交感神经交织构成食管丛。淋巴回流至颈深淋巴结。

第五节　胸锁乳突肌区及颈根部

一、胸锁乳突肌区

(一) 范围

胸锁乳突肌所占据和被覆的区域称胸锁乳突肌区(sternocleidomastoid region)。

(二) 内容

1. 颈动脉鞘(carotid sheath) 上起自颅底，下续纵隔。颈动脉鞘内有颈内静脉、颈总动脉、颈内动脉和迷走神经贯穿全长，颈内动脉位于颈动脉鞘的上部，颈总动脉居其下部。在颈动脉鞘的下部，颈总动脉位于后内侧，颈内静脉位于前外侧，迷走神经位于二者之间的后方；在颈动脉鞘的上部，颈总动脉居前内侧，颈内静脉居后外侧，迷走神经居二者之间的后内方。

颈动脉鞘的浅面有胸锁乳突肌、胸骨舌骨肌、胸骨甲状肌、肩胛舌骨肌下腹、颈袢、甲状腺上动脉、甲状腺中动脉;鞘的后方有甲状腺下动脉横过(左侧还有胸导管),隔椎前筋膜有颈交感干、椎前肌和颈椎横突等;颈动脉鞘的内侧有咽和食管、喉与气管、甲状腺侧叶和喉返神经等。

2. 颈袢(ansa cervicalis) 又称舌下神经袢,位于颈动脉鞘的表面,由上、下两根组成。第1颈神经前支的一部分纤维加入舌下神经,这些纤维在颈动脉鞘内或浅面,又从舌下神经中分出,称颈袢上根。颈袢下根由第2、3颈神经前支的一部分纤维联合构成,在颈动脉鞘浅面下降,在肩胛舌骨肌中间腱上缘处,上根与下根汇合,形成环状的颈袢。由颈袢发出分支,支配舌骨下肌群。颈袢的下缘约平环状软骨,手术中应在环状软骨平面以下,切断舌骨下肌群,可避免损伤颈袢及其分支。

3. 颈交感干(cervical sympathetic trunk) 颈交感干上至颅底,下达颈根部,在第1肋骨颈前方续于胸交感干。颈交感干位于颈动脉鞘后方,被椎前筋膜所覆盖。颈交感干由颈上神经节、颈中神经节和颈下神经节三个神经节及联系于神经节间的节间支构成。三个神经节所接受的节前纤维起自上胸段脊髓,经上部胸神经(主要是第1～3胸神经)及其白交通支至交感干。在交感干内上行至颈部各交感神经节,与各该节内的神经细胞(节后神经元)形成突触。由节后神经元发出的节后纤维,形成各节的分支,分布于血管和各器官。这些分支内尚含有内脏传入纤维。

1) 颈上神经节 最大,呈梭形,长约2.5 cm,平对第2、3颈椎,位于颈动脉鞘与头长肌之间,迷走神经上神经节的下部位于颈上神经节的前方。颈上神经节的分支如下。

(1) 血管支:包括颈内动脉神经和颈外动脉神经,二者均为数支,缠绕动脉并分别构成颈内动脉丛和颈外动脉丛,随血管的分支分布至头颈部器官、血管壁、皮肤等。由于支配头部的交感神经节前神经元在脊髓胸段上部,而节后神经元在颈上神经节,故脊髓胸段上部的损害,或胸交感干上段以及颈交感干任何部位的阻断,均可引起同侧面部无汗、眼裂变窄、眼球内陷和瞳孔缩小等征象,称霍纳综合征。

(2) 灰交通支:穿头长肌至第1～4颈神经,随第1～4颈神经分布。

(3) 心上神经:2～3条细支,于颈总动脉与颈长肌之间下行,经甲状腺下动脉和喉返神经前方,并与之交叉,右侧心上神经经锁骨下动脉之后,头臂干后外方下行,至主动脉弓后方入心深丛;左侧心上神经位于左颈总动脉的前方,下行至胸廓,由主动脉弓前方入心浅丛。心上神经常与交感干其他心神经或迷走神经心支连接,或合并在一起下行。心上神经无内脏传入纤维。

(4) 咽支:有数支,与迷走神经、舌咽神经的分支在咽壁组成咽丛。

此外,颈上神经节尚有一些交通支至迷走神经下神经节、舌下神经和舌咽神经。

2) 颈中神经节 三个颈交感节中最小的一个,有时缺如。位于颈总动脉与甲状腺下动脉之间,平第6颈椎,颈中节与颈下节之间有两条节间支,其中一支勾绕锁骨下动脉,形成锁骨下袢。颈中神经节的分支如下。

(1) 灰交通支:向外后随第5、6颈神经分布。

(2) 甲状腺支:与甲状腺下动脉伴行,并与喉上神经喉外支、喉返神经相连,分布于甲状腺与甲状旁腺。

(3) 心中神经:交感神经最大的心支,也可起自颈中神经节、颈下神经节之间的交感干,右侧的心中神经在颈总动脉后方下降,经锁骨下动脉之前或之后,然后沿气管下降至心深丛。左侧者在颈总动脉和锁骨下动脉之间入胸腔至心深丛。

3) 颈下神经节 形状不规则,位于第7颈椎横突根部和第1肋骨颈之间,椎动脉、椎静脉的后方。此节常与第一胸交感节合并为星状神经节。颈下神经节的分支如下。

(1) 灰交通支:分布至第7、8颈神经和第1胸神经。

(2) 血管支：缠绕锁骨下动脉及其分支，形成动脉丛。

(3) 心下神经：经锁骨下动脉后方入胸腔，沿气管前面下行，加入心深丛。

4. 颈丛(cervical plexus) 位于胸锁乳突肌深面和中斜角肌、肩胛提肌浅面之间，由第1～4颈神经前支组成，其分支有皮支（已述于颈浅部）、肌支（分布于颈深肌）和膈神经（图 2-12）。

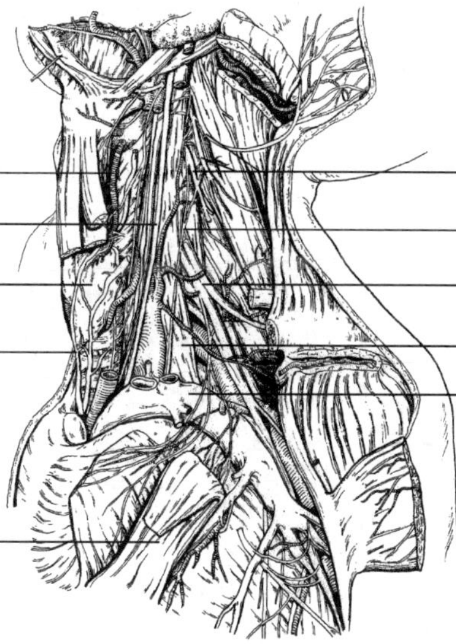

图 2-12 颈根部(左侧观)

二、颈根部

颈根部是指颈部、胸部及腋区之间的接壤区域，由进出胸廓上口的诸结构占据。

(一) 范围

颈根部(root of neck)前界为胸骨柄，后界为第 1 胸骨体，两侧为第 1 肋。其中心标志是前斜角肌，此肌前内侧主要是往来于颈、胸之间的纵向结构，如颈总动脉、颈内静脉、迷走神经、膈神经、颈交感干、胸导管和胸膜顶等；前、后方及外侧主要是往来于胸、颈与上肢间的横向结构，如锁骨下动脉、静脉和臂丛等。

(二) 内容

1. 胸膜顶(cupula of pleura) 胸膜顶自胸腔上口突入颈根部达第 1 肋骨颈平面。从前方看，胸膜顶越过锁骨内 1/3 2～3 cm，于第 7 颈椎横突及第 1 胸椎体，延伸到第 1 肋骨内侧缘，其前方为前斜角肌及锁骨下动脉；内侧在右侧为头臂干，左侧为左颈总动脉；外侧有中斜角肌及臂丛跨过(图 2-13)。

2. 锁骨下动脉(subclavian artery) 左锁骨下动脉起于主动脉弓，右锁骨下动脉在右胸锁关节后方起自头臂动脉。左、右锁骨下动脉在颈部呈向上凸的弓形，行向外侧，经胸膜顶的前方和前斜角肌后方，越过颈根部，至第 1 肋骨外侧缘，续于腋动脉。以前斜角肌为标志，将其分为 3 段：第一段位于前斜角肌的内侧，越过胸膜顶前方，其前面的内侧有迷走神经，外侧有膈神经越过。第二段居于前斜角肌后方，其上方紧靠臂丛，下方为胸膜顶。第三段为前斜角肌外侧缘至第 1 肋外侧缘之间的部分，其外上方有臂丛、前方为锁骨下静脉。各段的主要分支如下。

1) 椎动脉(vertebral artery) 最大的分支，由锁骨下动脉第一段上壁发出，沿前斜角肌内侧与颈长肌之间的沟内垂直向上，位于椎动脉三角(由前斜角肌、颈长肌和锁骨下动脉所围成)内。上升途中被甲状腺下动脉所越过，继而穿经第 6 至第 1 颈椎横突孔，向后绕过寰椎后弓上的椎动脉沟，穿寰枕后膜和硬脊膜，经枕骨大孔入颅腔，沿枕骨斜坡上行，在脑桥下缘与对侧的椎动脉合成基底动脉。椎动脉主要分布于脑。在颈部有分支分布于项部深肌，并经椎间孔至脊髓颈段及其被膜。颈椎疾病可引起横突孔变小，压迫椎动脉，使其分布区（主要是脑）供血不足。

2）胸廓内动脉（internal thoracic artery） 在胸膜顶前方，正对椎动脉起始处，发自锁骨下动脉的下壁，在锁骨下静脉后方和胸膜顶前方降入胸腔（详见胸腔解剖）。

3）甲状颈干（thyrocervical trunk） 短而粗，在前斜角肌内缘处由锁骨下动脉前壁发出，立即分为以下各支。

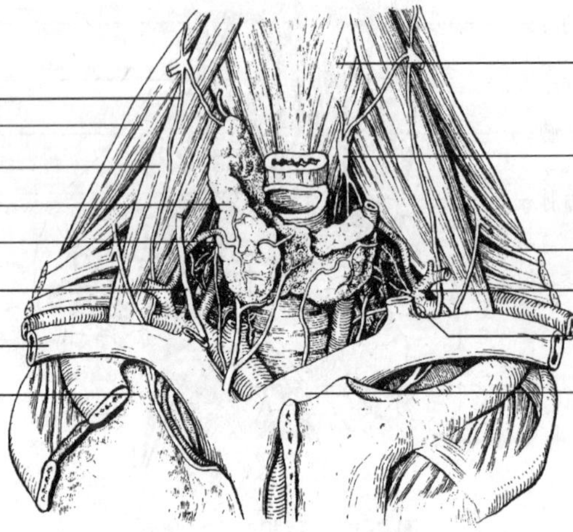

图 2-13 颈根部（前面观）

（1）甲状腺下动脉（inferior thyroid artery）：沿前斜角肌内侧缘上升，约达环状软骨的高度转向内行，经颈动脉鞘之后，交感神经干的浅面或后方，椎动脉、椎静脉前方，到达甲状腺侧叶（详见甲状腺部）。

（2）肩胛上动脉（superior scapular artery）：在前斜角肌前面向外下行，经锁骨后面，继续向后外至肩胛上切迹，入冈上窝，绕过肩胛颈至冈下窝。沿途发出分支至冈上肌、冈下肌和肩胛骨，并与腋动脉的分支肩胛下动脉和肩胛背动脉吻合，在肩胛骨背面形成肩胛动脉网。该网是锁骨下动脉与腋动脉间的重要侧支吻合。

（3）颈升动脉（cervical ascending artery）：细小，也可起自甲状腺下动脉，在颈椎横突前方、膈神经的内侧上升，营养颈深肌及脊髓和脊髓被膜。

（4）颈浅动脉：较肩胛上动脉略高，横过前斜角肌、膈神经和臂丛的前方，经颈后三角达肩胛提肌前缘，在斜方肌深面发出分支分布于邻近的肌肉。

（5）颈横动脉：往往与甲状腺下动脉共干或单独发自锁骨下动脉第三段，其行程与肩胛上动脉相似，穿过臂丛向后，分布于菱形肌周围。

4）肋颈干（costocervical trunk） 起自锁骨下动脉第二段，行向后越过胸膜顶，分为颈深动脉和最上肋间动脉，前者上行与枕动脉降支吻合，后者在胸膜顶后方降入胸廓，分布于第 1、2 肋间隙后部。

3. 锁骨下静脉（subclavian vein）及其属支 锁骨下静脉是腋静脉的延续，始于第 1 肋骨外侧缘，在锁骨后方，静脉位于锁骨下动脉第三段的前方，越过前斜角肌下端的前方，至其内侧缘，与颈内静脉汇合成头臂静脉。两静脉汇合处形成静脉角。左静脉角有胸导管注入，右静脉角有右淋巴导管注入。锁骨下静脉在离其末端约 2 cm 处有一对瓣膜（图 2-13）。

锁骨下静脉壁与第 1 肋骨骨膜、锁骨下肌和前斜角肌的筋膜紧密结合，故静脉管壁经常处于扩张状态，同时可随锁骨的运动而扩大，这有利于上肢静脉血的回流；但在静脉损伤时，管壁不易塌陷，空气易进入而形成气栓。锁骨与锁骨下静脉之间有锁骨下肌分隔，该肌对静脉有保护作用，故锁骨骨折虽多见，而并发锁骨下静脉损伤的却较少。锁骨下静脉位置固定，管腔粗大，故临床常进行锁骨下静脉穿刺（在锁骨的下方进行），较长期留置导管，以进行输液、测量中心静脉压等。

锁骨下静脉的主要属支为颈外静脉，于前斜角肌外缘附近注入锁骨下静脉，另外，肩胛上静脉和颈横静脉偶尔也直接注入锁骨下静脉。

4. 胸导管及右淋巴导管 胸导管(thoracic duct)起源于乳糜池，行经胸腔，在食管与左锁骨下动脉起始处之间上升，于第 7 颈椎高度，形成胸导管弓，转向前下，跨过左胸膜顶，注入左静脉角。胸导管弓的前方有颈动脉鞘，后方有前斜角肌、膈神经、锁骨下动脉及其分支。胸导管引流左、右腰干以及肠干的淋巴，又收纳左颈干、左锁骨下干和左支气管纵隔淋巴干的淋巴，是收集全身约 3/4 区域淋巴的最大淋巴管。多数的胸导管以一单干汇入静脉角，少数分为2～4 支汇入。在汇入静脉处，有一对瓣膜，可阻止血液逆流入胸导管(图 2-13)。

右淋巴导管(right lymphatic duct)长约 1 cm，位于右颈根部，接受右颈干、右锁骨下干和右支气管纵隔干，汇入右静脉角。

5. 膈神经(phrenic nerve) 混合性神经，发自第 3～5 颈神经前支，在前斜角肌前面为椎前筋膜所覆盖，向内下行，前方有胸锁乳突肌、肩胛舌骨肌、颈内静脉及颈横动脉；左侧尚有胸导管弓；内侧有甲状颈干。向下经锁骨下动、静脉之间入纵隔。

6. 迷走神经(vagus nerve) 右迷走神经下行于右颈总动脉和右颈内静脉之间，经右锁骨下动脉第一段前面时发出右喉返神经，勾绕右锁骨下动脉的下面和后方返回颈部。左迷走神经在左颈总动脉和左颈内静脉之间下行进入胸腔。

7. 椎动脉三角 内侧界为颈长肌，外侧界为前斜角肌，下界为锁骨下动脉第一段，尖为第 6 颈椎横突前结节。三角的后方有第 7 颈椎横突、第 8 颈神经前支及第 1 肋；前方有迷走神经、颈动脉鞘、膈神经及胸导管弓(左侧)等。三角内的主要结构有胸膜顶、椎动脉、椎静脉、甲状颈干、甲状腺下动脉、颈交感干及颈胸(星状)神经节等。

第六节 颈外侧区

颈外侧区是由胸锁乳突肌后缘、斜方肌前缘和锁骨中 1/3 上缘围成的三角区，该区被肩胛舌骨肌下腹分为上方较大的枕三角和下方较小的锁骨上三角。

一、枕三角

(一) 境界

枕三角位于胸锁乳突肌后缘、斜方肌前缘与肩胛舌骨肌下腹上缘之间(图 2-14)。三角浅面依次是皮肤、浅筋膜和封套筋膜；深面为椎前筋膜及其覆盖的前斜角肌、中斜角肌、后斜角肌、头夹肌和肩胛提肌。

(二) 内容

1. 副神经(accessory nerve) 经颈静脉孔出颅，走行于颈内动脉、颈内静脉之间，在二腹肌后腹深面，越过颈内静脉，向后下行，在乳突尖下方约 2.5 cm 处，胸锁乳突肌前缘上、中 1/3 交点，潜入该肌深面，并支配该肌，自该肌后缘中点稍下方处，进入颈外侧区，最后在斜方肌前缘中、下 1/3 交界处，进入该肌深面，并支配该肌。一侧的副神经损伤，同侧转头及抬肩无力。

2. 颈丛和臂丛的分支 颈丛皮支在胸锁乳突肌后缘中点处穿封套筋膜浅出，分布于头、颈、胸前上部及肩的皮肤。臂丛的分支如下。

1）胸长神经 第5～7颈神经的前支(臂丛根部)发出，沿前锯肌表面下行，支配该肌。

2）肩胛背神经 由第5颈神经前支发出，经中斜角肌与肩胛提肌之间，向后下分布于肩胛提肌及大、小菱形肌。

3）肩胛上神经 由上干分出，向外与同名动脉伴行，经肩胛切迹至冈上窝，绕肩胛颈至冈下窝，分布于冈上肌、冈下肌。

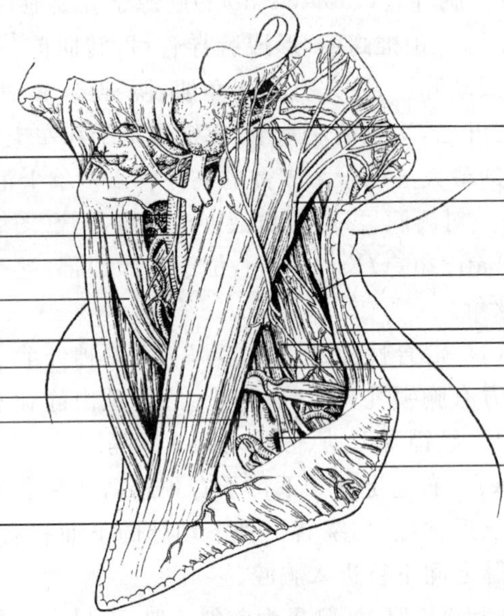

图 2-14 颈外侧区(枕三角)

二、锁骨上三角

(一) 境界

锁骨上三角(supraclavicular triangle)位于锁骨上方，在体表呈明显凹陷，故又名锁骨上大窝(greater supraclavicular fossa)，由胸锁乳突肌后缘、肩胛舌骨肌下腹和锁骨上缘中1/3围成。其浅面依次为皮肤、浅筋膜及封套筋膜，深面为斜角肌下份及椎前筋膜(图 2-15)。

(二) 内容

1. 锁骨下静脉(subclavian vein) 位于第1肋外侧续于腋静脉，有颈外静脉和肩胛背静脉注入。在该三角内，锁骨下静脉位于锁骨下动脉第三段的前下方；向内经膈神经和前斜角肌下端的前面，达胸膜顶前方；在前斜角肌内侧与颈内静脉汇合成头臂静脉，二者汇合处形成向外开放的角，称为静脉角。胸导管和右淋巴导管分别注入左、右静脉角。

2. 锁骨下动脉(subclavian artery) 经斜角肌间隙进入此三角，走向腋窝。位于三角内的是该动脉第三段，其下方为第1肋上面，后上方有臂丛，前下方为锁骨下静脉。在该三角内还可见该动脉的直接和间接的分支：肩胛背动脉、肩胛上动脉、颈横动脉，分别至斜方肌深面及肩胛区。

3. 臂丛(brachial plexus) 由第5～8颈神经前支和第1胸神经前支的一部分组成。各神经出椎间孔后，前支形成臂丛的5个根，然后组成上、中、下干，即第5、6颈神经前支合为上干，第7颈神经前支为中干，第8颈神经前支和第1胸神经一部分前支合成下干。每个干在锁骨中点上方，各分为前、后2股。上干和中干的前股合并成外侧束，下干的前股自成内侧束，三个干的后股合成后束。这三个束分别位于腋动脉的内侧、外侧和后方。椎前筋膜向外下延展，包裹臂丛和血管，形成腋鞘。臂丛在锁骨中点上方 2 cm 处比较集中，位置也较浅，此处为进行臂丛阻滞麻醉的部位。但应注意臂丛内侧有胸膜顶，内下方有锁骨下动脉，切勿损伤。

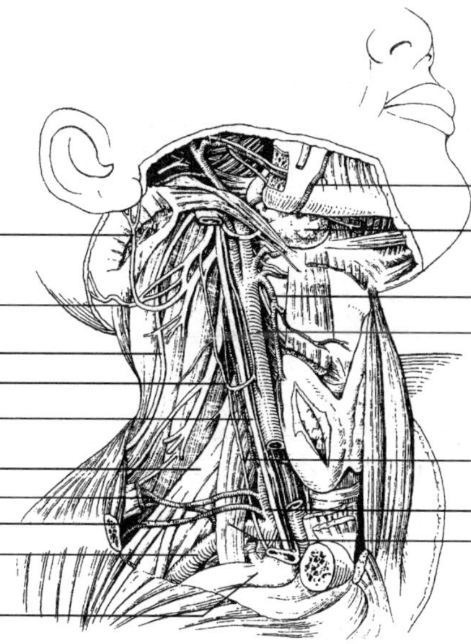

图 2-15　颈外侧区（锁骨上三角）

第七节　颈部解剖操作

一、解剖颈前区和胸锁乳突肌区

（一）切口和翻皮瓣

（1）用木枕将肩垫高，或将头部垂于操作台边缘下方，头尽量后仰，伸展颈部。

（2）自颏下至胸骨柄上缘沿前正中线做一纵切口。

（3）自纵切口上端沿下颌骨体下缘向外后方，经下颌角和耳廓下方，延至乳突根部，做一横切口。自纵切口下端向外侧，沿锁骨再做一横切口至肩部。

（4）将皮自中线向两侧翻开，至斜方肌前缘为止。切皮和剥离皮瓣时，均需注意颈部皮肤较薄，切勿过深，以免损伤颈阔肌。

（二）分离颈阔肌

清理并观察颈阔肌的纤维方向、厚薄及起止。然后将该肌自起点处翻起，向上轻轻剥离，翻至下颌骨体下缘为止。游离颈阔肌时，勿伤及其深面的皮神经及浅静脉等结构，并注意观察面神经颈支至颈阔肌的分布情况，保留其分支。

（三）分离颈部浅静脉

在胸锁乳突肌浅面，分离颈外静脉，向上追踪至下颌角，向下追踪观察其穿过深筋膜处，并沿颈外静脉寻找颈浅淋巴结，观察后摘除之。

在颈前正中线两侧，寻找颈前静脉，观察其走行及汇入。用刀柄探查胸骨上间隙的范围及内容。

（四）分离颈丛的皮神经

在胸锁乳突肌后缘中点附近，寻找呈辐射状排列的枕小神经、耳大神经、颈横神经及锁骨上神经等浅出处。再沿各支神经向周围剥离，观察它们的分布范围，在暴露枕小神经时，注意勿损伤深面的副神经。

（五）解剖颈筋膜浅层及颈部浅层肌

保留浅静脉和皮神经，去除浅筋膜，观察颈筋膜浅层包绕胸锁乳突肌、向后外方覆盖颈外侧区的情况，向前覆于舌骨下肌群的前面、至正中线形成颈白线的情况。

分离胸锁乳突肌，观察其起止，并体会其作用。分离舌骨下肌群，浅层为并列的肩胛舌骨肌（外侧）和胸骨舌骨肌（内侧），深层为上下排列的胸骨甲状肌和甲状舌骨肌。

（六）逐个辨认颈部各三角的名称和境界

1. 颈前区（颈前三角）

1）颏下三角

（1）在颏下三角寻找颏下淋巴结，观察后去除之。

（2）修净深筋膜，查看二腹肌前腹和位于二腹肌前腹深面的下颌舌骨肌。

2）下颌下三角

（1）下颌下三角内有下颌下腺，腺体表面有颈深筋膜浅层包绕下颌下腺形成腺鞘。在下颌下腺的表面或附近可见几个下颌下淋巴结，观察后除去。在腺体的浅面可见面前静脉，向下追踪面前静脉，见其与面后静脉的前支汇合后，注入颈内静脉。修净面前静脉并保留之。

（2）分离和观察二腹肌后腹和茎突舌骨肌。茎突舌骨肌的止端被二腹肌中间腱所穿过，检查下颌下三角的境界。

（3）观察下颌下腺的形态，向下轻轻牵拉下颌下腺，在腺体与下颌骨体下缘之间寻找面动脉，它行经腺体的深面，在面静脉的前方、咬肌前缘处越过下颌骨体的下缘，与面静脉伴行，上行入面部，向下一直追踪到动脉起点。

（4）在下颌下腺的内下方找出舌下神经，它在二腹肌后腹的下方，从后上方行向前下方，越过颈内动脉、颈外动脉进入下颌舌骨肌深面。沿下颌骨体下缘切断下颌舌骨肌，向下方翻起，观察深面结构：

①下颌下腺深部位于下颌舌骨肌深面，与浅部在下颌舌骨肌的后缘相续。在深部的前端追踪下颌下腺导管直至口底。

②下颌下腺的下方，为舌下神经，向外上可追踪至颈内动脉、颈内静脉间，向内下追踪至下颌舌骨肌深面及分支至舌肌。舌下神经分布于舌外肌和舌内肌。

③在上述三个结构的深面，有一块肌肉，肌肉纤维从上向下附着于舌骨和舌之间，为舌骨舌肌。在舌骨舌肌深面有舌动脉和舌静脉。

3）颈动脉三角

（1）修净胸锁乳突肌表面及其前、后缘的颈深筋膜浅层，保留皮神经和颈外静脉。在胸锁乳突肌的起始部横断该肌，逐步向外方翻起。

（2）观察沿颈动脉鞘排列的颈深上淋巴结、颈深下淋巴结，思考其收纳范围及颈干的构成。

（3）在颈动脉鞘的浅面寻找颈袢的两个根，观察颈袢发出分支支配舌骨下肌群的状况。顺颈袢上根向上追踪至舌下神经，可见舌下神经由颈内动脉、颈内静脉之间穿出，在二腹肌后腹下方深面，向前越过颈内动脉、颈外动脉的浅面，在舌骨大角上方，经下颌舌骨肌深面，分布到舌肌。顺颈袢下根向上追踪至颈丛处，检查其来源。

（4）分开颈动脉鞘，观察颈总动脉位于内侧，颈内静脉位于外侧，迷走神经位于二者之间的后方。并仔细分离迷走神经发出的心支。

(5) 观察颈内动脉、颈外动脉的位置关系。查看颈内动脉起始处或颈总动脉末端膨大的颈动脉窦。在颈内动脉、颈外动脉分叉处的后方，寻觅米粒大的颈动脉体，其外包有纤维被囊。上述两结构处有舌咽神经的颈动脉窦支分布。

(6) 分离并追踪颈外动脉的主要分支，主要分离和辨认颈外动脉前壁的分支。

①甲状腺上动脉行向前下方，到甲状腺侧叶上端，分出喉上动脉及喉上神经内支伴行。在甲状腺上动脉的后内侧找到喉上神经的喉外支，它经肩胛舌骨肌和胸骨甲状肌深面至环甲肌。

②平舌骨大角和舌动脉起于颈外动脉的前壁，在舌下神经深面，向前上呈弓形、在舌骨舌肌深面入舌。

③在舌动脉上方，有面动脉起始，也可与舌动脉共干，经过下颌下腺的深面、咬肌前缘到面部，追踪到面部后保留之。

颈外动脉后壁的分支有胸锁乳突肌动脉、枕动脉和耳后动脉，可不必一一追踪分离。此外在颈外动脉内侧壁，或颈内、外动脉分叉处试找咽升动脉。

(7) 观察和解剖颈内静脉及其主要属支：面静脉、甲状腺上静脉、甲状腺中静脉，特别注意观察甲状腺中静脉汇入颈内静脉的部位及静脉的长短。

(8) 在颈动脉鞘的深面，用尖镊撕开椎前筋膜，寻找颈交感干，并向上追踪至颈上神经节，颈中神经节较小缺如，颈下神经节位置较深，留待以后观察。

4) 肌三角

(1) 观察颈筋膜及分离舌骨下肌群：在颈部正中线观察颈深筋膜形成的颈白线。用尖镊提起颈筋膜浅层，纵向划破，分离位于浅层的胸骨舌骨肌及肩胛舌骨肌上腹，深层的是位于下方的胸骨甲状肌及上方的甲状舌骨肌。此二肌深面的筋膜即内脏筋膜壁层。注意保留颈袢至舌骨下肌群的神经。分别切断胸骨舌骨肌和肩胛舌骨肌的起始部，向上翻起，上翻胸骨甲状肌时，用刀柄伸入该肌深面(即气管前间隙)轻轻使之与甲状腺分离，暴露出甲状腺及气管，查明甲状腺的形态、位置、峡部的位置以及有无锥状叶。

(2) 分离甲状腺囊、观察甲状腺的血管：在甲状腺侧叶表面剪开由内脏筋膜脏层形成的甲状腺假被膜，由侧叶上极向上剥离筋膜，追踪甲状腺上动脉至起自颈外动脉处，与之伴行的甲状腺上静脉汇入颈内静脉。分离甲状腺上动脉发出的喉上动脉及与之伴行的喉上神经喉内支，以及与甲状腺上动脉伴行的喉上神经喉外支，并注意动脉与神经的位置关系。在甲状腺侧叶中、下 1/3 交界处附近，查看有无甲状腺中静脉，注意其越过颈总动脉汇入颈内静脉。

在甲状腺侧叶与颈总动脉之间的间隙中，寻找甲状腺下动脉，它起自锁骨下动脉，在颈总动脉的后方弯向内侧，在甲状腺侧叶中部的后缘入腺内。解剖时不必追踪至起点。在峡部的下方试寻找甲状腺最下动脉，如发现则可追踪至其起点。在甲状腺侧叶下极处寻找甲状腺下静脉，观察其形态、支数及汇入头臂静脉的情况。

(3) 分离追踪喉返神经：将甲状腺侧叶尽量向前内方牵拉，在气管和食管之间沟中，寻找喉返神经，注意观察甲状腺下动脉与喉返神经交叉时的位置关系，并对比两侧是否一致。

(4) 寻找并观察甲状旁腺：在甲状腺侧叶上、中 1/3 处的后方，寻找上甲状旁腺，在甲状腺下极附近试找下甲状旁腺。

(5) 结合讲义观察和复习气管颈段、食管颈部的形态、位置和毗邻。

二、解剖颈外侧区和颈根部

(1) 分离副神经：复查胸锁乳突肌，在该肌上部前缘的深面，寻找副神经进入胸锁乳突肌的分支。副神经发出分支入该肌后，斜越颈外侧区至斜方肌。注意观察副神经穿出胸锁乳突肌的部位以及进入斜方肌的部位，在解剖副神经的同时，观察并清理副神经周围淋巴结。

(2) 分离锁骨下静脉及其属支:将胸锁乳突肌向外上方翻开,暴露锁骨下静脉,向外侧追踪至其续于腋静脉,向内侧行至前斜角肌内侧缘处与颈内静脉汇合,形成静脉角,并合成头臂静脉。为清楚暴露颈根部结构,可将胸锁关节切开,将锁骨胸骨端向前牵拉。复查颈外静脉注入锁骨下静脉的情况,以及注入锁骨下静脉的其他属支,保留颈外静脉、锁骨下静脉,其他属支看清后可剪掉。头臂静脉还收纳一些属支,观察后可清除。保留头臂静脉主干。

(3) 分离胸导管和右淋巴导管:在左侧静脉角处寻找胸导管。首先在食管左侧寻找胸导管,然后追踪其行径,观察其汇入左静脉角的情况。也可在左静脉角的后内方寻找胸导管主干,然后逆行追踪其行径和颈干、锁骨下干、支气管纵隔干三者汇入情况。胸导管较细,管壁很薄,必须轻拉,以免损坏。

在右侧寻找右淋巴导管,该导管很细,有时不形成总的导管,各淋巴干直接注入静脉。

(4) 解剖颈丛及其分支:剪开椎前筋膜,暴露出颈丛,清理颈丛的皮支。在前斜角肌的表面寻找斜向下行的膈神经,观察其起始及与甲状颈干的关系,追踪该神经,其在锁骨下动、静脉之间进入胸腔。查看有无副膈神经。

(5) 辨认前、中、后斜角肌及前、中斜角肌之间的斜角肌间隙。间隙内有臂丛和锁骨下动脉通过。

(6) 分离锁骨下动脉及其分支:在前斜角肌内侧缘,寻找锁骨下动脉。首先将颈内静脉向外侧牵开,如特别粗大者可自根部切断,向上翻起。将前斜角肌自止点切断,以暴露锁骨下动脉各段及其分支。①椎动脉在前斜角肌内侧缘向上向内,进入第6颈椎的横突孔。②在锁骨下动脉的下缘与椎动脉起点相对应处,寻找胸廓内动脉,向前下方进入胸腔。③寻找甲状颈干,清理其分支甲状腺下动脉、颈升动脉、颈浅动脉、颈横动脉和肩胛上动脉。④肋颈干位置很深,可不必追踪。

(7) 检查臂丛的根、干、股、束,试找胸长神经、肩胛背神经、肩胛上神经。

(8) 探查胸膜顶,在臂丛下方深面用手指触摸胸膜顶,观察其毗邻关系。

(赵保明)

第三章　胸　　部

第一节　概　　述

胸部位于颈部与腹部之间，其上部两侧借上肢带与上肢相连。胸部以胸廓为支架，表面覆盖皮肤、筋膜、肌肉、血管、神经等软组织，内面衬以胸内筋膜，它们一起构成胸壁。胸壁与膈共同围成胸腔。胸腔中部为纵隔，两侧容纳肺和胸膜腔，有心及出入心的大血管、食管和气管等结构和器官。纵隔向上经胸廓上口通颈部，向下借膈与腹腔分隔。

一、境界与分区

（一）境界

胸部上界以胸骨柄上缘、胸锁关节、锁骨上缘、肩峰至第7颈椎棘突的连线与颈部分界。下界以剑突向两侧沿肋弓、第11肋前端、第12肋下缘至第12胸椎棘突与腹部分界。两侧上部以三角肌前、后缘上份和腋前、后襞下缘与胸壁相交处的连线与上肢分界。由于膈向上隆凸，腹腔上部的器官被胸壁下部所遮盖，故胸部表面的界线与胸腔的范围并不一致，此部外伤时，除胸壁损伤外，可能伤及深面的腹腔脏器。

（二）分区

胸部由胸壁、胸腔及其内的器官和结构组成。

1. 胸壁　可划分为胸前区、胸外侧区和胸背区。胸前区又称胸前部，位于前正中线与三角肌前缘上份和腋前线之间，上界为颈静脉切迹、胸锁关节和锁骨上缘，下界为剑胸结合和肋弓前部。胸外侧区又称胸侧部，介于腋前线、腋后线之间，上界为腋前襞、腋后襞下缘中点之间的连线，下界为腋前线、腋后线之间的肋弓后部和第11肋前份。胸背区详见第六章。

2. 胸腔　由胸壁和膈围成，分3部，中部的纵隔、容纳肺和胸膜腔的两侧部。

二、表面解剖

（一）体表标志

1. 颈静脉切迹(jugular notch)　胸骨柄上缘的切迹，平对第2、3胸椎之间。

2. 胸骨角(sternal angle)　胸骨柄与胸骨体连接处微向前突的角，可在体表触及，两侧平对第2肋，是计数肋的标志。胸骨角平面平对主动脉弓起始端、气管杈、食管第2狭窄处、胸导管由右行转向左行的部位，也是上、下纵隔分界的标志。

3. 剑突(xiphoid process)　胸骨的下部，细长，上端接胸骨体处称剑胸结合，平第9胸椎。剑胸结合的两侧与第7肋软骨相连，下端游离。

4. 锁骨(clavicle)和锁骨下窝(inferior fossa of clavicle)　锁骨全长均可触及，其中、外1/3交界处下方的凹陷为锁骨下窝，其内可摸到肩胛骨喙突，该窝深处有腋血管和臂丛通过。

5. 肋(ribs)和肋间隙(intercostal space) 在锁骨下方或平胸骨角可摸到第 2 肋，依次往下可触及下方的肋间隙和肋。二者可作为胸腹腔脏器的定位标志，如右锁骨中线与第 5 肋相交处为肝上界的最高点。

6. 肋弓(costal arch)和胸骨下角(infrasternal angle) 自剑突两侧向外下可触及肋弓，肋弓是肝、脾的触诊标志，其最低点平第 2、3 腰椎之间。两侧肋弓与剑胸结合共同围成胸骨下角。剑突与肋弓的交角称剑肋角，常选择左剑肋角进行心包穿刺。

7. 乳头 男性乳头一般在锁骨中线与第 4 肋间隙交界处；女性略低，偏向外下方。

8. 胸大肌 覆盖胸前壁的大部，肌肉发达者体表可见其轮廓。

(二) 标志线(图 3-1)

1. 前正中线(anterior median line) 通过胸骨正中的垂直线。此线将胸前区分为左、右对称两部。

2. 胸骨线(sternal line) 沿胸骨侧缘最宽处所做的垂直线。

3. 锁骨中线(midclavicular line) 通过锁骨中点所做的垂直线。

4. 胸骨旁线(parasternal line) 沿胸骨线与锁骨中线连线中点所做的垂直线。

5. 腋前线(anterior axillary line)和腋后线(posterior axillary line) 分别沿腋前襞、腋后襞与胸壁交界处所做的垂直线。

6. 腋中线(midaxillary line) 通过腋前线、腋后线之间中点的垂直线。

7. 肩胛线(scapular line) 通过肩胛骨下角的垂直线。

8. 后正中线(posterior median line) 沿身体后面正中所做的垂直线。

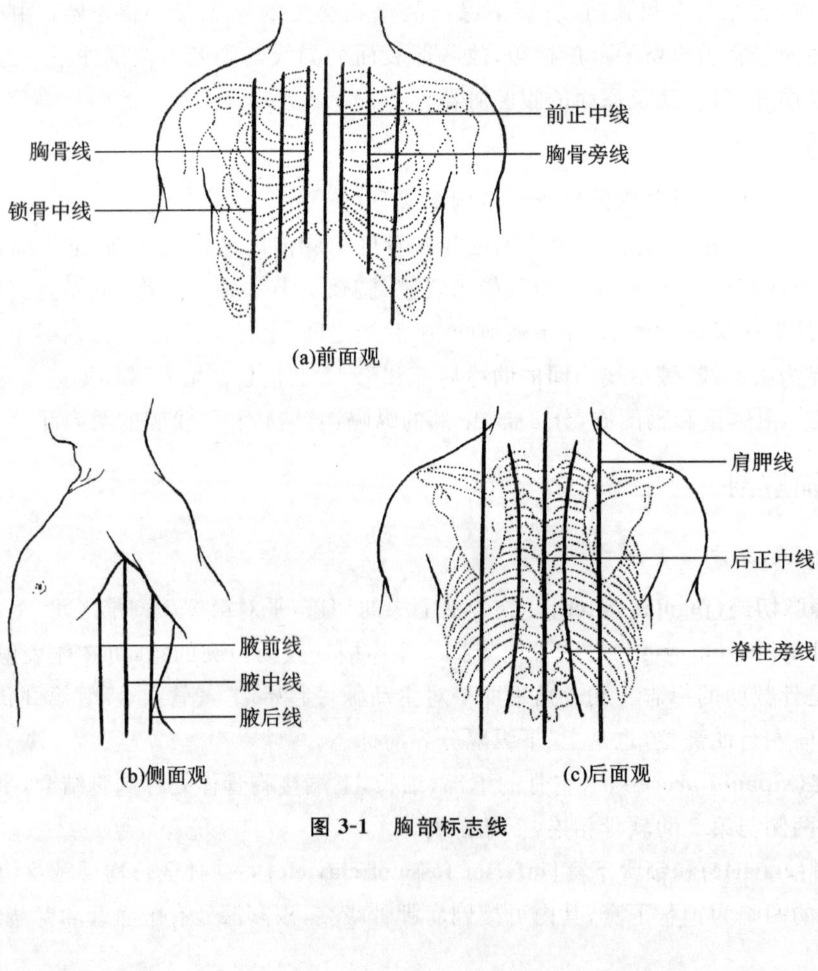

图 3-1 胸部标志线

第二节 胸　　壁

胸壁由胸廓与附着或覆盖在胸廓的皮肤、肌肉、筋膜、血管、神经等软组织共同构成。胸壁可划分为胸前区、胸外侧区和胸背区。

一、浅层结构

（一）皮肤

胸前外侧壁的皮肤较薄，除胸骨区移动性较小外，其他区有较大的活动性。

（二）浅筋膜

浅筋膜由疏松结缔组织构成。内含脂肪、浅血管、浅淋巴管、皮神经和乳腺（图 3-2）。

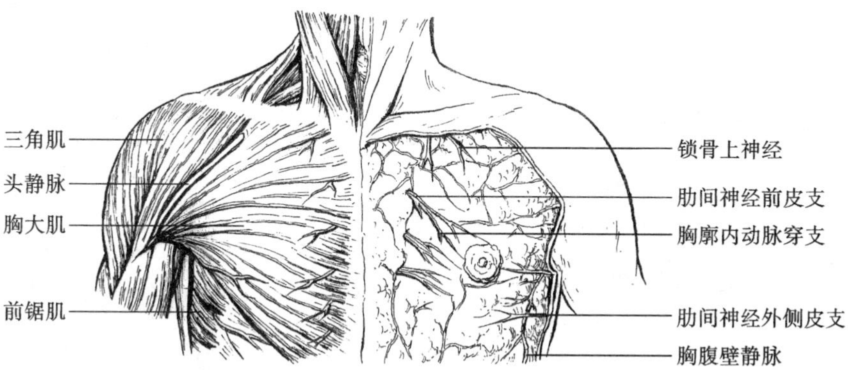

图 3-2　胸前区、胸外侧区的浅层结构

1. 血管　动脉主要来源于胸廓内动脉、肋间后动脉和胸肩峰动脉等的分支。静脉相互吻合成静脉网，汇入胸腹壁静脉及上述动脉的伴行静脉。

胸廓内动脉的穿支，距胸骨侧缘约 1 cm 处穿出，分布于胸前区的皮肤和浅筋膜。其第2～4 穿支还分布于女性乳房。肋间后动脉的前、外侧皮支及胸肩峰动脉的终支分布于胸前区、胸外侧区的肌肉、皮肤及浅筋膜和乳腺。

胸腹壁静脉（thoracoepigastric vein）起于脐周静脉网，沿腹前外侧壁向上外至胸前外侧壁，收集腹壁上部、胸前外侧区浅层的静脉血，经胸外侧静脉注入腋静脉。此静脉是沟通上、下腔静脉的重要通道之一。

2. 淋巴　胸壁浅淋巴管主要汇入腋淋巴结。

3. 皮神经　来源于颈丛和上 6 对肋间神经的分支。锁骨上神经（supraclavicular nerve）有 3～4 支，是颈丛的皮支，从颈丛发出后沿颈部向下跨过锁骨前面，分布于胸壁上部第 2 肋以上和肩部皮肤，其余部分由肋间神经的分支分布。

（三）乳房

乳房在男性和儿童不发达，女性于青春期后开始发育生长，妊娠和哺乳期的乳房有分泌活动。

1. 位置和形态结构　乳房位于胸前壁，成年女性未产妇的乳房呈半球体，其基部相当于第 2～6 肋高度，内侧缘可达胸骨旁线，外侧缘接近腋中线。乳房中心的突起称乳头，乳头周围有色素较多的皮肤区为乳晕（areola of breast），乳头和乳晕的皮肤较薄，易损伤。

乳房主要由乳腺和脂肪构成。乳腺（mammary gland）被结缔组织分隔为 15～20 个乳腺叶，每个腺叶内又分若干小叶。每个腺叶汇集成一条输乳管，以乳头为中心呈放射状排列，并开口于乳头，故乳房脓肿宜做放射状切口。腺叶间有许多垂直走行的结缔组织纤维束，深面连于胸肌筋膜，浅面连于皮肤，称乳房悬韧带，也称 Cooper 韧带(图 3-3)，它们对乳房起支持和固定作用。由于韧带两端固定，无伸展性，乳腺癌时，该处皮肤出现凹陷。乳房与胸肌筋膜之间的间隙称乳房后隙，内含疏松结缔组织和淋巴管，后者收纳乳房深部的淋巴，此隙为乳腺癌向深处转移的途径之一，炎症时则容易向下扩展。乳房后隙有利于隆乳术时假体的植入，乳腺癌时，乳房可被固定在胸大肌上。

2. 血管 乳房的动脉主要有胸廓内动脉、胸外侧动脉和肋间后动脉。①胸廓内动脉，其在胸骨旁约 2 cm 处发出穿支进入乳房内侧；②胸外侧动脉沿胸大肌外侧缘走行，主要供应乳房外侧部；③第 3～5 肋间后动脉的前支分别与胸廓内动脉、胸外侧动脉的分支相互吻合，供应乳房下部。乳房的静脉借助胸廓内静脉、胸外侧静脉和肋间后静脉回流至腋静脉和头臂静脉。

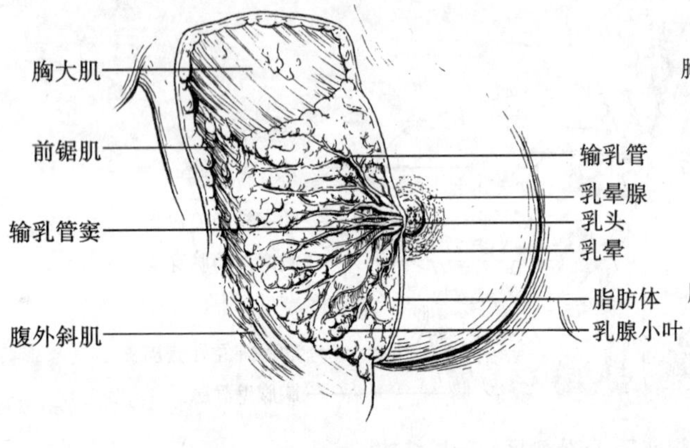

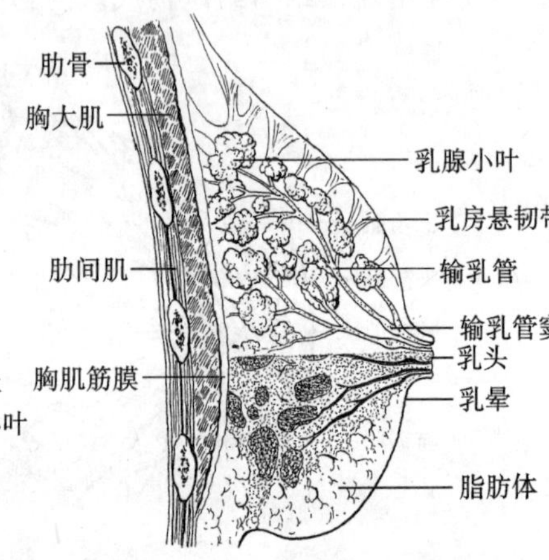

图 3-3 女性乳房

3. 淋巴引流 女性乳房淋巴管非常丰富，分浅、深两组，彼此广泛吻合。浅组位于皮内和皮下，深组位于乳房周围的间隙和输乳管壁内。

乳房淋巴回流大致有以下 5 条途径(图 3-4)：①乳房外侧部和中央部的淋巴管注入胸肌淋巴结，是乳房淋巴回流的主要途径；②乳房内侧部的淋巴管穿第 1～5 肋间隙，注入胸骨旁淋巴结，并与对侧吻合；③乳房上部的淋巴管注入尖淋巴结和锁骨上淋巴结；④乳房内下部的淋巴管注入膈上淋巴结，并与腹前壁上部、膈下及肝的淋巴管相吻合；⑤乳房深部淋巴管，穿胸大肌和胸小肌，注入胸肌间淋巴结或尖淋巴结。乳腺癌累及浅淋巴管时，易导致所收集范围的淋巴回流受阻，发生淋巴水肿，使皮肤呈橘皮样改变。

4. 神经 乳房受躯体神经支配(图 3-2)。感觉神经包括乳房内侧支、乳房外侧支及锁骨上神经的分支。乳房内侧支和乳房外侧支分别来自第 4 至第 6 肋间神经的前皮支和外侧皮支，主要管理温度觉、触觉和痛觉。此外，有交感神经纤维随胸部外侧动脉及肋间动脉至乳房，分布于血管、乳头及乳晕的平滑肌与乳腺组织，主要控制乳房内的血流情况及皮肤下的平滑肌的收缩。需要临床注意的是肋间臂神经，即第 2 肋间神经的外侧皮支，于锁骨中线附近由第 2 肋间隙穿出跨过背阔肌肌区，分布于上臂的尺侧及背侧皮肤，司感觉。乳腺癌根治术中分离胸壁与胸小肌时，应确认、分开此神经，避免与血管一起被结扎，否则常出现患侧上臂疼痛。此外，术中亦应避免将各肋间神经的外侧皮支与血管一起结扎，否则易引起外侧皮肤疼痛。

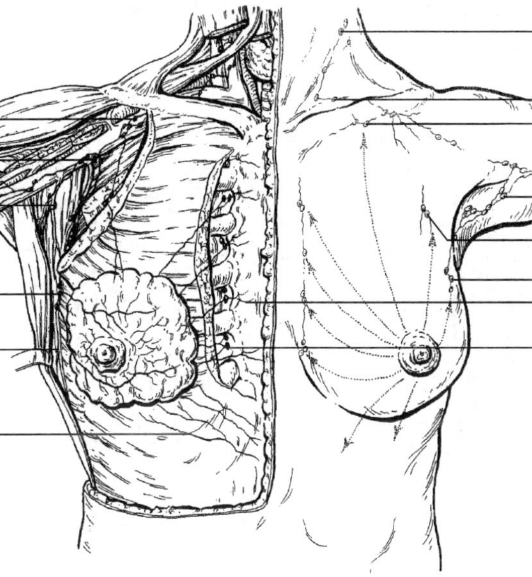

图 3-4 乳房的淋巴引流

二、深层结构

(一) 深筋膜

深筋膜分浅、深两层。浅层覆盖胸大肌表面,其上缘附着于锁骨,向下移行于腹部深筋膜,向内与胸骨骨膜相连,向后与胸背部深筋膜浅层相连。深层位于胸大肌深面,上方包裹锁骨下肌和胸小肌并覆盖在前锯肌表面,其中位于喙突、锁骨下肌与胸小肌上缘之间的部分称锁胸筋膜(clavipectoral fascia)(图 3-5)。锁胸筋膜深面有胸外侧神经和胸肩峰动脉的分支穿出至胸大肌、胸小肌,头静脉、胸肩峰静脉和淋巴管穿经此筋膜入腋腔。手术分离锁胸筋膜时应注意保护胸外侧神经,以免损伤而导致胸大肌、胸小肌瘫痪。

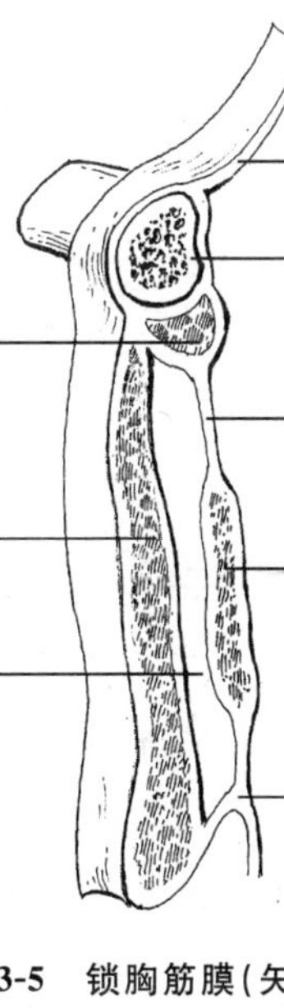

图 3-5 锁胸筋膜(矢状面)

(二) 胸前外侧区肌层

胸前外侧区肌层包括胸肌和部分腹肌(图 3-6)。由浅至深大致分为 4 层:第一层为胸大肌、腹外斜肌和腹直肌的起始部；第二层为胸小肌、锁骨下肌和前锯肌；第三层为肋间肌；第四层为贴于胸廓内面的胸横肌。

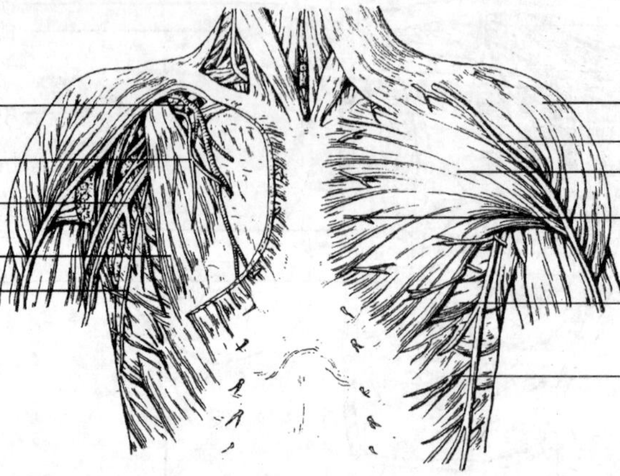

图 3-6　胸肌

（三）肋和肋间隙

肋与肋之间的间隙为肋间隙(intercostal space)，12 对肋之间形成 11 对肋间隙，内有肋间肌、血管、神经和结缔组织膜等结构。肋间隙的宽窄不一，并随体位而变化，前部较后部宽，上位肋间隙比下位肋间隙宽。

1. 肋间后血管　第 1、2 肋间隙的动脉来自锁骨下动脉的肋颈干，第 3～11 肋间隙的动脉来源于肋间后动脉(posterior intercostal artery)，肋间后动脉及肋下动脉均由胸主动脉发出，与同名静脉和肋间神经伴行于肋间隙内(图 3-7)。在肋角附近，肋间后动脉、肋间神经各分为上、下两支，上支较粗大，沿肋沟前行，下支较细小，沿下位肋骨上缘前行。肋间后血管、肋间神经在肋角内侧的排列顺序不恒定，在肋角前方，其排列顺序自上而下为静脉、动脉和神经。肋间后动脉的上、下支在肋间隙前部与胸廓内动脉的肋间前支吻合，在每一肋间隙形成动脉环，发出分支营养胸壁皮肤、肌肉及乳房。

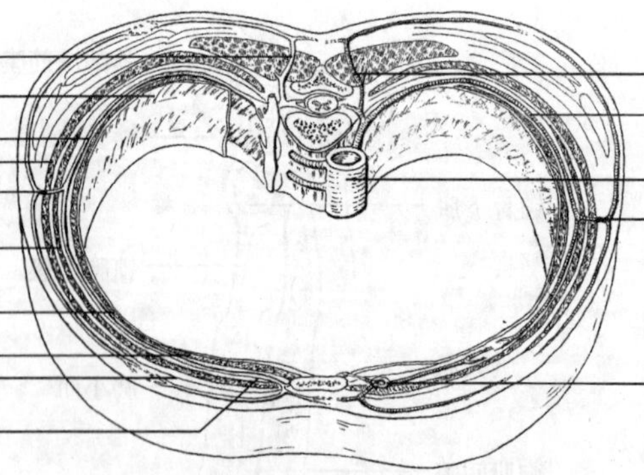

图 3-7　肋间后动脉和肋间神经

上位 2～3 条肋间后静脉汇集成肋间最上静脉，注入头臂静脉，余者向前与胸廓内静脉交通，向后分别注入奇静脉、半奇静脉或副半奇静脉。

2. 肋间神经(intercostal nerve)　除第 1 胸神经前支和第 12 胸神经前支有纤维分别参与组成臂丛和腰丛外，其余的均独立行于相应的肋间隙，称肋间神经(图 3-7、图 3-8、图 3-9)。第 12 胸神经前支行于第 12 肋下，称肋下神经。

肋间神经出椎间孔后，最初行于肋间内膜与胸内筋膜之间的结缔组织内，至肋角向前，贴近肋沟，列于肋间后血管下方，走行于肋间最内肌与肋间内肌之间，在腋前线附近发出外侧皮支。第 2 肋间神经的外侧皮支较粗大，横过腋窝至臂内侧，称为肋间臂神经，分布于腋窝和臂内侧皮肤，乳腺癌根治术时应注意保护。第 1～6 对肋间神经穿肋间内肌、肋间外膜和胸大肌至皮下，在胸骨侧缘移行为前皮支，第 7、8 对肋间神经直接入腹直肌鞘深部，第 9～11 对肋间神经及肋下神经先行于腹内斜肌与腹横肌之间，再进入腹直肌鞘。最后，它们均在腹白线附近穿腹直肌鞘前层移行为前皮支。

根据肋间后血管及神经的走行，常在肩胛线或腋后线第 7、8 肋间隙中部做胸腔穿刺，以免损伤肋间后血管及神经（图 3-7、图 3-8、图 3-9）。

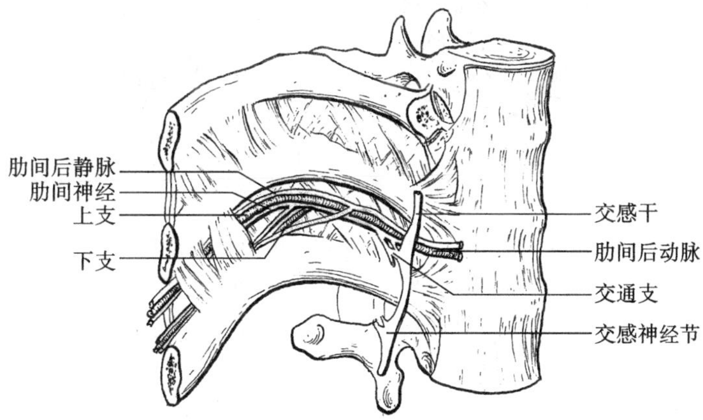

图 3-8　肋间后血管、肋间神经和胸交感干（右侧）

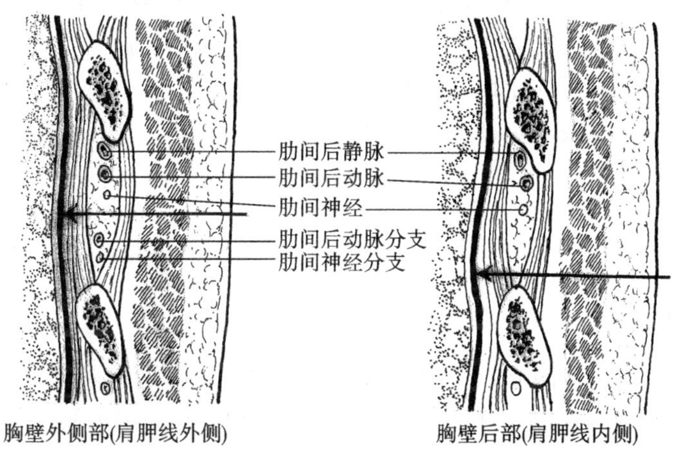

图 3-9　胸壁层次及胸腔穿刺部位

（四）胸廓内血管、淋巴结

1. 胸廓内动脉（internal thoracic artery）　锁骨下动脉第一段的分支，向下经胸廓上口入胸腔，沿胸骨外侧缘约 1.25 cm 下降，平第 1 肋高度发出心包膈动脉，分布至心包和膈，至第 6 肋间隙处分为 2 终支：一条是腹壁上动脉，下行入腹直肌鞘；另一条是肌膈动脉，分布于下位肋间隙和膈前份以及腹前外侧壁肌，其在胸骨旁约 2 cm 处发出穿支进入乳房内侧（图 3-10）。

2. 胸廓内静脉（internal thoracic vein）　与同名动脉伴行，注入头臂静脉（图 3-10）。

3. 淋巴结

（1）胸骨旁淋巴结（parasternal lymph node）：位于胸骨两侧、胸廓内血管周围，约距胸骨缘外侧 3 cm，第 1～6 肋间隙内。收纳乳房内侧部等处的淋巴，该部的癌肿常转移至此淋巴结。

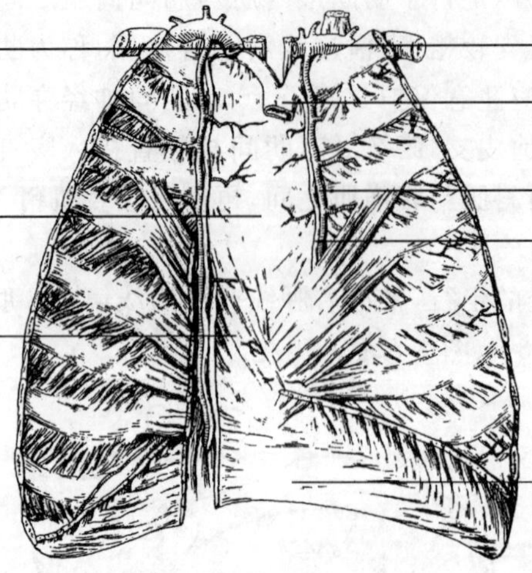

图 3-10　胸前壁(内面观)

(2) 肋间淋巴结(intercostal lymph node):位于肋间隙内,分为前、中、后组。前、中组有时缺如,后组较为恒定。前组位于肋骨和肋软骨交界处附近,输出管注入胸骨旁淋巴结;中组位于腋前线至肋角范围内,输出管注入腋淋巴结;后组位于肋角内侧,位置比较恒定,输出管注入胸导管。

(五) 胸内筋膜

胸内筋膜(endothoracic fascia)为衬在胸壁内面的一层菲薄而又致密的结缔组织膜,贴附于肋和肋间肌内面,以及胸椎前面和膈上面,其厚薄不一,脊柱两侧较薄。脊柱两侧的胸内筋膜与壁胸膜之间有发达的疏松结缔组织,两者容易分离。胸内筋膜向下覆于膈的上面,称膈胸膜筋膜;向上覆于胸膜顶上面,称胸膜上膜,亦称 Sibson 膜。

第三节　膈

一、位置与分部

膈为一向上膨隆的扁薄阔肌,呈穹隆形,介于胸腔与腹腔之间,构成胸腔的底、腹腔的顶(图 3-11)。膈的中央为腱性部分,称中心腱(central tendon),周围为肌性部分,起自胸廓下口的周围和腰椎前面,根据肌纤维起始部位分为胸骨部、肋部和腰部。胸骨部起自剑突的后面,肋部起自下 6 对肋骨和肋软骨内面,腰部内侧份以左、右膈脚起自上 2～3 个腰椎体的侧面,外侧份起自内、外侧弓状韧带。内侧弓状韧带位于第 1、2 腰椎体侧面和第 1 腰椎横突之间,外侧弓状韧带位于第 1 腰椎横突与第 12 肋之间。

二、薄弱区与裂隙

在膈的各起始部位之间,由于缺乏肌纤维,常形成三角形小裂隙,这些裂隙位于胸腹腔之间仅隔以筋膜和两层浆膜,是膈的薄弱区。在膈的胸骨部与肋部起点之间的小裂隙称胸肋三角(sternocostal triangle);位于膈的腰部与肋部起点之间的小裂隙叫腰肋三角(lumbocostal triangle)。腹腔脏器可经此三角突入胸腔,形成膈疝。肾的上端遮盖着腰肋三角,故肾的感染,可经此三角蔓延至胸腔;反之,胸腔的感染也可经此三角蔓延到肾。腰肋三角的后方是肋膈隐窝,故肾的手术应注意保护胸膜。

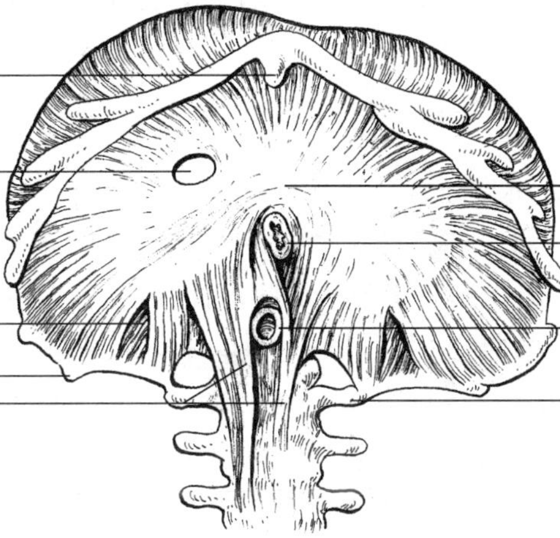

图 3-11 膈

膈有主动脉、食管和下腔静脉通过，形成 3 个裂孔(图 3-11)。

1. 主动脉裂孔(aortic hiatus) 位于左、右两个膈脚与脊柱之间，平第 12 胸椎，有主动脉和胸导管通过。

2. 食管裂孔(esophageal hiatus) 位于主动脉裂孔的左前方，约平第 10 胸椎水平，有食管和迷走神经前、后干通过，此裂孔是膈疝好发部位之一。

3. 腔静脉孔(vena caval foramen) 在食管裂孔右前方的中心腱内，约平第 8 胸椎水平，有下腔静脉通过。

膈除了有上述结构通过外，腰部有腰升静脉、内脏大神经、内脏小神经及交感干等穿过，膈神经穿膈的肌部、中心腱或腔静脉孔。

三、血管、神经与淋巴引流

(一) 血管

膈的血液供应非常丰富，主要来自膈上动脉、膈下动脉、心包膈动脉、肌膈动脉和肋间后动脉，它们在膈内广泛吻合。静脉与动脉伴行，最终分别注入上、下腔静脉。

(二) 神经

膈由膈神经支配。膈神经(phrenic nerve)是颈丛的分支，由第 3～5 颈神经前支组成，于前斜角肌前方下降，在锁骨下动、静脉之间经胸廓上口进入胸腔，与心包膈血管伴行，经肺根前方，在心包与纵隔胸膜之间下行，达膈肌。膈神经是混合性神经，其运动纤维支配膈肌，感觉纤维分布于膈、胸膜、心包和膈下中央部腹膜，右膈神经尚有纤维分布至肝上面和胆囊。

(三) 淋巴引流

膈的淋巴注入膈上淋巴结和膈下淋巴结。膈上淋巴结(superior phrenic lymph node)位于膈的上面，收集膈、心包下部和肝上面的淋巴，其输出管注入胸骨旁淋巴结和纵隔后淋巴结。膈下淋巴结(inferior phrenic lymph node)在膈的下面，沿膈下血管排列，收集膈下面后部的淋巴，而膈下面前部的淋巴管穿过膈肌注入膈上前淋巴结。

第四节 胸膜与胸膜腔

胸腔(thoracic cavity)由胸壁和膈围成，内衬胸内筋膜，呈前后略扁、底向上凸的锥体形。

胸腔向上经胸廓上口通颈部，向下借膈与腹腔分隔。胸腔分为中部和两侧部，中部被纵隔占据，两侧部容纳肺、胸膜和胸膜腔。

一、胸膜

胸膜(pleura)分为壁胸膜和脏胸膜。脏、壁两层胸膜在肺根下方相互移行的双层胸膜构成肺韧带(pulmonary ligament)，呈冠状位，连于肺与纵隔之间，具有固定肺的作用。

1. 壁胸膜(parietal pleura) 贴附于胸内筋膜内面、膈上面与纵隔两侧面，根据其衬覆部位不同而分为4个部分：①肋胸膜(costal pleura)，贴于胸骨、肋骨、肋间肌及胸内筋膜等内面；②膈胸膜(diaphragmatic pleura)，覆盖于膈上面；③纵隔胸膜(mediastinal pleura)，衬覆于纵隔两侧面；④胸膜顶(cupula of pleura)，罩于肺尖上方。壁胸膜与胸内筋膜之间有疏松结缔组织，易于分离，故在肺切除术中，如脏、壁胸膜粘连，可将壁胸膜与胸内筋膜分离，将肺连同壁胸膜一并切除。

2. 脏胸膜(visceral pleura) 被覆于肺的表面，并伸入叶间裂内，与肺实质紧密连接，又称肺胸膜。

二、胸膜腔和胸膜隐窝

壁胸膜与脏胸膜在肺根处相互移行，形成封闭的潜在性腔隙，称胸膜腔(pleural cavity)。胸膜腔左、右各一，呈负压，含少量浆液，可减少呼吸时的摩擦。在壁胸膜各部相互移行转折处形成的间隙，即使在深吸气时，肺边缘也不能到达其内，胸膜腔的这些间隙称胸膜隐窝，亦称胸膜窦，主要有肋膈隐窝和肋纵隔隐窝。

1. 肋膈隐窝(costodiaphragmatic recess) 位于肋胸膜和膈胸膜移行转折处，左右各一，呈半环形，是最大的胸膜隐窝，也是胸膜腔的最低处，胸腔积液首先积聚于此。

2. 肋纵隔隐窝(costomediastinal recess) 位于遮盖心包表面的纵隔胸膜与肋胸膜转折处，由于存在左肺心切迹，左侧肋纵隔隐窝较明显。

三、壁胸膜的界线

壁胸膜反折线以胸膜前界和下界有实用意义(图3-12)。

1. 胸膜前界 肋胸膜前缘与纵隔胸膜前缘之间的反折线。两侧上端均起自胸膜顶，即锁骨内侧1/3段上方2～3 cm处，向下内侧经胸锁关节后方至第2胸肋关节平面，两侧靠拢，于正中线偏左垂直下行。右侧直达第6胸肋关节处移行为下界；左侧至第4胸肋关节处转向外下，沿胸骨左侧缘外侧2～2.5 cm下行，至第6肋软骨中点处移行为下界。两侧胸膜前界在第2～4胸肋关节高度相互靠拢，在此上、下又各自分开，形成两个无胸膜覆盖的三角形区域。上方者位于胸骨柄后方，称上胸膜间区(胸腺三角)，儿童较宽，内有胸腺；成人较窄，有胸腺遗迹和结缔组织。下方者位于胸骨体下部和左侧第4～6肋软骨后方，称下胸膜间区(心包三角)，内有心和心包。此区心包前方未被胸膜遮蔽，故临床上常选择左剑肋角进行心包穿刺或心内注射。

2. 胸膜下界 为肋胸膜下缘与膈胸膜之间的反折线。左侧起自第6肋软骨中点处，右侧起自第6胸肋关节，两侧均行向下外方，在锁骨中线与第8肋相交，在腋中线与第10肋相交，至肩胛线与第11肋相交，后正中线平对第12胸椎棘突。右侧胸膜下界略高于左侧胸膜下界。

四、胸膜的血管、神经和淋巴引流

1. 血管 壁胸膜的血液供应来自肋间后动脉、胸廓内动脉、心包膈动脉和甲状颈干等动脉的分支。脏胸膜的血液供应主要来自支气管动脉和肺动脉的分支。静脉与同名动脉伴行，

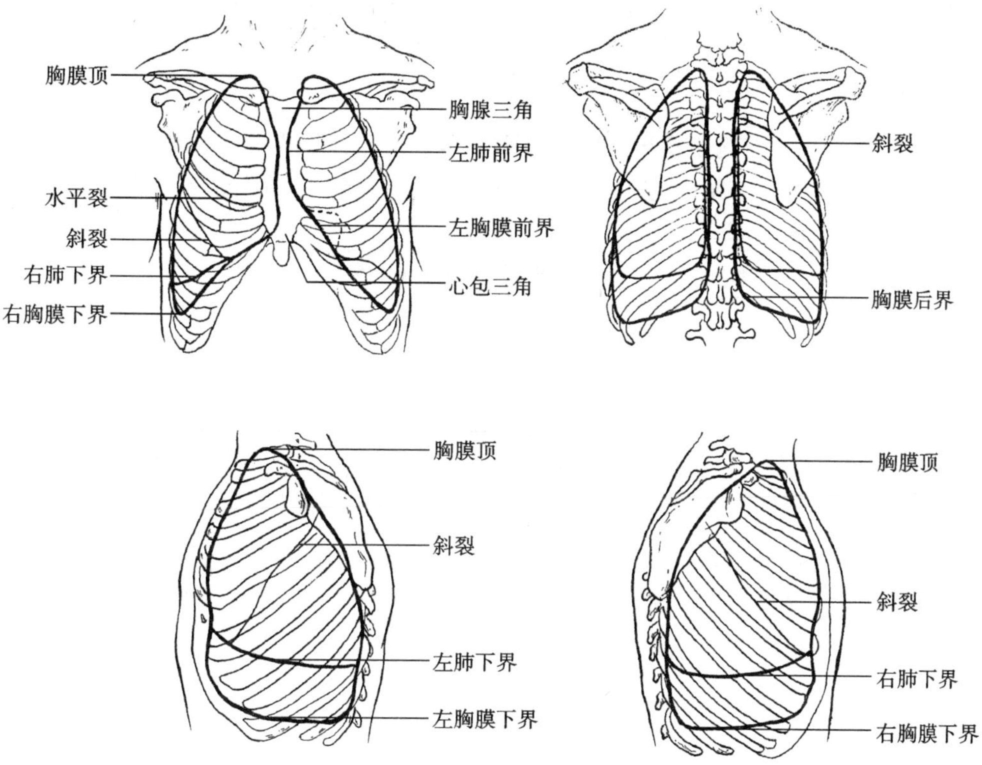

图 3-12 肺和胸膜的体表投影

最终注入上腔静脉和肺静脉。

2. 淋巴 壁胸膜各部的淋巴回流不一，分别注入胸骨旁淋巴结、肋间淋巴结、膈淋巴结、纵隔前淋巴结、纵隔后淋巴结和腋淋巴结。脏胸膜的淋巴管与肺的淋巴管吻合，注入肺门淋巴结。

3. 神经 壁胸膜的感觉由脊神经的躯体感觉神经传导，对机械性刺激敏感。膈神经分布于胸膜顶、纵隔胸膜和膈胸膜中央部，肋间神经分布于肋胸膜和膈胸膜周围部。当壁胸膜因炎症或肿瘤等受刺激时，痛觉可沿膈神经向颈、肩部放射，或沿肋间神经向胸、腹壁放射，称为牵涉痛。脏胸膜的感觉由肺丛的内脏感觉神经传导，对牵拉刺激敏感。

第五节 肺

一、位置、形态和体表投影

（一）位置、形态

肺(lung)位于胸腔内，左右各一，在膈的上方、纵隔两侧，借肺根和肺韧带连于纵隔。因右侧膈下有肝，心又偏左，故右肺宽而短，左肺狭而长。肺呈半圆锥形，有一尖、一底、三面和三缘。

肺尖圆钝，经胸廓上口突入颈根部，最高点在锁骨内侧 1/3 段上方 2～3 cm 处。肺底(膈面)呈半月形凹陷，与膈相邻；肋面圆凸，面积较大，与胸廓外侧壁和前、后壁相邻；纵隔面(内侧面)与纵隔相邻。肺前缘锐利，左肺前缘下部有心切迹，切迹下方的舌状突起称左肺小舌；后缘圆钝，朝向脊柱；下缘较锐利，伸入肋膈隐窝内。

肺借叶间裂分叶。左肺被斜裂(oblique fissure)分为上、下 2 叶,右肺由斜裂和水平裂(horizontal fissure)分为上、中、下 3 叶。

(二) 体表投影

肺前界的体表投影与胸膜前界的体表投影基本一致。肺下界的投影线较胸膜下界稍高,平静呼吸时,在锁骨中线与第 6 肋相交,在腋中线与第 8 肋相交,在肩胛线与第 10 肋相交,后正中线处平对第 10 胸椎棘突(图 3-12、表 3-1)。

表 3-1　肺和胸膜下界的体表投影

	锁骨中线	腋中线	肩胛线	后正中线
肺下界	第 6 肋	第 8 肋	第 10 肋	第 10 胸椎棘突
胸膜下界	第 8 肋	第 10 肋	第 11 肋	第 12 胸椎棘突

二、肺门和肺根

1. 肺门(hilum of lung)　位于肺纵隔面中部的长圆形凹陷处,是主支气管、肺血管、支气管血管、淋巴管和神经等出入的部位,临床上又称第一肺门(图 3-13)。各肺叶支气管和肺血管的分支或属支等结构出入肺叶的部位,称第二肺门。

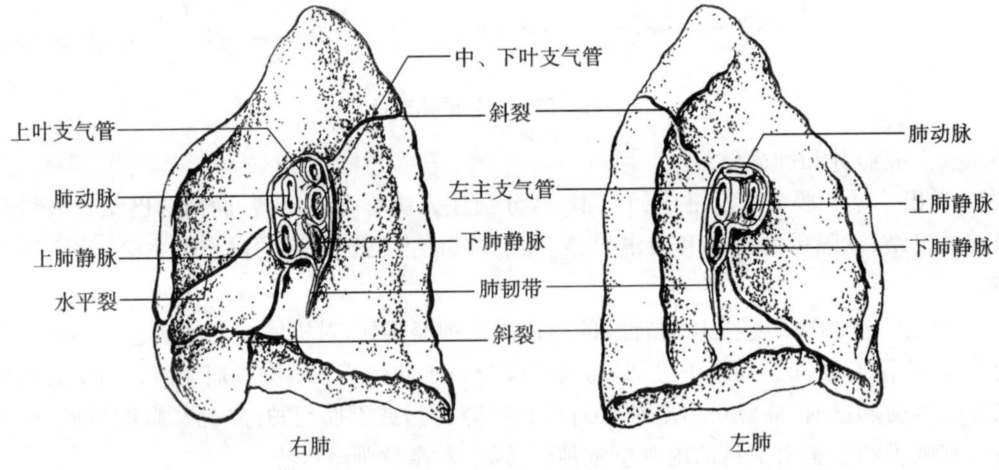

图 3-13　肺和肺根结构

2. 肺根(root of lung)　出入肺门的结构被结缔组织包裹,构成肺根(图 3-13)。肺根内重要结构的排列自前向后依次为上肺静脉、肺动脉、主支气管和下肺静脉;自上而下,在左肺根依次为肺动脉、主支气管、上肺静脉和下肺静脉,在右肺根依次为上叶支气管,肺动脉,中、下叶支气管,上肺静脉和下肺静脉。此外,肺门处尚有数个支气管肺门淋巴结,也称肺门淋巴结。

肺根前方为膈神经和心包膈血管,后方有迷走神经,下方连有肺韧带;左肺根上方有主动脉弓跨过,右肺根后上方有奇静脉弓勾绕。

三、肺段

气管在胸骨角平面分为左、右主支气管,主支气管在肺门附近分出肺叶支气管(lobar bronchi),肺叶支气管入肺后再分为肺段支气管;每个肺段支气管再反复分支,越分越细,呈树枝状,称支气管树(bronchial tree)。

每一肺叶支气管及其所属的肺组织为肺叶。每一肺段支气管及其分支和所属的肺组织,称为支气管肺段(bronchopulmonary segment),简称肺段(pulmonary segment)。肺段呈圆锥体，底朝向肺的表面，尖朝向肺门。在肺段内，肺动脉的分支与肺段支气管的分支伴行，相邻肺段的肺动脉分支不相吻合(图 3-14)。

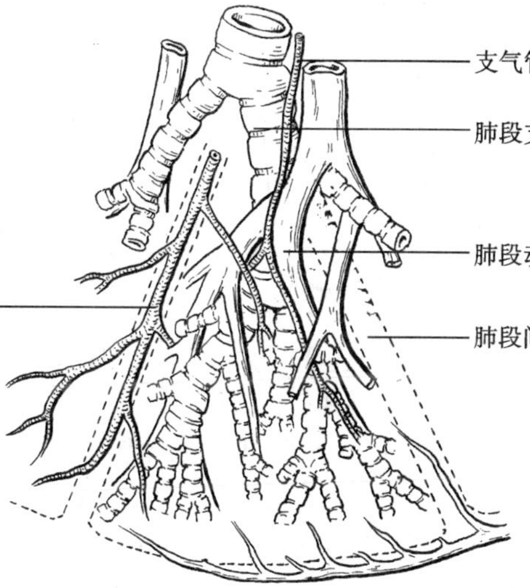

图 3-14 肺段内结构及肺段间静脉

依照肺段支气管的分支分布，通常左、右肺各分为 10 个肺段(图 3-15)。左肺上叶的尖段和后段支气管、下叶的内侧底段与前底段支气管常共干，故左肺有 8 个肺段。

四、血管、淋巴引流和神经

肺有 2 套血管系统，一套是肺循环的肺动脉和肺静脉，参与气体交换，是肺的功能性血管；另一套是体循环的支气管动脉和支气管静脉，供给氧气和营养物质，是肺的营养性血管。

(一) 肺动脉

肺动脉干(pulmonary trunk)起自右心室，经左主支气管前方向左后上方走行，至主动脉弓下方、平第 4 胸椎高度分为左、右肺动脉(pulmonary artery)。左肺动脉较短，横过胸主动脉前方后弯向左上，经左主支气管前上方入左肺门；右肺动脉较长，在升主动脉和上腔静脉的后方、奇静脉弓的下方入右肺门。肺动脉在肺内随支气管反复分支，最后形成毛细血管网，包绕肺泡壁。

(二) 肺静脉

肺静脉(pulmonary vein)由肺泡周围毛细血管逐级汇集而成，每侧 2 条，分别为上肺静脉和下肺静脉，均向内注入左心房。左上肺静脉收集左肺上叶的血液，右上肺静脉收集右肺上叶、中叶的血液，左、右下肺静脉分别收集两肺下叶的血液。

(三) 支气管动、静脉

支气管动脉(bronchial artery)每侧 1～3 支，细小，起自胸主动脉或右肋间后动脉，与支气管伴行，沿途发出分支形成毛细血管网，营养肺内支气管壁、肺血管壁、肺胸膜等。静脉中的一部分汇入肺静脉的属支，另一部分汇集成支气管静脉(bronchial vein)，左侧者注入半奇静脉，右侧者注入奇静脉。

(四) 淋巴引流

肺的淋巴管甚为丰富，分浅、深两组。浅组淋巴管位于脏胸膜深面，收集脏胸膜深面的淋巴，汇入支气管肺门淋巴结；深组淋巴管位于肺内各级支气管周围，引流肺内支气管、肺血管壁及结缔组织的淋巴，最后注入支气管肺门淋巴结。

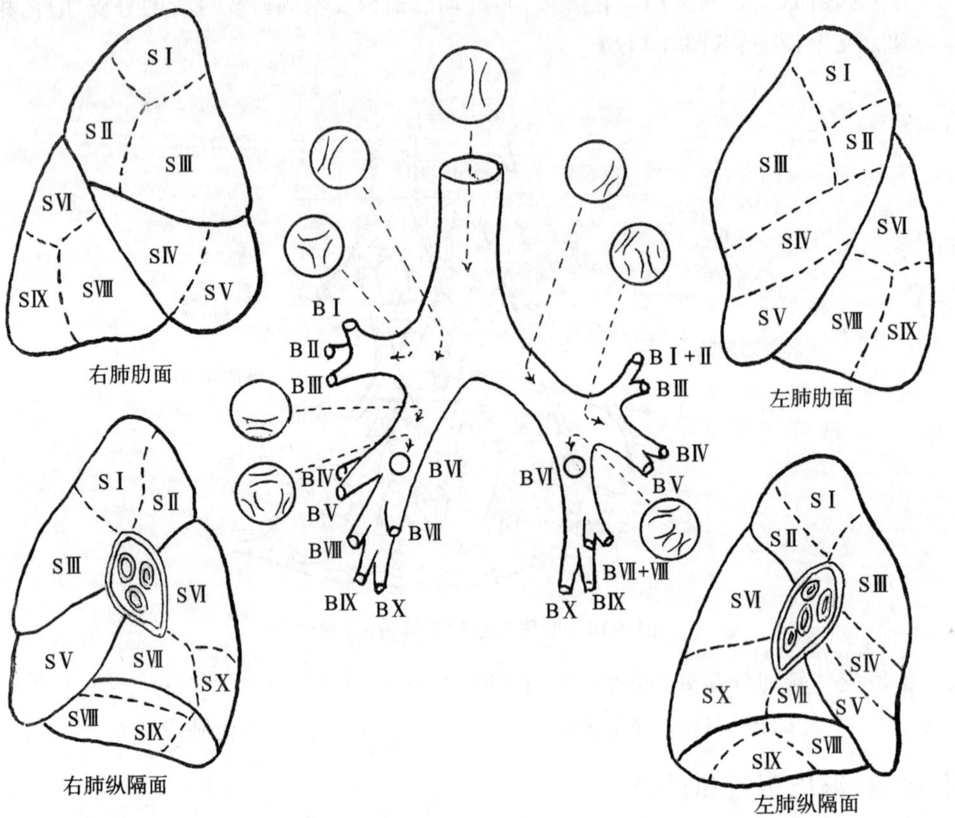

右肺：尖段SⅠ、后段SⅡ、前段SⅢ、外侧段SⅣ、内侧段SⅤ、上段SⅥ、内侧底段SⅦ、前底段SⅧ、外侧底段SⅨ、后底段SⅩ

左肺：尖后段(SⅠ+SⅡ)、前段SⅢ、上舌段SⅣ、下舌段SⅤ、上段SⅥ、内侧底段SⅦ、前底段SⅧ（内侧底段SⅦ、前底段SⅧ合为前内侧底段(SⅦ+SⅧ)）、外侧底段SⅨ、后底段SⅩ

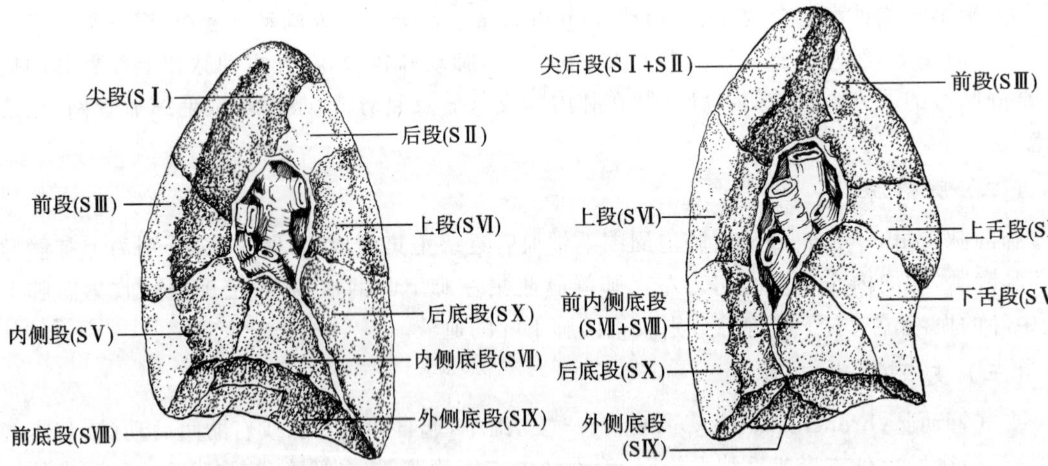

图 3-15 肺段支气管和支气管肺段

（五）神经

肺的神经来自迷走神经和胸交感干的分支，它们在肺根的前、后方组成肺丛，由肺丛再发出分支随支气管分支进入肺组织。内脏感觉纤维分布于肺泡、各级支气管的黏膜及脏胸膜。

第六节　纵　　隔

一、概述

（一）基本概念

纵隔（mediastinum）是两侧纵隔胸膜之间的全部器官、结构和结缔组织的总称，呈上窄下宽、前短后长的矢状位，位于胸腔正中稍偏左，上界为胸廓上口，下界为膈，前界为胸骨，后界为脊柱胸段，两侧为纵隔胸膜。

（二）分区

1. 四分法　解剖学常用方法。以胸骨角平面（经胸骨角至第 4 胸椎体下缘的平面）为界，将纵隔分为上纵隔和下纵隔，下纵隔又以心包为界分为前、中、后纵隔。前纵隔为胸骨后面与心包前壁之间的部分，中纵隔为心包、心和出入心的大血管根部所占据的区域，后纵隔为心包后壁与脊柱之间的部分（图 3-16）。

2. 三分法　临床常用方法。以气管、气管杈前壁和心包后壁的冠状面为界分为前、后纵隔，前纵隔又以胸骨角平面为界分为上纵隔和下纵隔。

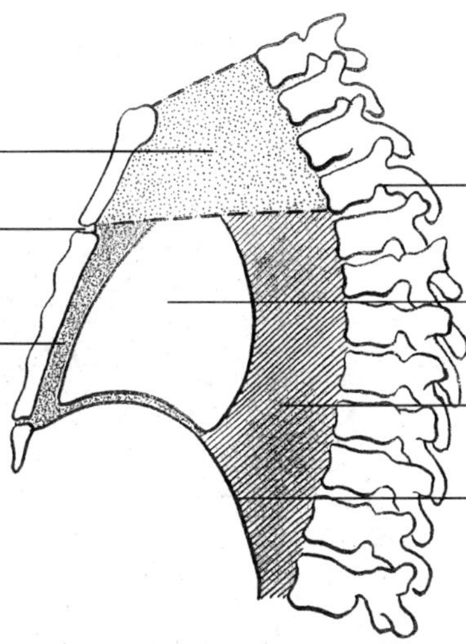

图 3-16　纵隔的分区

（三）纵隔的整体观

1. 左侧面观　中部为左肺根，其上方为主动脉弓及其分支左颈总动脉和左锁骨下动脉，前下方为心包形成的隆凸，后方有胸主动脉、左交感干、内脏大神经、左肋间血管神经以及半奇静脉和副半奇静脉等。在左锁骨下动脉、主动脉弓与脊柱围成的食管上三角内有胸导管和食管胸部的上段；在胸主动脉、心包和膈围成的食管下三角内有食管胸部的下段。左膈神经和左迷走神经在主动脉弓前面下行，前者与心包膈血管伴行，经左肺根前方沿心包侧壁下行至膈，后者在主动脉弓下缘发出左喉返神经后，主干经左肺根后方至食管前面（图 3-17）。

2. 右侧面观　中部为右肺根，其上方为奇静脉弓、右头臂静脉、上腔静脉、食管和气管，前下方为心包形成的隆凸，下方是下腔静脉，后方有食管、奇静脉、右肋间血管神经和右交感干。右膈神经和心包膈血管经上腔静脉右侧和右肺根前方，沿心包侧壁下行至膈；右迷走神经经过右锁骨下动脉时发出右喉返神经返回颈部，主干继续沿气管右侧下行，经右肺根后方至食管后面（图 3-18）。

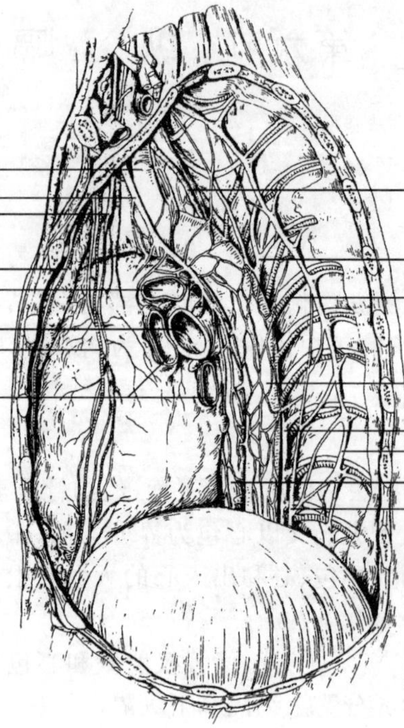

图 3-17　纵隔的左侧面观

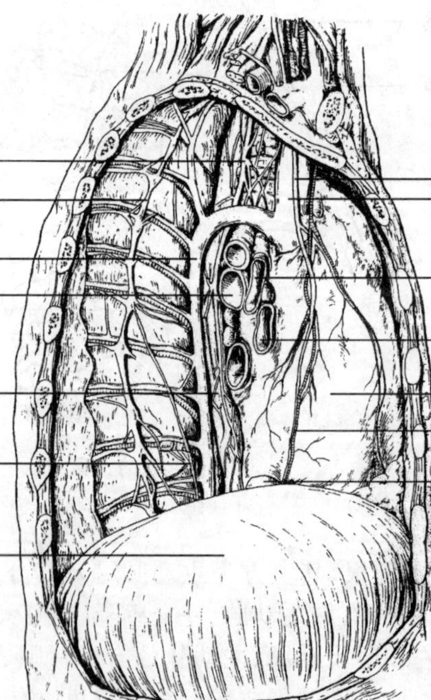

图 3-18　纵隔的右侧面观

二、上纵隔

上纵隔(superior mediastinum)内的器官由前向后大致分为 3 层。前层有胸腺或胸腺遗迹，左、右头臂静脉和上腔静脉，中层有主动脉弓及其 3 大分支、膈神经和迷走神经，后层有气管、食管、左喉返神经和胸导管等(图 3-19)。

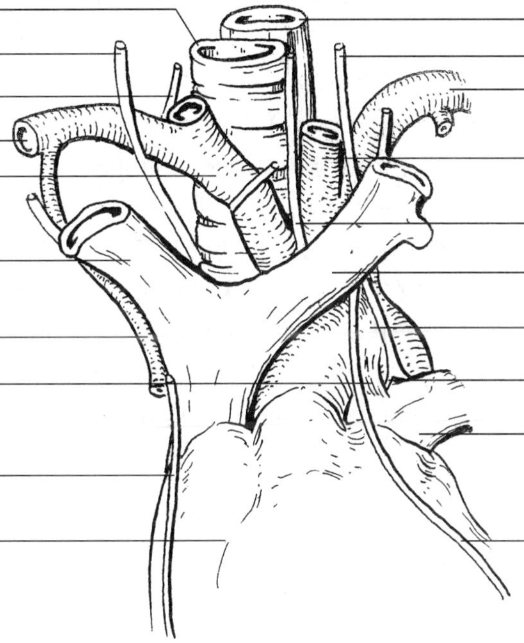

图 3-19 上纵隔

(一) 层次结构

1. 胸腺

(1) 位置与形态：胸腺(thymus)是淋巴器官，具有重要的细胞免疫功能，并兼有内分泌功能。其位于上纵隔前层的胸腺三角内。上端达胸廓上口，甚至伸入颈部，下端至前纵隔，前邻胸骨，后邻气管、头臂静脉、主动脉弓、心包等结构。小儿胸腺发达，分左、右两叶，呈锥体状，表面被覆结缔组织膜，在性成熟期以后，胸腺逐渐萎缩退化，被结缔组织替代成为胸腺遗迹。

(2) 血管、淋巴和神经：胸腺的动脉来自胸廓内动脉和甲状腺下动脉，伴行静脉汇入胸廓内静脉或头臂静脉。胸腺的淋巴回流至纵隔前淋巴结或胸骨旁淋巴结等处。胸腺的神经来自迷走神经和颈交感干的分支。

2. 上腔静脉及其属支

(1) 上腔静脉(superior vena cava)：长 5～7 cm，位于上纵隔右前部，由左、右头臂静脉在右侧第 1 胸肋结合处的后方汇合而成，沿升主动脉右侧下行，平第 3 胸肋关节高度注入右心房。行程中有奇静脉自后向前呈弓形越过右肺根上方注入。上腔静脉前方为胸膜和肺，后方有气管、奇静脉和右迷走神经，左侧为升主动脉和头臂干起始部，右侧有右膈神经、心包膈血管和纵隔胸膜。

(2) 头臂静脉(brachiocephalic vein)：左、右各一，由锁骨下静脉和颈内静脉在胸锁关节后方合成。左头臂静脉长 6～7 cm，位于胸骨柄后方，向右下斜行经过主动脉弓 3 大分支的前面；右头臂静脉长 3～5 cm，后方有右迷走神经，后内侧有头臂干。

3. 膈神经和迷走神经(图 3-19)

(1) 膈神经：从前斜角肌上端的外侧浅出下行，继而沿着该肌前面下降至肌的内侧，左侧沿锁骨下动脉下行至主动脉弓区域，此处有一条从第 2、3 肋间隙发出并延伸至左头臂静脉的肋间后静脉，将迷走神经与左侧膈神经区分开，左、右两侧膈神经从纵隔胸膜与心包之间下行到达膈，最终于中心腱附近穿入膈。

（2）迷走神经：迷走神经在胸腔中的左、右侧行程略有不同。左迷走神经在左颈总动脉与左锁骨下动脉之间下行，越过主动脉弓前方入下纵隔，经左肺根后方至食管前面下行并分成许多细支。右迷走神经在右锁骨下动、静脉之间下行，沿气管右侧，经右肺根后方达食管后面，分支构成右肺丛和食管后丛。

4. 主动脉弓及其分支（图 3-19、图 3-20）

（1）位置：主动脉弓（aortic arch）在右侧第 2 胸肋关节后方接续升主动脉，弓形弯向左后方，跨左肺根，至第 4 胸椎体下缘左侧续为胸主动脉。主动脉弓与胸主动脉移行处管径略窄，称主动脉峡（aortic isthmus），位置平对第 3 胸椎。主动脉弓的上缘平胸骨柄中份，下缘平胸骨角或稍上方。小儿主动脉弓的位置较高，可达胸骨柄上缘，故在行气管切开术时应予注意。

（2）毗邻：主动脉弓的上缘自右前向左后依次发出头臂干、左颈总动脉和左锁骨下动脉，这 3 大分支根部的前面有左头臂静脉横过；下缘邻肺动脉、动脉韧带、左喉返神经、左主支气管和心浅丛；左前方为左侧纵隔胸膜、左肺、左膈神经、心包膈血管和左迷走神经等，左膈神经由后外侧向前内侧在左迷走神经前面与之交叉下降；右后方有气管、食管、左喉返神经、胸导管和心深丛。

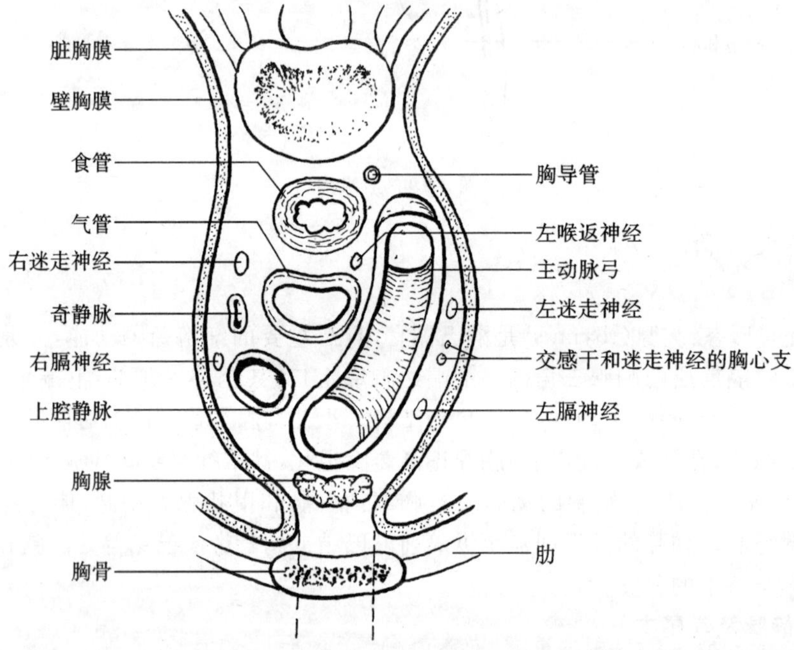

图 3-20　上纵隔（平第 4 胸椎横断面，上面观）

5. 左喉返神经（left recurrent laryngeal nerve）　左迷走神经入胸腔后的分支（图 3-19、图 3-21）。左喉返神经在左迷走神经经过主动脉弓前方处发出，在动脉韧带外侧由前向后勾绕主动脉弓返回至颈部。

6. 气管胸部和主支气管（图 3-19、图 3-21）

（1）气管胸部的位置与毗邻：气管胸部（thoracic part of trachea）位于上纵隔中央，上端在颈静脉切迹水平接续气管颈部，下端在胸骨角平面分为左、右主支气管，分叉处即气管杈，其内面下缘形成向上突出的半月状嵴，称气管隆嵴（carina of trachea），是支气管镜检查时辨认左、右主支气管起点的标志。气管胸部前方毗邻胸骨柄、胸腺或胸腺遗迹、左头臂静脉、主动脉弓及其分支和心丛等，后面邻接食管，后外有喉返神经，左侧与主动脉弓、左颈总动脉、左锁骨下动脉及左喉返神经相邻，右侧有右头臂静脉、上腔静脉、奇静脉和右迷走神经。

（2）主支气管：①左主支气管：细长而斜行，长 4.5～4.8 cm，中部的内腔横径约为 1.1

cm,下缘与气管中线的夹角约为37.5°。左主支气管前方有左肺动脉,后方有胸主动脉,上方有主动脉弓跨过其中段;平第6胸椎高度进入左肺门。左肺上叶支气管的开口距气管隆嵴较远,故左主支气管插管时很少阻塞其开口,而且也易固定。②右主支气管:粗短而陡直,长1.9～2.1 cm,中部的内腔横径约为1.5 cm,下缘与气管中线的夹角约为23°,故经气管坠入的异物多进入右主支气管。右主支气管前方有升主动脉、右肺动脉和上腔静脉,后上方有奇静脉勾绕;平第5胸椎高度进入右肺门。右肺上叶支气管的开口距气管隆嵴很近,若右主支气管插管稍深,可能阻塞上叶支气管的开口而致右肺上叶不张,故进行右主支气管插管时,须调整好导管的位置以确保右肺上叶呼吸音的存在。③血管、淋巴和神经:气管和主支气管的动脉来自支气管动脉、肋间后动脉和胸廓内动脉,静脉注入甲状腺下静脉、头臂静脉和奇静脉;气管和主支气管淋巴管注入气管支气管淋巴结和气管旁淋巴结;气管和主支气管的黏膜和平滑肌上有迷走神经、喉返神经和交感神经的分支分布。

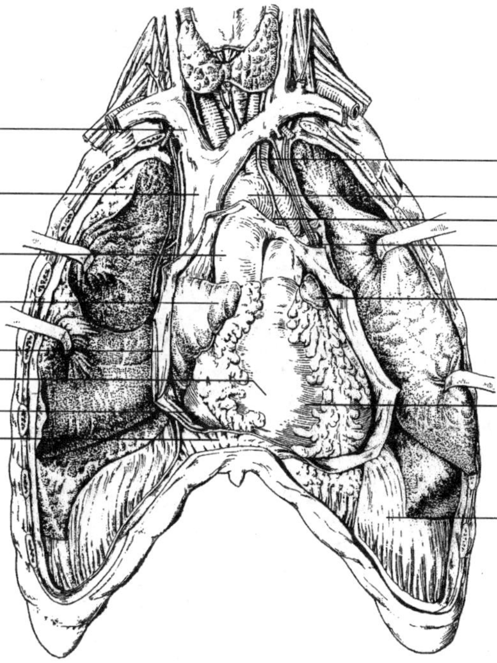

图3-21 纵隔(前面观)

7. 食管(esophagus) 行经上纵隔后部,进入后纵隔(详见后纵隔)。

8. 胸导管 行经上纵隔后部,进入后纵隔(详见后纵隔)。

(二) 动脉导管三角

动脉导管三角(ductus arteriosus triangle)(图3-19)位于主动脉弓的左前方,前界为左膈神经,后界为左迷走神经,下界为左肺动脉。三角内有动脉韧带、左喉返神经和心浅丛。动脉韧带(arterial ligament)为连于肺动脉干分叉处稍左侧与主动脉弓下缘之间的纤维结缔组织索,长0.3～2.5 cm,宽0.3～0.6 cm,是胚胎时期动脉导管闭锁的遗迹。由于左喉返神经紧贴动脉韧带(或动脉导管)左侧绕主动脉弓上行,故动脉导管未闭手术时往往以左喉返神经为标志,在该三角内结扎动脉导管。

三、下纵隔

下纵隔(inferior mediastinum)分为前纵隔、中纵隔和后纵隔。

（一）前纵隔

前纵隔（anterior mediastinum）为心包前壁与胸骨体之间的狭窄区域，内有胸腺或胸腺遗迹下部、纵隔前淋巴结、胸廓内血管的分支以及疏松结缔组织等。

（二）中纵隔

中纵隔（middle mediastinum）为心包前、后壁之间的区域，主要被心包和心所占据，此外还有出入心的大血管根部、膈神经、心包膈血管、心丛以及淋巴结等。

1. 心包（pericardium） 一闭合的纤维浆膜囊，包裹心及出入心的大血管根部，可分为2层。外层为纤维心包（fibrous pericardium），厚而坚韧，缺乏伸展性，上方包裹出入心的大血管根部，并与大血管外膜相延续，下方与膈中心腱附着；内层为浆膜心包（serous pericardium），分壁、脏两层，壁层与纤维心包紧密附着，脏层即心外膜，壁、脏两层在出入心的大血管根部互相移行（图3-22）。

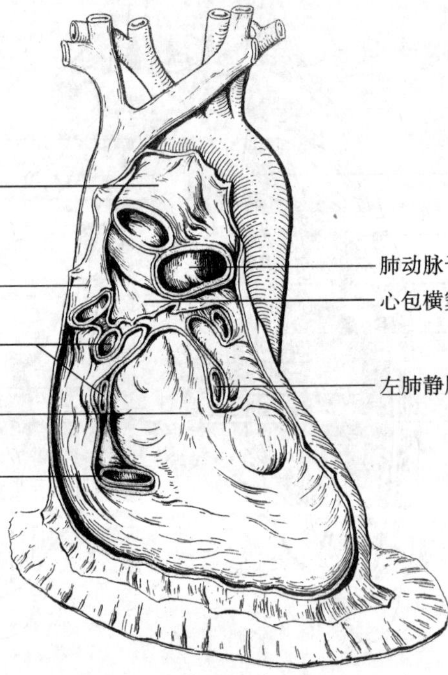

图3-22 心包和心包窦

(1) 心包腔与心包窦：心包腔（pericardial cavity）为浆膜心包脏、壁两层相互移行围成的狭窄而密闭的腔隙，内有少量浆液。当心包腔积液时，可由于腔内压力升高而压迫心。

在心包腔内，浆膜心包脏、壁两层反折处的间隙，称心包窦（pericardial sinus）。其中位于升主动脉、肺动脉与上腔静脉、左心房之间的部分，称为心包横窦（transverse sinus of pericardium），大小可容纳一指，此处是心血管手术阻断血流的部位；位于左肺静脉、右肺静脉、下腔静脉、左心房后壁与心包后壁之间的部分，称为心包斜窦（oblique sinus of pericardium），心包积液常积聚于此不易引流；浆膜心包壁层前部与下部移行处所形成的间隙，称心包前下窦，深1～2 cm，位置较低，心包积液时常先积聚于此，为心包穿刺抽液的适宜部位。

(2) 心包的毗邻：心包前方借肺、胸膜与胸骨体和第2～6肋软骨相邻，但在第4～6肋软骨高度胸膜前界形成心包三角，使心包直接与左第4～6肋软骨前端相贴，此区称心包裸区，可经此部位进行心包穿刺或心内注射；后方有胸主动脉、食管胸部、主支气管、奇静脉和半奇静脉；两侧与纵隔胸膜相贴，其间有膈神经及心包膈血管下行；上方有升主动脉、肺动脉干和上腔静脉；下方邻膈和下腔静脉，并与膈中心腱紧密附着。

（3）血管、淋巴和神经：心包的动脉来自心包膈动脉、肌膈动脉和食管动脉等，伴行静脉汇入胸廓内静脉、奇静脉和半奇静脉等；淋巴管注入纵隔前、后淋巴结和膈上淋巴结；神经来自膈神经、肋间神经、左喉返神经、心丛、肺丛和食管丛等。

2. 心包内大血管 心包内近心底处有出入心的大血管，其中升主动脉居中，其左前方为肺动脉干，右侧为上腔静脉，右后下方为下腔静脉。左上、下肺静脉向内侧经胸主动脉前方注入左心房，右上、下肺静脉位于右心房和上腔静脉的后方。

3. 心

1）位置与毗邻 心（heart）是中空的肌性纤维性器官，为心包所包裹，斜位于中纵隔内。约 2/3 位于身体正中矢状面的左侧，1/3 位于右侧。前方为胸骨体和第 2～6 肋软骨；后方平对第 5～8 胸椎；两侧隔心包与胸膜腔和肺相邻，且邻近支气管、食管、迷走神经和胸主动脉等；上方连出入心的大血管；下方邻膈。

2）外形 心的外形似倒置的、前后略扁的圆锥体，大小约与本人拳头相当。心可分为一尖、一底、两面、三缘，表面还有 4 条沟。

心尖朝向左前下方，由左心室构成。在活体于左侧第 5 肋间隙、锁骨中线内侧 1～2 cm 处可扪及心尖的搏动。心底朝向右后上方，大部分由左心房、小部分由右心房构成。心底被上、下腔静脉和左、右肺静脉根部及心包反折缘所固定，后面借心包后壁与后纵隔内容物相邻。

心的胸肋面（前面）朝向左前上方，约 3/4 由右心房和右心室、1/4 由左心耳和左心室构成。心在此面大部分隔心包被胸膜和肺所覆盖，小部分隔心包与胸骨体下部和左第 4～6 肋软骨直接相邻，此即心包三角，故在胸骨左侧缘第 4 肋间隙处进行心内注射不会损伤胸膜和肺。膈面（下面）朝向下方并略向后倾斜，约 2/3 由左心室、1/3 由右心室构成，其借心包与膈相毗邻。

心的左缘圆钝，主要由左心室构成，仅上方小部由左心耳构成。右缘不明显，由右心房构成。心的左、右缘隔心包与两侧的膈神经、心包膈血管、纵隔胸膜和肺相邻。下缘较锐利，近水平位，由右心室和心尖构成。

心表面有 4 条浅沟可作为 4 个心腔表面分界的标志。冠状沟（coronary sulcus），又称房室沟（atrioventricular sulcus），为右后上方的心房和左前下方的心室的表面分界。前室间沟（anterior interventricular groove）、后室间沟（posterior interventricular groove）分别位于心的胸肋面和膈面，是左、右心室在心表面的分界。后房间沟位于心底，为右心房与右上、下肺静脉交界处的浅沟，是左、右心房在心表面的分界。前、后室间沟在心尖右侧的会合处稍凹陷，称心尖切迹（cardiac apical incisure）。后房间沟、后室间沟与冠状沟的相交处，称房室交点，为解剖和临床常用的一个重要标志。心腔包括左、右心房和左、右心室，同侧的心房和心室借房室口相通，但两侧心房或心室之间被心间隔所分隔而不相通。

3）血管 心的血液循环称为冠状循环，其血液供应来自冠状动脉（coronary artery），回流的静脉血绝大部分经冠状窦返回右心房。

（1）心的动脉：即左、右冠状动脉，起自升主动脉根部的主动脉窦。冠状动脉口的内径平均为 4.82 mm，左冠状动脉口明显大于右冠状动脉口，且位置较高。

左冠状动脉主干很短，行于肺动脉干与左心耳之间，继而分为前室间支和旋支。①前室间支，又称前降支，沿前室间沟下行，多绕过心尖切迹止于后室间沟下 1/3，沿途发出左心室前支、右心室前支和室间隔前支等，分别分布于左心室前壁下 2/3、右心室前壁近前室间沟区域和室间隔前 2/3。前室间支闭塞可引起左心室前壁和室间隔前部心肌梗死以及束支传导阻滞。因 50%以上的心肌梗死发生于前室间支，故常将该支称为“猝死动脉”。②旋支，较细且长短不一，行于左冠状沟内，主要分布于左心室前壁上 1/3、侧壁、后壁的大部分和左心房。旋支闭塞时，常引起左心室侧壁或后壁心肌梗死。

右冠状动脉经肺动脉干与右心耳之间行于右冠状沟内，一般在房室交点附近或右侧分为后室间支和右缘支。①后室间支，又称后降支，沿后室间沟下行，其长短不一，多数止于后室间沟的下 1/3 处，分布于左、右心室后壁及室间隔后 1/3。②右缘支，行向左侧，止于房室交点与心左缘之间，与旋支间可借细支相吻合。

左、右冠状动脉其他重要的分支：窦房结支发出后，沿心耳内侧面上行，分布于窦房结和心房壁。动脉圆锥支 1 对，分别发自右冠状动脉和左冠状动脉前室间支，在动脉圆锥前上部吻合形成 Vieussen 环，后者是左、右冠状动脉之间的重要侧支循环通路之一。起自左冠状动脉旋支的左缘支沿心左缘走行；起自右冠状动脉的右缘支沿心下缘行向心尖，并与前、后室间支吻合。左、右缘支较粗大且恒定，是冠状动脉造影时识别血管分支的标志之一。房室结支约 93%在房室交点处起自右冠状动脉 U 形弯曲的顶端，7%起自左冠状动脉旋支，分布于房室结区。因房室结支多起自右冠状动脉，故当急性心肌梗死伴有房室传导阻滞时，应首先考虑右冠状动脉闭塞。

(2) 心的静脉：包括冠状窦及其属支、心前静脉和心最小静脉。

冠状窦(coronary sinus)：位于心膈面、左心房和左心室之间的冠状沟内，长约 3.8 cm，中段直径约为 5.5 mm；开口于右心房的冠状窦口，此处多有呈半月形的冠状窦瓣。冠状窦的主要属支包括：①心大静脉：起自心尖，在前室间沟内与前室间支伴行，经左冠状沟至心的膈面注入冠状窦，沿途收集左、右心室和左心房的血液。②心中静脉：起自心尖，在后室间沟内与后室间支伴行，在房室交点附近注入冠状窦末端，沿途收集左、右心室后壁的血液。③心小静脉：起自右心室前壁或后壁，部分起自右缘静脉，上行至右冠状沟内，注入心中静脉、冠状窦右端或直接开口于右心房。心前静脉：位于右心室前壁，直接注入右心房。心最小静脉：位于心壁内，直接开口于心腔，大部分至心房，小部分到心室。

(3) 心的神经：包括交感神经、副交感神经和内脏感觉神经。心的传入纤维主要通过迷走神经心支和交感神经的心神经传入中枢。

(4) 心界和心瓣膜的体表投影：心在胸前壁的体表投影常采用 4 点连线法来确定。①左上点，在左侧第 2 肋软骨下缘，距胸骨左侧缘约 1.2 cm；②右上点，在右侧第 3 肋软骨上缘，距胸骨右侧缘约 1 cm；③右下点，在右侧第 6 胸肋关节处；④左下点，在左侧第 5 肋间隙与左锁骨中线内侧 1～2 cm 交界处，即心尖的投影。左、右上点的连线为心上界，左、右下点的连线为心下界，右上、下点之间微向右凸的弧线为心右界，左上、下点之间微向左凸的弧线为心左界。心瓣膜的体表投影位置与听诊部位并不完全一致(表 3-2、图 3-23)。

表 3-2　心瓣膜的体表投影与听诊部位

名称	投影位置	听诊部位
二尖瓣	左侧第 4 胸肋关节处	左侧第 5 肋间隙、锁骨中线内侧 1～2 cm 处
三尖瓣	前正中线与第 4 肋间隙交点处	胸骨下端偏右
主动脉瓣	胸骨左侧缘第 3 肋间隙	胸骨右侧缘第 2 肋间隙
肺动脉瓣	左侧第 3 胸肋关节处	胸骨左侧缘第 2 肋间隙

(三) 后纵隔

后纵隔(posterior mediastinum)位于心包后壁与下部胸椎之间，为胸骨角平面以下、膈以上的部分。其内有食管胸部、主支气管、胸主动脉、胸导管、奇静脉、半奇静脉、迷走神经、胸交感干和淋巴结等。

1. 食管胸部(thoracic part of esophagus)　食管根据所在部位，以颈静脉切迹平面和膈的

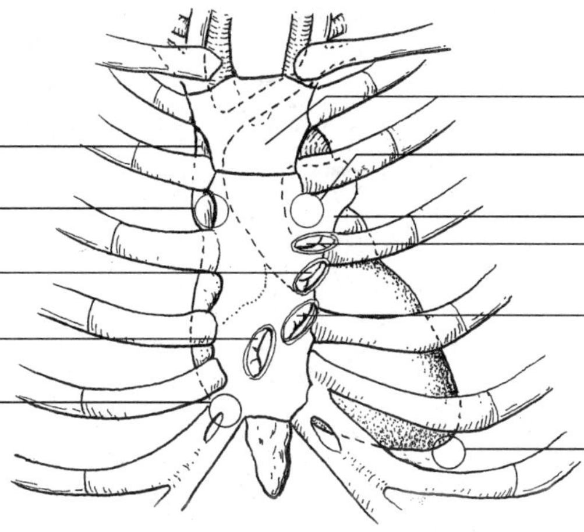

图 3-23 心的体表投影

食管裂孔为界分为颈、胸、腹 3 部。食管胸部长约 18 cm，以气管杈下缘为界又分为食管胸上段和食管胸下段(图 3-24)。

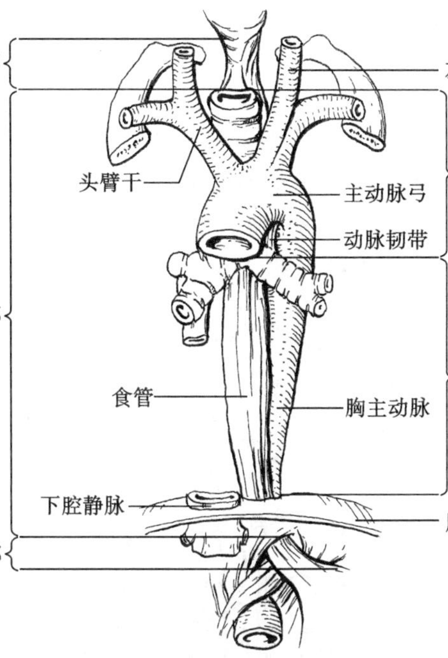

图 3-24 食管与胸主动脉

(1) 行程：食管胸部在上纵隔后部，于气管与脊柱之间稍偏左侧下行至主动脉弓末端的右侧，进而在胸主动脉右侧下降入后纵隔，沿心包后方下行至第 7 胸椎高度又向左侧偏斜，在胸主动脉前方向左前下行，至第 10 胸椎体高度穿膈的食管裂孔移行为食管腹部。

(2) 毗邻：食管胸部的前方自上而下有气管、气管杈、左喉返神经、左主支气管、右肺动脉、心包、左心房、迷走神经食管前丛和膈；后方与脊柱之间为食管后间隙，内有奇静脉、半奇静脉、副半奇静脉、右肋间后动脉、胸导管和胸主动脉；左侧有左颈总动脉、左锁骨下动脉、主动脉弓末段、胸主动脉、胸导管上份和左纵隔胸膜；右侧有奇静脉弓和右纵隔胸膜；食管两侧尚有迷走神经绕肺根后方下行，左、右迷走神经分别向下至食管前面、后面而形成食管前丛、食管后丛，然后合成迷走神经前干、迷走神经后干经食管裂孔进入腹腔(图 3-25)。

(3) 血管、淋巴和神经：食管胸部的动脉主要来自胸主动脉、肋间后动脉和支气管动脉发

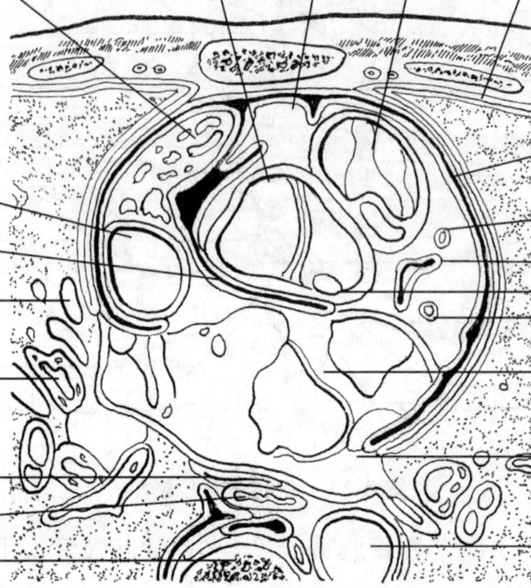

图 3-25　下纵隔横断面(平第 6 胸椎体)

出的食管支等。静脉大部分注入奇静脉、半奇静脉和副半奇静脉，其中食管胸下段的静脉部分注入奇静脉，部分注入胃左静脉而入肝门静脉系。故肝门静脉受阻时，食管静脉丛便成为肝门静脉侧支循环的路径之一，临床上可出现食管静脉曲张，甚至破裂出血。

食管胸上段的淋巴注入气管支气管淋巴结和气管旁淋巴结，食管胸下段的淋巴注入纵隔后淋巴结、胃左淋巴结和腹腔淋巴结。此外，食管的部分淋巴可直接汇入胸导管(图 3-26)。

食管胸部的神经主要来自迷走神经和胸交感干。

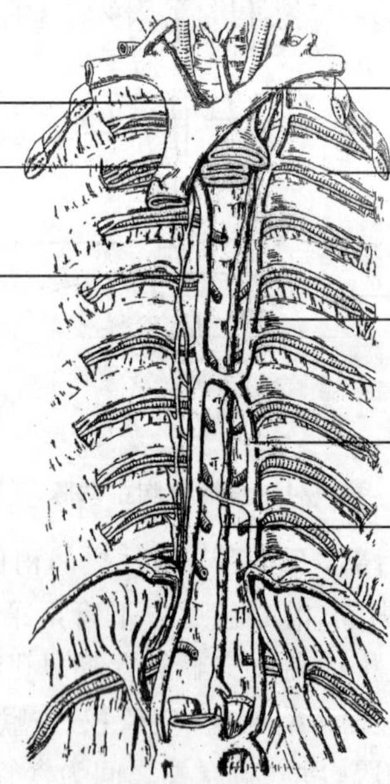

图 3-26　胸导管、奇静脉及其属支

2. 胸主动脉(thoracic aorta)　续于主动脉弓，在脊柱左前方、食管左后方及左肺根后方下行，逐渐向右下偏斜移行于脊柱前方，在第 8、9 胸椎水平行于食管后方并与之交叉，平第 12 胸椎水平穿膈主动脉裂孔续为腹主动脉。胸主动脉的前方自上而下为左肺根、心包和食管等结构，后方邻脊柱、半奇静脉和副半奇静脉，左侧有左侧纵隔胸膜，右侧有奇静脉、胸导管和右纵隔胸膜。

3. 胸导管(thoracic duct) 全身最粗大的淋巴管道，全长为30～40 cm，可分为腹、胸、颈3部。胸导管腹部起自乳糜池，经主动脉裂孔入后纵隔续为胸导管胸部；胸导管胸部在食管后方、胸主动脉与奇静脉之间上行，至第4、5胸椎水平略向左斜行，紧贴左纵隔胸膜，沿食管左缘上升，经胸廓上口至颈根部左侧，续为胸导管颈部；胸导管颈部平第7颈椎弯向前上，注入左静脉角(图3-26)。

在后纵隔，胸导管前方有食管，后方有右肋下动脉、右肋间后动脉和脊柱，左侧有胸主动脉，右侧有奇静脉和右纵隔胸膜。因胸导管胸部上、下段分别邻左、右侧纵隔胸膜，故胸导管胸部上段损伤可引起左侧乳糜胸，下段损伤可引起右侧乳糜胸。

4. 奇静脉系统 收集肋下静脉、肋间后静脉和食管静脉等的血液(图3-26)。

(1) 奇静脉(azygos vein)：由右腰升静脉在第12胸椎的前面穿右膈脚向上延续而成，沿食管后方、胸导管和胸主动脉右侧上行，至第4胸椎水平弯向前方形成奇静脉弓，跨过右肺根上方注入上腔静脉，沿途收集大部分右肋间后静脉、半奇静脉、副半奇静脉以及食管胸部、心包、支气管的静脉血液。

(2) 半奇静脉(hemiazygos vein)：由左腰升静脉向上穿左膈脚延续而成，沿胸椎体左侧上行，至第7～10胸椎体前方，向右横跨脊柱前方注入奇静脉，沿途收纳左侧第8～11肋间后静脉和食管静脉的血液。

(3) 副半奇静脉(accessory hemiazygos vein)：收纳左侧第4～7肋间后静脉的血液，沿脊柱左侧下降，平第6、7胸椎高度注入半奇静脉或横跨脊柱汇入奇静脉。

5. 胸交感干和迷走神经

(1) 胸交感干(thoracic sympathetic trunk)(图3-17、图3-18)：位于脊柱两侧，上段在肋间后血管的前面，向下逐渐内移至椎体两侧。通常由10～12个胸交感干神经节及节间支组成，其中第1胸交感干神经节常与颈下神经节合并为颈胸神经节(星状神经节)。由穿过第6～9胸交感干神经节的节前纤维组成内脏大神经(greater splanchnic nerve)，穿经膈脚，止于腹腔神经节；由第10～12胸交感干神经节发出的节前纤维组成内脏小神经(lesser splanchnic nerve)，向内下止于主动脉肾神经节。

(2) 迷走神经(vagus nerve)：经肺根的后方下行。迷走神经和交感干的分支分别在主动脉弓前下方及主动脉弓与气管杈之间构成心浅丛和心深丛；在肺根的周围、食管的前面和后面构成肺丛。左、右迷走神经的分支在食管的前面和后面构成食管前丛和食管后丛，向下汇合成迷走神经前干和迷走神经后干，经食管裂孔入腹腔。

四、纵隔间隙

纵隔各器官和结构之间含有丰富的疏松结缔组织，并在某些部位形成间隙，称为纵隔间隙，这有利于器官运动和胸腔容积的变化，如大血管搏动、呼吸时气管运动和食管蠕动等。后纵隔内的疏松结缔组织特别丰富。纵隔间隙与颈部和腹部的间隙相通，故颈部的渗血和感染可向下蔓延至纵隔，气胸造成的纵隔气肿的气体可向上扩散至颈部，纵隔的渗血和感染可向下蔓延至腹部。

(一) 胸骨后间隙

胸骨后间隙(retrosternal space)位于胸骨和胸内筋膜之间。该间隙的炎症可向膈蔓延，甚至穿膈扩散至腹部。

(二) 气管前间隙

气管前间隙(pretracheal space)位于上纵隔，在气管和气管杈与主动脉弓之间，向上与颈部的气管前间隙相通。

（三）食管后间隙

食管后间隙位于食管与脊柱胸段之间，内有奇静脉、副半奇静脉和胸导管等。食管后间隙向上与咽后间隙相通，向下通过膈的潜在性裂隙与腹膜后间隙相通。

五、纵隔淋巴结

纵隔淋巴结(mediastinal lymph node)分布广泛，数量较多，大小变异很大，且淋巴结排列不规则，各淋巴结群间也无明显界线。主要有以下几群。

（一）纵隔前淋巴结

纵隔前淋巴结(anterior mediastinal lymph node)位于上纵隔前部和前纵隔内，在大血管、动脉韧带和心包的前方(图 3-27)，收纳胸腺、心包、心等器官的淋巴管，其输出管参与组成支气管纵隔干。纵隔前上淋巴结位于胸腺后方，大血管附近，可分为左、右两群。

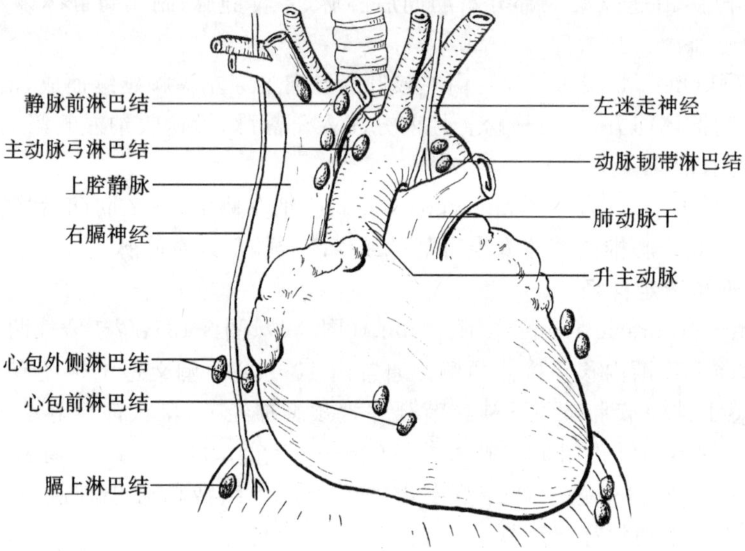

图 3-27　纵隔前淋巴结

左群一般为 3～6 个淋巴结，但可多达 10 个。排列于主动脉弓前上壁和左颈总动脉及左锁骨下动脉起始部前面的，称主动脉弓淋巴结(lymph node of aortic arch)；位于动脉韧带左侧者称动脉韧带淋巴结(lymph node of arterial ligament)。它们收纳左肺上叶、气管以及主支气管、心包和心右半的淋巴管，其输出管注入左支气管纵隔干(left bronchomediastinal trunk)，一部分淋巴管注入颈外侧下深淋巴结(inferior deep lateral cervical lymph node)。由于主动脉弓淋巴结与左迷走神经、左膈神经以及左喉返神经紧邻，故该淋巴结肿大时可压迫这些神经而引起膈活动异常及声音嘶哑等症状。因左肺上叶肿瘤常可转移到主动脉弓淋巴结，左肺上叶手术时应将其切除。

右群通常有 2～10 个淋巴结。位于上腔静脉和左、右头臂静脉汇合处的前面，主要收纳气管和主支气管、心包和右半心的淋巴管，其输出管注入右支气管纵隔干。

心包前部淋巴管主要注入纵隔下淋巴结(心包前淋巴结)，前下部淋巴管注入胸骨淋巴结。心包侧部淋巴管主要注入心包外侧淋巴结，部分淋巴直接回流到纵隔前上淋巴结。心包后部淋巴回流到气管杈淋巴结及纵隔后淋巴结。心包膈部淋巴管注入气管杈淋巴结及纵隔前下淋巴结。

（二）纵隔后淋巴结

广义的纵隔后淋巴结(posterior mediastinal lymph node)指上纵隔后部和后纵隔内的淋巴结，包括食管旁淋巴结、支气管肺门淋巴结、气管支气管下淋巴结和气管旁淋巴结等。位于心包后面，沿食管胸部、气管和胸主动脉两侧排列(图 3-28)。接受食管胸部、胸主动脉、心包和膈的淋巴管，输出管多直接注入胸导管。

1. 食管旁淋巴结 沿食管胸部的两侧排列，其左侧部位于食管胸部与胸主动脉之间，通常所谓的纵隔后淋巴结即指此群淋巴结。食管旁淋巴结有 8～12 个，收纳食管胸部、心包、膈后部及肝左叶的淋巴液。其输出管沿途注入胸导管，其余部分注入气管支气管淋巴结。

2. 支气管肺门淋巴结(肺门淋巴结)(bronchopulmonary hilar lymph node) 位于肺门处，有 3～5 个。收纳肺的浅、深淋巴管，其输出淋巴管注入气管支气管上、下淋巴结。

3. 气管支气管下淋巴结(气管杈淋巴结)(inferior tracheobronchial lymph node) 有 2～5 个，位于气管杈下方，左、右主支气管起始部之间。收纳右肺中、下叶和左肺上叶下部以及食管、左半心的一部分淋巴管，其输出管注入气管支气管上淋巴结。气管支气管下淋巴结是左、右肺淋巴管交汇的部位。

4. 气管支气管上淋巴结(superior tracheobronchial lymph node) 位于气管下部和左、右支气管的外侧。两侧各有 3～5 个淋巴结，收纳左、右支气管肺门淋巴结和气管支气管下淋巴结的淋巴管，并直接接受右肺上叶和中叶的淋巴管。气管支气管上淋巴结输出管汇入两侧气管旁淋巴结。

5. 气管旁淋巴结(paratracheal lymph node) 位于气管胸部两侧，左、右各有 3～5 个淋巴结，它们收纳气管支气管上、下淋巴结的输出管，并接受来自食管、咽、喉、甲状腺等处的淋巴。气管旁淋巴结输出管沿气管两侧上行，参与组成支气管纵隔干。在气管前面尚有一些小淋巴结称气管前淋巴结，与气管周围的其他淋巴结相交通。

6. 肺淋巴结 沿肺内支气管和肺动脉分支排列，输出管注入肺门处的支气管肺门淋巴结。

支气管、气管及肺的淋巴结数目多，其淋巴引流的方向：肺的淋巴管→肺淋巴结→支气管肺门淋巴结→气管支气管上、下淋巴结→气管旁淋巴结→左、右支气管纵隔干→胸导管和右淋巴导管。

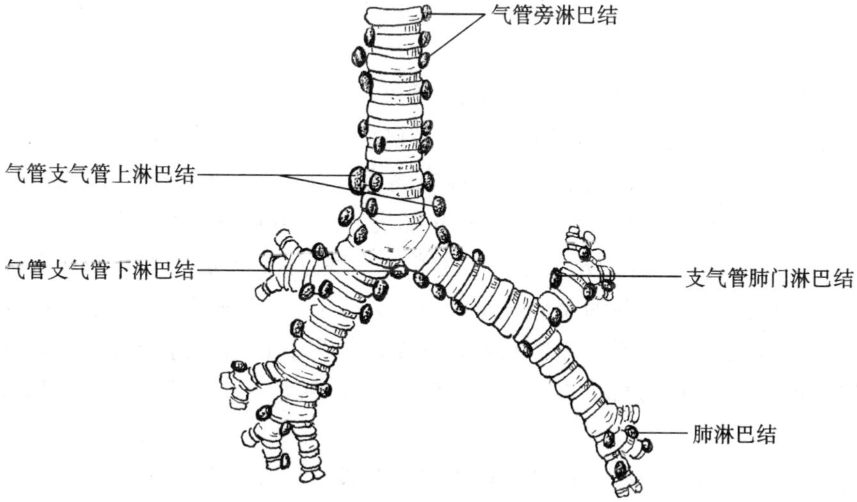

图 3-28 纵隔后淋巴结

纵隔淋巴结大小变异很大，CT 对于淋巴结病的诊断是形态诊断，不是病理诊断。取正常淋巴结的直径上限为10 mm,其正确率为70%;大于15 mm的淋巴结,70%～80%有转移,20%～30%为良性或肉芽肿性非特异性增生。淋巴结的大小与其所在部位有一定的关系。测量时,如果位于气管旁、肺门、气管隆嵴下、食管旁、主动脉弓下区域的淋巴结短径为1 cm时,一般认为淋巴结肿大。

关于淋巴结的分组,所采用的命名体系不尽一致。我们习惯于根据淋巴结所在部位与周围重要器官的解剖关系来命名。2009年,国际肺癌研究协会(international association for the study of lung cancer,IASLC)对以往的淋巴结分区法做了改进,推荐了新的分区方法。

第七节　胸部解剖操作

一、胸前外侧壁解剖

(一) 观察、触摸辨认胸部体表及骨性标志

颈静脉切迹、锁骨、肩峰、胸骨角、肋骨、肋间隙、乳头、剑突、肋弓等。

(二) 尸位及皮肤切口

使尸体呈仰卧位,按图0-3所示画线切开皮肤,切忌用力过猛,以免损伤深部的重要结构。

1. 胸前正中切口　自胸骨柄上缘中点沿前正中线切至剑突尖端。

2. 胸上界切口　自胸骨柄上缘起沿两侧锁骨切至肩峰。

3. 胸下界切口　自剑突尖端(即第一切口终点)起,沿肋弓下缘切向背侧至腋后线。

4. 胸部斜切口　自剑突尖端起、斜向外上方切至乳晕,环绕乳晕(如为女尸则环绕乳房),继续斜行向上切至腋前襞上部,在此转折沿臂内侧向下切至臂上、中1/3交界处,然后转折向外侧,环切臂部皮肤至臂的外侧缘。

(三) 解剖浅层结构

解剖分离浅筋膜并找出浅血管、神经。沿胸骨旁线和腋前线各肋间隙的中央分别寻找相应的肋间神经的前皮支和外侧皮支,观察它们节段性分布的特点,如第2肋间神经可达胸骨角平面,第4肋间神经可达乳头平面。寻找并观察胸廓内动、静脉的穿支,肋间后动、静脉的分支,以及胸腹壁静脉。

如系女性标本,可解剖并观察乳房的位置、形态。

(1) 构造:左侧乳房做正中矢状断面解剖,右侧乳房外下象限做层次解剖。通过左侧乳头正中做左侧乳房正中矢状断面解剖,剖开分离内侧半的乳房,暴露其断面的结构,可见乳房位于胸部皮肤和胸肌筋膜之间的浅筋膜内,其由皮肤、乳腺小叶及脂肪组织构成,每侧乳房有15～20个乳腺叶,每个乳腺叶又分为若干个乳腺小叶,它们被脂肪组织分隔;清除断面中的脂肪组织,注意保留乳腺叶。可见每个乳腺小叶有一条排泄管,称输乳管,伸向乳头,末端扩大成输乳窦,再变细开口于乳头。乳腺小叶和输乳管以乳头为中心,呈放射状排列。乳腺小叶与表面的皮肤和深面的胸肌筋膜之间,有许多结缔组织小束,称乳房悬韧带(Cooper韧带),对乳房起支持作用。

(2) 观察乳房的淋巴引流:①乳房外侧部和中央部的淋巴管注入腋胸肌淋巴结;②上部的淋巴管注入尖淋巴结和锁骨上淋巴结;③内侧部的淋巴管注入胸骨旁淋巴结;④深部的淋巴管注入胸肌间淋巴结;⑤内下淋巴管通过腹壁和膈下的淋巴管与肝的淋巴管交通;⑥内侧部的浅淋巴管与对侧乳房淋巴管交通。

二、胸廓外深层结构解剖

（一）深筋膜

观察胸壁浅层结构后，保留数支皮神经、浅血管的根部，去除浅筋膜。胸壁深筋膜分浅、深两层。深层位于胸大肌深面向上附着于锁骨，包绕锁骨下肌和胸小肌，与腋筋膜相延续；在胸小肌上缘处连于锁骨、胸小肌和喙突之间的深筋膜称为锁胸筋膜。如为女性尸体，在乳房的深面用刀柄贴胸肌筋膜伸入其下方做钝性分离，解剖观察乳房后隙。

（二）解剖胸廓外肌层

（1）解剖胸大肌：清除胸大肌表面的胸肌筋膜，显露胸大肌，观察该肌的形态、位置，起止点和肌纤维走向。观察后沿胸大肌的锁骨部和胸肋部钝性分离肌纤维，用手指插入锁骨部的深面将肌纤维与胸壁分离；再用手指伸入胸大肌锁骨部下外侧提起该肌，沿锁骨下缘 1 cm 处切断锁骨部的肌纤维，翻向外侧。翻开时可见胸肩峰动脉及其伴行静脉和胸外侧神经。

（2）解剖锁胸筋膜：切开并翻起胸大肌后，可见胸小肌及胸肌筋膜深层，以及连于锁骨、胸小肌和喙突之间的锁胸筋膜。

（3）解剖胸小肌：保留穿过锁胸筋膜的血管、神经，剥除胸肌筋膜深层，以暴露胸小肌，并观察其起点、止点。

（4）解剖观察前锯肌，在其表面辨认支配该肌的胸长神经。

三、胸廓、肋间隙及深部结构解剖

（一）解剖肋间肌及胸内筋膜

1. 解剖肋间肌　观察肋间外肌及肋间外膜。肋间外肌起自上位肋的下缘，肌纤维斜向内下行，止于下位肋的上缘，在肋软骨间被肋间内膜所替代。沿第 3 肋或第 4 肋的下缘用解剖刀紧贴肋骨切开肋间外肌并下翻，观察暴露的肋间内肌，肋间内肌起自下位肋的上缘，肌纤维斜向内上行，止于上位肋的下缘，在肋角内侧为肋间内膜所取代。再沿第 3 肋或第 4 肋下缘用解剖刀紧贴肋骨切开肋间内肌并下翻，观察肋间最内肌和在肋间内肌与肋间最内肌之间走行的肋间后动脉、肋间后静脉及肋间神经。观察肋间隙的神经、血管的排列关系。

2. 开胸　离断两侧的胸锁关节，从第 1 肋前斜角肌止点的外侧缘，向下沿腋中线，切断第 1～11 肋的肋骨及肋间肌，将胸壁向下翻起。翻起胸壁时，注意分离胸骨后方的组织。

3. 解剖胸内筋膜及胸廓内血管

（1）观察胸内筋膜：胸内筋膜是被覆于胸壁内表面的深筋膜，剖开胸内筋膜，解剖观察胸廓内动脉的走行和分支。

（2）解剖胸廓内血管：胸廓内血管紧贴上 6 个肋软骨后面，约距胸骨侧缘 1.25 cm 处下行。上段后面有胸内筋膜，下段后面覆盖胸横肌和胸内筋膜。胸廓内血管两侧有胸骨旁淋巴结。胸廓内动脉的主要分支如下：①肋间前支：位于上 6 个肋间隙内，向外与肋间后动脉吻合。②心包膈动脉：于第 1 肋附近发出，与膈神经伴行于肺根前方，在心包与纵隔胸膜之间到膈，营养心包与膈。③肌膈动脉：位于肋弓后面，发出分支至肋间隙、膈及腹壁诸肌。④腹壁上动脉：向下进入腹直肌鞘后层与腹直肌之间，沿途发出分支到腹直肌，并在脐平面与腹壁下动脉吻合。

（二）解剖胸膜及胸膜腔

1. 胸膜　先从第 2～7 肋沿锁骨中线切开胸膜壁层，观察胸膜壁层，按其分布可分为肋胸膜、纵隔胸膜、膈胸膜和胸膜顶。

2. 胸膜隐窝 观察肋膈隐窝、肋纵隔隐窝和膈纵隔隐窝，其中肋纵隔隐窝是肋胸膜和纵隔胸膜交界处反折形成的。

3. 观察肺韧带 脏胸膜和壁胸膜移行处在肺根下方形成肺韧带，剖开肺韧带上部可见下肺静脉，临床上切断肺韧带时应注意保护下肺静脉。肺韧带有固定肺的作用。

四、膈解剖

（一）位置与分部

去掉胸前壁和肺，观察膈的位置、肌腹、中心腱、胸肋三角、腰肋三角。

（二）膈的孔裂解剖

1. 主动脉裂孔解剖 在第12胸椎水平的前方、两膈脚之间，观察主动脉裂孔及其穿过的主动脉和胸导管，胸导管位于主动脉的后方。

2. 食管裂孔 在主动脉裂孔左前方，观察食管裂孔及通过的食管，以及其前、后方的迷走神经前、后干。

3. 腔静脉孔 在膈中心腱上、食管裂孔的右前方，观察腔静脉孔及通过的下腔静脉。

五、肺解剖

（一）观察肺的位置、形态

打开胸前壁便可观察到肺位于胸腔纵隔两侧。由于纵隔的位置偏左且右侧膈顶高，导致右肺宽短、左肺窄而长。

（二）取肺及观察肺根的结构

由肺的前缘沿纵隔面伸入并将肺根提起，贴肺门切断肺根，将肺取出。观察肺门内肺静脉、肺动脉和左、右主支气管各结构的毗邻关系。

（三）解剖支气管肺段

用离断的肺标本从肺门沿主支气管、叶支气管将段支气管及其伴行的肺段动脉分离出来，观察各个肺段。

六、纵隔解剖

（一）纵隔的总体观察

观察纵隔的境界、分部。纵隔前界是胸骨，后界是脊柱胸段，上至胸廓上口，下至膈，两侧为纵隔胸膜。由于心脏偏左，因此纵隔稍偏左侧，下部宽大，上部较窄。

（二）纵隔侧面观

1. 纵隔左侧面观

(1) 以肺根为中心观察纵隔左侧面的结构。肺根的前下方有心包形成的隆凸，自隆凸有向上呈弧状跨越肺根上方的主动脉弓，它向左、向后、向下延为胸主动脉，行于肺根和心包之后，其上可见头臂干、左颈总动脉和左锁骨下动脉三大分支起始处。心包下半部与胸主动脉间可见食管。在主动脉弓前方有左迷走神经和左膈神经下行，内侧为迷走神经，外侧为膈神经，两神经交叉后分别沿肺根的后方和前方下行。左膈神经沿心包的侧后面走行至膈，左迷走神经与心包膈血管伴行于心包前面。左迷走神经在主动脉弓下缘发出左喉返神经。

(2) 观察各个三角：剥离两侧的纵隔胸膜，从纵隔左侧面观察动脉导管三角、食管上三角和食管下三角。

①动脉导管三角：在主动脉弓的左前方找到动脉导管三角，观察其前界为左膈神经，后界为左迷走神经，下界为左肺动脉，辨认其内容物(左喉返神经、动脉韧带和心浅丛)，左喉返神经紧贴动脉韧带左侧。

②食管上三角：观察食管上三角的边界左锁骨下动脉、主动脉弓与脊柱，辨认其内容物(食管和胸导管)。

③食管下三角：观察食管下三角的边界胸主动脉、心包和膈，辨认其内容物(食管下份和迷走神经的分支)。

2. 纵隔右侧面观 剥离纵隔胸膜，暴露中部的肺根，右肺根上方是奇静脉弓，前方是心包，后方是食管，食管再向后是胸导管，右后方是奇静脉和其外侧的右交感干、内脏大神经。在肺根前上方有上腔静脉下降入心包，上腔静脉右侧有右膈神经经肺根前方下行，上腔静脉后方有右迷走神经，经奇静脉弓深面沿肺根的后方下行。右迷走神经在右锁骨下动脉前方发出右喉返神经。

(三) 心包解剖

1. 观察心包的位置、形态与分部 心包位于中纵隔内，是呈圆锥体的纤维浆膜性盲囊，其上界高于心脏，下方与膈的中心腱相连。

2. 解剖心包腔

(1) 打开心包：沿心包的两侧用镊子提起后，纵向剪开或用刀切开，再于前面十字剪开，翻开四片，暴露心包腔。

(2) 观察心包腔：浆膜性心包的脏层包被于心的前面及下面，在心的后面，在其向下反折为壁层之前，在大血管根部相互反折处形成心包窦。

①心包斜窦：在四条肺静脉及下腔静脉之间，上升至左心房之后，反转至壁层，故将心向上翻转，即可见心包斜窦。

②心包横窦：在大血管根部，用手指伸入升主动脉和肺动脉后方、上腔静脉的左侧、左心房上方的间隙即为心包横窦。

③心包前下窦：心包前下窦位于心包前壁与下壁的移行处，是心包穿刺的安全部位。

(四) 进出心脏的大血管的探查

剔除残余的胸腺组织及上纵隔前面的结缔组织，显露出入心脏的大血管，依次观察。

1. 头臂静脉

(1) 头臂静脉：又称无名静脉，由锁骨下静脉和颈内静脉在胸锁关节后面汇合而成，合成处所形成的角称为静脉角，胸导管在左静脉角注入静脉。

(2) 左、右头臂静脉差别：左头臂静脉较长，横过主动脉弓分支的前方斜向右下，与较短的右头臂静脉在右侧第1肋软骨与胸骨结合处的后方汇合，形成上腔静脉。右头臂静脉较短，垂直下行与左头臂静脉会合。

2. 上腔静脉 上腔静脉是短粗的干，由左、右头臂静脉汇合而成，它沿升主动脉右缘垂直下降，在平对右侧第3胸肋关节下缘处，注入右心房。上腔静脉的毗邻：前面上部是右肺和胸膜，其下部进入心包；后内侧上部有气管、右迷走神经；后外侧上部是胸膜的纵隔部；后外侧下部是右肺根；右侧是右膈神经及右胸膜，左侧是升主动脉。

3. 肺动脉 肺动脉是短而粗的干。在左胸肋关节后方起自右心室，在主动脉起始部的前方上升，然后转向左后方。在主动脉弓的下方，平第4胸椎体处，分为左、右肺动脉。

4. 主动脉 主动脉起于左心室，分为主动脉升部(升主动脉)、主动脉弓和主动脉降部(降主动脉)三部。

(1) 主动脉升部：位于胸骨后方，平对左侧第3肋间隙靠胸骨左侧缘后方，起自左心室。

其起始部稍膨大为主动脉窦，其左、右窦发出营养心脏的左、右冠状动脉。该动脉向右前上方斜升，达右侧第2胸肋关节处续于主动脉弓。其右侧有上腔静脉；后方有右肺动脉、右肺静脉及右支气管；前方为心包和胸骨；左侧为肺动脉。

（2）主动脉弓：上接主动脉升部，于胸骨柄下半部的后方，向上后左行，斜越气管、食管的前面至其左侧，向后至第4胸椎体左侧下行，达其下缘续于主动脉降部。主动脉弓前方和左侧有胸膜，在其与胸膜之间有左膈神经和左迷走神经；后方和右侧依次有气管、左喉返神经、食管、胸导管和胸椎；上方有头臂干、左颈总动脉和左锁骨下动脉发出；下面邻肺动脉分叉部。

剥除静脉间的蜂窝样结缔组织，在血管的空隙中去观察主动脉弓上发出的三大动脉。①头臂干：又称无名动脉，长4～5 cm，起自主动脉弓上缘的右侧，经气管前面，向右后上方斜行，在右胸锁关节后方分为右锁骨下动脉和右颈总动脉。②左颈总动脉：在头臂干的左后方，发自主动脉弓的上缘，向上经颈部至头部。其胸段的毗邻：前方有胸腺和左头臂静脉；后方是气管、左锁骨下动脉、食管、左喉返神经和胸导管；右侧是头臂干、气管；左侧是左迷走神经和左膈神经。③左锁骨下动脉：在左颈总动脉的后外方发自主动脉弓上缘，在锁骨的胸骨柄后方向上进入颈部，再弓状向外侧到达上肢。其胸段的毗邻：前有左膈神经、左迷走神经及左头臂静脉；后有左纵隔胸膜、胸导管和食管；左有胸膜；右有气管、左喉返神经。

5. 下腔静脉　下腔静脉于第8胸椎体高度，穿过腔静脉孔进入右心房。

（五）观察迷走神经

左、右迷走神经的分支情况及行程各有不同，下面分别叙述。

1. 左迷走神经　左迷走神经经左颈总动脉和左锁骨下动脉之间、左头臂静脉后方进入胸腔，越过主动脉弓的前左侧，向下至肺根后方，分为数支汇合胸交感神经的分支组成肺后丛，由肺后丛发出数支至食管的前方，再发出分支与食管后方的右迷走神经的分支汇合，共同形成食管丛，在食管丛的下部合成迷走神经前干，经膈的食管裂孔入腹腔。左迷走神经在主动脉弓的前下方发出左喉返神经，在动脉导管韧带的左侧、绕主动脉弓的下方上行进入颈部。

2. 右迷走神经　右迷走神经在右头臂静脉和右锁骨下动脉之间进入胸腔，沿气管的外侧下行至肺根的后方，汇合胸交感神经组成肺后丛，自肺后丛向下形成两束行于食管后方入腹腔，形成迷走神经后干，右迷走神经行经右锁骨下动脉之前分出右喉返神经，绕右锁骨下动脉返回颈部。

（六）观察气管和食管

1. 气管的毗邻　在胸部前方有胸骨柄、残余的胸腺结构、左头臂静脉、主动脉弓、头臂干和左颈总动脉起始部；后方有食管；右邻奇静脉、右迷走神经和胸膜；左邻主动脉弓、左颈总动脉及左锁骨下动脉和胸膜。

2. 主支气管　清理气管杈，观察左、右主支气管的区别。

3. 食管　食管经胸廓上口入胸腔，沿脊柱左侧下行至膈的食管裂孔入腹腔。在第9胸椎以上食管贴附脊柱的前面，它与脊柱间有胸导管、奇静脉、半奇静脉及右侧肋间后动脉。在第9胸椎以下则位于胸主动脉的前方，它与胸主动脉的关系是先行于胸主动脉右侧，然后行于其前方，在穿膈时则位于其左前方。食管胸部的前面上部与气管的下部，位于第5胸椎处与左支气管水平。

（七）解剖后纵隔的血管、神经

后纵隔位于心包和脊柱之间，其内的血管、神经走行分布复杂。

1. 胸交感神经　胸交感神经分布于脊柱两侧，剖开胸后壁的胸膜，观察胸部交感神经干与交感神经节，其位于肋颈前方。胸交感神经干有10～12个交感神经节。观察白交通支、灰交通支、内脏大神经、内脏小神经。

2. 胸主动脉 找到胸主动脉,观察其毗邻。前方自上而下是左肺根、心包的后壁、食管和膈;后方是脊柱、副半奇静脉和半奇静脉;右侧是奇静脉、胸导管及胸膜;左侧为胸膜。找到其主要分支:食管动脉、心包支、支气管动脉和肋间后动脉。

3. 奇静脉系 在膈的主动脉裂孔处可见奇静脉自腹腔进入胸腔,在后纵隔上升,行于下8个胸椎及右肋间后动脉的前面,在胸导管、主动脉、食管及气管等的右侧上行,至第4胸椎水平处呈弓状绕右肺根上方注入上腔静脉。在脊柱左侧,辨认半奇静脉和副半奇静脉。

4. 胸导管 在主动脉胸部和奇静脉之间的一条似静脉的管状结构,但管壁比静脉薄,多为白色半透明,上端或成链状。在左静脉角或左颈内静脉处寻找弓形的胸导管。

(高　尚　李筱贺)

第四章 腹 部

第一节 概 述

腹部(abdomen)位于胸部与盆部之间,包括腹壁、腹膜腔和腹腔脏器等,是躯干的组成部分。腹部后方以脊柱为支架,前、外侧面主要由阔肌构成,在腹内压增高时(如腹腔积液、肿瘤等),容积可明显增大。

一、境界与分区

(一) 境界

腹部的上界由剑突、肋弓、第 11 肋前端、第 12 肋下缘和第 12 胸椎棘突的连线构成,为胸廓的下口;下界由耻骨联合上缘、耻骨嵴、耻骨结节、腹股沟、髂前上棘、髂嵴和第 5 腰椎棘突的连线构成;两侧以腋后线为界,分为腹前外侧壁和腹后壁。

腹腔(abdominal cavity)包括腹膜腔和腹腔脏器,其境界与腹部体表境界并不相同。腹腔上界是向上膨隆的膈穹隆,顶部可达第 4、5 肋间隙水平,故胸下部的外伤可能同时伤及腹腔上部器官;腹腔下方通过骨盆上口可抵达骨盆腔,小肠等腹腔脏器也常位于骨盆腔内,故腹腔的实际范围远大于腹部体表的境界。广义的腹腔以小骨盆入口为界分为上方的固有腹腔和下方的盆腔,而一般临床上讲的腹腔是指固有腹腔,不包括盆腔。腹腔内有消化系统的大部分和泌尿系统的一部分器官,还有脾、肾上腺以及血管、神经、淋巴结和淋巴管等。腹腔大部分脏器的表面及腹壁内面均有腹膜覆盖。

(二) 分区

临床在诊断和治疗疾病过程中,为了更好地描述和确定腹腔脏器的位置,需要将腹部进行分区(图 4-1)。通常有以下两种划分方法。

1. 九分法 用两条水平线和两条垂直线将腹部分为九个区。两条水平线是经过两侧肋弓下缘最低点和经过两侧髂结节的连线;两条垂直线则是分别经过左、右腹股沟韧带中点的垂直线。分成的九个区分别是上腹部的左、右季肋区和中间的腹上区,中腹部的左、右腹外侧(腰)区和中间的脐区,下腹部的左、右腹股沟(髂)区和中间的腹下(耻)区。

2. 四分法 通过脐做垂直线和水平线将腹部划分为左、右腹上区和左、右腹下区。

二、表面解剖

(一) 体表标志

1. 骨性标志 主要有剑突、肋弓、髂前上棘、髂嵴、耻骨联合上缘、耻骨嵴、耻骨结节等。髂嵴和髂前上棘是临床上骨髓穿刺的常用部位。

2. 软组织标志

(1) 脐(umbilicus):位置不恒定。成人仰卧位时,脐常位于第 3、4 腰椎之间的椎间盘处。

腹主动脉的分叉约位于脐下 2 cm 处。

(2) 腹白线：位于腹前正中线的深面，由两侧腹壁的三层阔肌腱膜相互交织形成，上下两端分别附着于剑突和耻骨联合。腹白线通常在瘦且肌肉发达的个体上可见，而在脐平面以下由于其几乎呈线状，不易看到。

(3) 腹直肌：位于腹白线的两侧，肌的外侧缘为半月线。

(4) 半月线(linea semilunaris)：腹直肌外侧缘的连线。肌肉发达的人，该处可看到一条弯曲的浅沟。

(5) 腹股沟和腹股沟韧带(inguinal ligament)：髂前上棘与耻骨结节之间为腹股沟，其深面为腹股沟韧带。腹股沟是腹部和股部的体表分界。

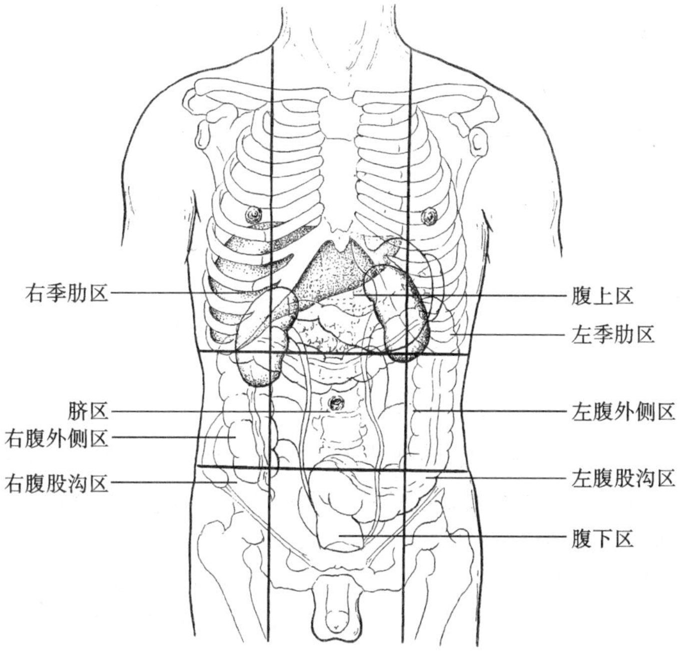

图 4-1　腹部分区及主要脏器的体表投影

(二) 体表投影

腹腔脏器的体表投影不是恒定的，可随体形、体位、年龄、器官的充盈状态及腹壁肌肉紧张程度等差异而有所变化，因此，对于腹腔脏器的位置，除了掌握其一般规律外，还要了解个体差异，用辩证的方法诊断和处理脏器的疾病。

成人腹腔主要脏器在腹前外侧壁的体表投影见图 4-1 和表 4-1。

腹腔脏器还可以用若干条假设的平面进行界定，常用的水平面如下。

1. 幽门平面　位于胸骨颈静脉切迹至耻骨联合上缘连线的中点的平面。一般平对第 1 腰椎体下缘，并在第 9 肋软骨尖处横过肋缘。该平面通常有胃幽门及十二指肠起始部、胆囊底、胰体、左肾门、肠系膜上动脉起始部等结构。

2. 肋下平面　连接两侧由第 10 肋软骨形成的肋缘最低点的平面。平对第 3 腰椎体水平。该平面通常有十二指肠水平部和肠系膜下动脉起始部。

3. 髂嵴上平面　连接两侧髂嵴最高点的平面。平对第 4 腰椎体水平，是临床上计数椎骨的标志。该平面通常为腹主动脉的分叉处。

4. 结节间平面　连接两侧髂结节的平面。平对第 5 腰椎体近上缘水平，通常有左、右髂总静脉的汇合及下腔静脉的起始部。

表 4-1 成人腹腔主要脏器在腹前外侧壁的体表投影

分区(九分法)	主要脏器
左季肋区	小部分左半肝、胃贲门、胃底、部分胃体、脾、胰尾、结肠左曲、左肾上部及左肾上腺
腹上区	小部分右半肝、大部分左半肝、胆囊、胃幽门、部分胃体、胆总管、肝固有动脉、肝门静脉、十二指肠大部分、胰大部分、肾及部分肾上腺
右季肋区	大部分右半肝、部分胆囊、结肠右曲、右肾上部及右肾上腺
左腹外侧区	降结肠、部分空肠及左肾下部
脐区	部分胃大弯、横结肠、大网膜、输尿管上部、十二指肠小部分,大部分空、回肠,腹主动脉及下腔静脉
右腹外侧区	升结肠、部分回肠及右肾下部
左腹股沟区	乙状结肠大部分、部分回肠
腹下区	部分回肠、部分膀胱、子宫、小部分乙状结肠及输尿管下部
右腹股沟区	盲肠、阑尾及回肠末端

第二节 腹前外侧壁

腹前外侧壁主要由肌肉和腱性结构等软组织构成,缺乏骨性结构。腹前外侧壁在维持腹部形态和产生腹内压上扮演重要角色,同时与机体的多种生理活动密切相关,如协助排便、分娩等。此外,腹前壁的组织还形成腹股沟管和脐等有重要临床意义的结构。

腹前外侧壁不同部位的层次和结构有很大差异。绝大部分开腹手术经腹前壁进行,故临床上选择手术切口时,应熟悉不同部位的层次结构。腹前外侧壁由浅入深依次包括皮肤、浅筋膜、肌层、腹横筋膜、腹膜外筋膜和壁腹膜。腹部的深筋膜薄且不完整,一般不单作为一个层次。肌层主要包括三层阔肌(腹外斜肌、腹内斜肌和腹横肌)及其腱膜,腹前壁中央部由上述三层阔肌的腱膜形成的腹直肌鞘及其包裹的腹直肌构成。

一、层次结构

(一) 皮肤

腹前外侧壁的皮肤薄且富有弹性,与皮下组织连接疏松,有较强的延展性。除腹股沟处移动性较小外,其他部位的皮肤移动性大,可适应腹腔内压力增大时(如妊娠、腹腔积液和腹式呼吸等)的腹部膨隆。腹前外侧壁皮肤的血供丰富,临床上常被选择为游离皮瓣的供皮区。

(二) 浅筋膜

腹前外侧壁浅筋膜较厚,主要由脂肪和疏松结缔组织构成,脂肪组织较其他部位厚,且厚度在不同个体有很大差异。脐平面以上的浅筋膜与胸部浅筋膜相延续,结构单一。脐平面以下的浅筋膜分浅、深两层:浅层称为 Camper 筋膜,富含脂肪组织,又称脂肪层,向下与股部和会阴部的浅筋膜相延续;深层称为 Scarpa 筋膜,是富有弹性纤维的膜性层。Scarpa 筋膜在腹前壁正中线附着于腹白线和耻骨联合,在男性还延伸到阴茎背部;两侧附着于髂嵴;向下于腹股沟韧带下方约一横指处附着于股部的阔筋膜,但在耻骨联合及耻骨结节之间不附着,而是越过耻骨联合向下与会阴浅筋膜(Colles 筋膜)相延续,在男性连接阴囊肉膜和阴茎浅筋膜。故 Scarpa 筋膜与腹前外侧壁肌层之间的间隙与会阴浅间隙相通。当尿道外伤,尿液渗出到会阴浅间隙时，尿液可能蔓延到同侧的腹前外侧壁，但不会越过中线到对侧或进入股部(图 4-2)。

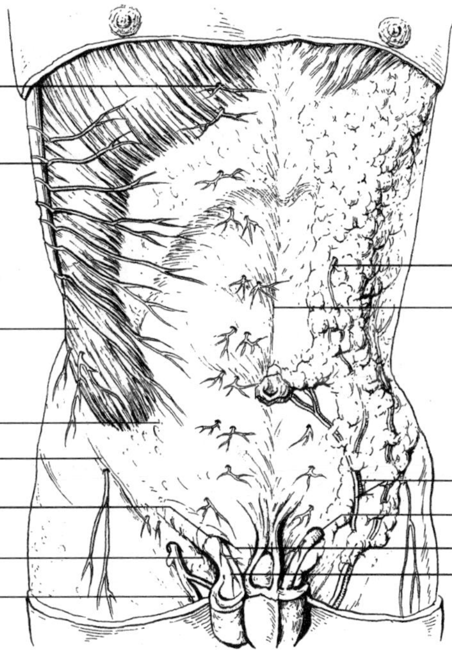

图 4-2　腹前外侧壁的浅层结构

浅筋膜内有浅血管、淋巴管和皮神经。

1. 浅动脉　大致可分为 3 组：腹前外侧壁上半部的浅动脉为来自肋间后动脉、肋下动脉和腰动脉的细小分支；腹前壁正中线附近的浅动脉为来自腹壁上动脉和腹壁下动脉的分支；腹前外侧壁下半部(脐以下)的两条浅动脉即腹壁浅动脉(superficial epigastric artery)和旋髂浅动脉(superficial iliac circumflex artery)。

腹壁浅动脉起自股动脉，常在腹股沟韧带中点下方 2.5 cm 处穿阔筋膜或筛筋膜浅出，越过腹股沟韧带的中、内 1/3 交界处，行于浅筋膜浅、深两层之间，走向脐部。

旋髂浅动脉常单独起自股动脉的外侧壁，也可与腹壁浅动脉共干起自股动脉，行于浅筋膜的浅、深两层之间，走向髂嵴方向，分布于腹前外侧壁下外侧份。

2. 浅静脉　多行走于浅筋膜浅层内，行程方向多与动脉相似。腹壁的浅静脉比较丰富，常吻合成网，在脐区尤为明显，形成脐周静脉网。脐以上的浅静脉汇成胸腹壁静脉，直接或经胸外侧静脉向上汇入腋静脉，少量可经深面的腹壁上静脉和胸廓内静脉注入头臂静脉；脐以下的浅静脉经腹壁浅静脉向下注入大隐静脉，部分经深部的腹壁下静脉汇入髂外静脉，由此构成上、下腔静脉系之间的沟通和联系。在脐区，浅静脉还与深部的附脐静脉(肝门静脉系)相吻合。故在门静脉高压时，肝门静脉内的血流可经附脐静脉流向脐周静脉网，与体循环的静脉相交通，从而引起脐周静脉曲张，外观呈现为由脐向四周放射的“海蛇头”。

3. 浅淋巴管　与浅血管伴行，在脐平面以上注入腋淋巴结，在脐平面以下注入腹股沟浅淋巴结。脐周围淋巴管可通过肝圆韧带内的淋巴管与肝的淋巴管相交通。

4. 皮神经　来自肋间神经发出的前皮支和外侧皮支。前皮支从正中线两侧浅出，外侧皮支在腋中线处穿腹外斜肌浅出。皮神经明显呈节段性分布：第 6 肋间神经分布于剑突平面，第 8 肋间神经分布于肋弓平面，第 10 肋间神经分布于脐平面，肋下神经分布于耻骨联合与脐连线中点平面；第 1 腰神经前支分布于腹股沟韧带和耻骨联合上方的平面。临床上借此估算脊髓病变的部位及麻醉平面。

（三）肌层

肌层包括前正中线两侧的腹直肌和锥状肌及外侧的腹外斜肌、腹内斜肌和腹横肌（图 4-3、图 4-4）。3 块阔肌的纤维方向各异，互相交叉排列，参与构成腹腔的前外侧壁。腹壁肌是腹壁的基础，有保护内脏、增加腹内压、辅助呼吸、维持脏器位置以及参与脊柱运动的作用。腹壁肌层变薄、松弛或有缺陷，将可能导致腹腔内相应脏器脱出而形成疝。

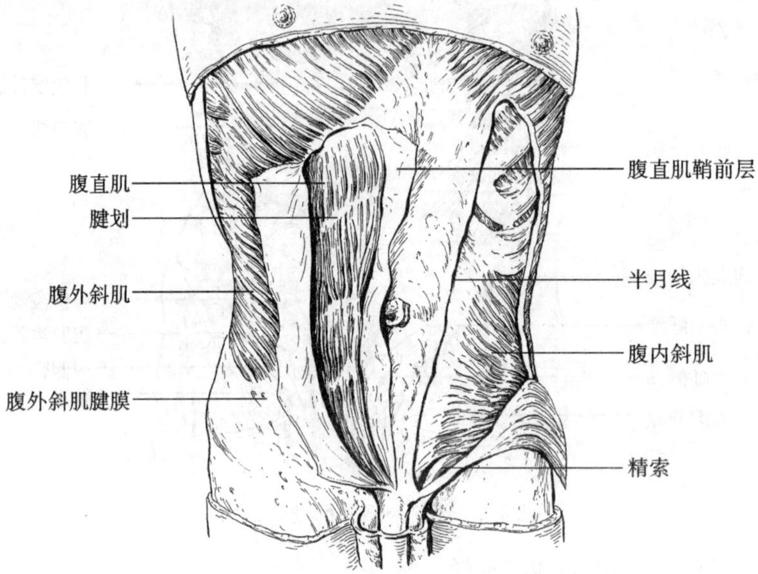

图 4-3　腹前外侧壁的肌肉

1. 腹直肌(rectus abdominis)　位于腹白线的两侧，为一长条状肌，被包在腹直肌鞘内，上宽下窄。以两个分别起自耻骨嵴和耻骨联合的肌腱起始，沿途有起自腹白线的肌纤维加入，向上多以 3 条肌束的形式止于第 5～7 肋软骨和剑突边缘。两侧腹直肌均被由致密结缔组织形成的 3～4 条腱划(tendinous intersections)分成多个肌腹。腱划与腹直肌鞘前层附着紧密，剥离困难。腹直肌与腹直肌鞘后层之间较少附着，易于分离。腱划处常有血管，手术切开腹直肌鞘及分离肌纤维时，腱划处应注意止血。

2. 腹外斜肌(obliquus externus abdominis)　起始部呈锯齿状起自下位 8 对肋的外面和下缘，与前锯肌和背阔肌交错，肌纤维自外上斜向内下，约在第 9 肋软骨至脐的连线下方附近逐渐移行为腱膜。腱膜参与构成腹直肌鞘前层，在正中线止于腹白线。腹外斜肌腱膜在耻骨结节外上方形成三角形裂隙，即腹股沟管浅环（superficial inguinal ring)(皮下环)(图 4-3、图 4-4)。其上缘部分为内侧角（medial crus)(上脚)，附着于耻骨联合；其下缘部分为外侧脚(lateral crus)(下脚)，附着于耻骨结节；浅环底为耻骨嵴，环外上方尖部两脚之间有脚间纤维(intercrural fiber)相互交织。脚间纤维的多少、强弱，个体差异较大，男性脚间纤维较强。外侧脚的部分纤维经精索的深面于内侧脚的后方向内上反折，附着于白线，称为反转韧带(reflected ligament)(图 4-4)。浅环内可有男性的精索或女性的子宫圆韧带通过。腹股沟斜疝时，浅环明显增大，可将手指自阴囊皮肤向上伸入浅环，探查其大小和紧张度。腹外斜肌腱膜浅面的深筋膜在浅环处延续向下，形成精索外筋膜。腹股沟斜疝绞窄常发生在浅环处。

腹外斜肌腱膜下缘的腱纤维附于髂前上棘与耻骨结节之间，并向内反折增厚形成腹股沟韧带(inguinal ligament)。腹股沟韧带内侧的一小部分纤维向下后方，并向外侧转折，形成腔隙韧带（lacunar ligament)(又称陷窝韧带)。腔隙韧带向外侧延伸附着于耻骨梳，称耻骨梳韧带(pectineal ligament)(Cooper 韧带)(图 4-4)，这些结构在腹股沟疝的修补术中有重要的意义。

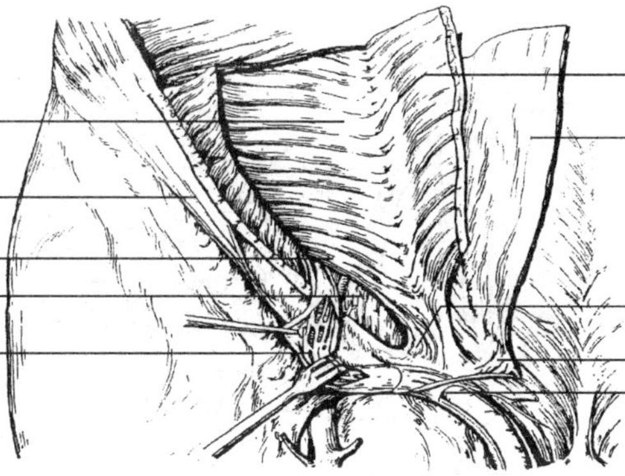

图 4-4 腹股沟区的层次结构

3. 腹内斜肌 腹内斜肌(obliquus internus abdominis)位于腹外斜肌深面，起自腹股沟韧带的外侧 1/2 或 1/3、髂嵴及胸腰筋膜，上部肌纤维自外下向内上方斜行，下部纤维向下内方斜行，至腹直肌外侧移行为腱膜，并分成两层参与构成腹直肌鞘的前、后层，包裹腹直肌，止于腹白线。

4. 腹横肌 腹横肌(transversus abdominis)位于腹内斜肌深面，起自下 6 对肋软骨的内面、胸腰筋膜、髂嵴及腹股沟韧带的外侧 1/3，肌纤维自后外向前内横行，至腹直肌外侧移行为腱膜。腱膜上部(弓状线以上)与腹内斜肌腱膜后层愈合并经腹直肌的后方止于腹白线，参与构成腹直肌鞘的后层；腱膜下部(弓状线以下)则与腹内斜肌腱膜后层一起经腹直肌前面止于腹白线，参与构成腹直肌鞘的前层。

腹内斜肌和腹横肌的下缘均呈弓状，越过精索的上内侧，在腹直肌外侧缘呈腱性融合，称腹股沟镰 (inguinal falx)，也称联合腱(conjoined tendon)(图 4-4)。有时两肌结合而未形成腱性组织，称为结合肌。腹股沟镰绕至腹股沟管内侧部精索后方，止于耻骨梳韧带。在男性，腹内斜肌和腹横肌下缘的部分肌纤维，沿精索向下，成为提睾肌，收缩时上提睾丸。

（四）腹横筋膜

腹横筋膜(transverse fascia)位于腹横肌和腹直肌鞘的深面，为腹内筋膜的一部分，向上连接膈下筋膜，向下移行为髂筋膜和盆筋膜，并在腹股沟管深环处随睾丸下降延续为精索内筋膜。腹横筋膜在上腹部较薄弱，向下逐渐增厚，近腹股沟韧带、腹直肌外侧缘和腹直肌鞘后层以及弓状线以下的部分较致密。腹横筋膜与腹横肌结合疏松，但与腹直肌鞘后层紧密附着，手术时常作为一层切开。腹股沟管深环内侧有时可见一些纵向纤维束加强腹横筋膜，称凹间韧带(interfoveolar ligament)(图 4-5)。

（五）腹膜外筋膜

腹膜外筋膜(extraperitoneal fascia)又称腹膜下筋膜、腹膜外组织或腹膜外脂肪，为腹横筋膜与壁腹膜之间的疏松结缔组织，将腹横筋膜与壁腹膜分隔，形成潜在性间隙，称腹膜外间隙。临床上行泌尿外科或妇产科手术时，一般不进入腹膜腔，而通过此间隙行腹膜外手术。腹膜外筋膜向后与腹膜后间隙的疏松结缔组织相连，向下与盆部腹膜外间隙(盆筋膜间隙)相延续。当机体出现炎症时，脓液可互相蔓延，向下方形成髂窝脓肿。腹膜外筋膜在上腹部薄弱，在下腹部有较多的脂肪组织。

（六）壁腹膜

壁腹膜(parietal peritoneum)为腹前外侧壁的最内层，向上移行于膈下，向下延续到盆腔的腹膜。由于上腹部的腹横筋膜和腹膜外组织均较薄弱，故膈下腹膜与膈紧密附着，受膈运动

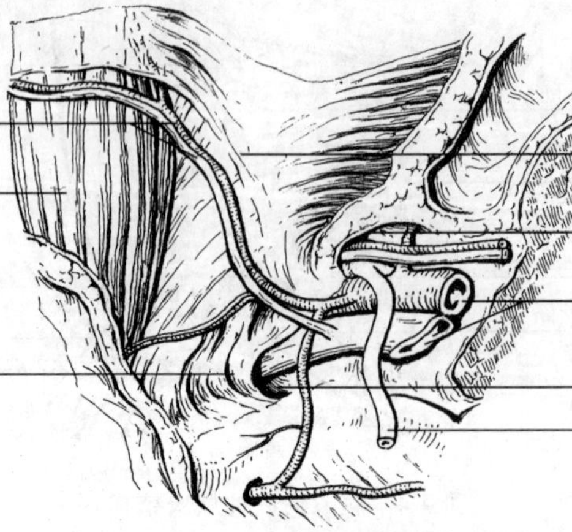

图 4-5 腹股沟区的解剖(后面观)

的影响，张力较大，上腹部切口缝合时腹膜极易撕裂，宜连同腹直肌鞘的后层一起缝合；在脐以下，腹前外侧壁的腹膜形成 5 条皱襞(图 4-6)：脐正中襞位于正中线，由脐连至膀胱尖，是胚胎时期脐尿管的遗迹；一对脐内侧襞位于脐正中襞外侧，内含脐动脉索，是胚胎时期脐动脉闭锁后的遗迹；一对脐外侧襞在最外侧，也称腹壁下动脉襞，内含腹壁下动脉和静脉。3 对浅凹：在腹股沟韧带的上方，脐外侧襞的内侧和外侧，分别形成腹股沟内侧窝和腹股沟外侧窝，均为腹前壁的薄弱区，腹腔内容物由此突出，可分别形成腹股沟直疝和斜疝。腹股沟外侧窝的尖端指向腹股沟深环；腹股沟内侧窝的位置相当于腹股沟三角。脐正中襞外侧为膀胱上窝。

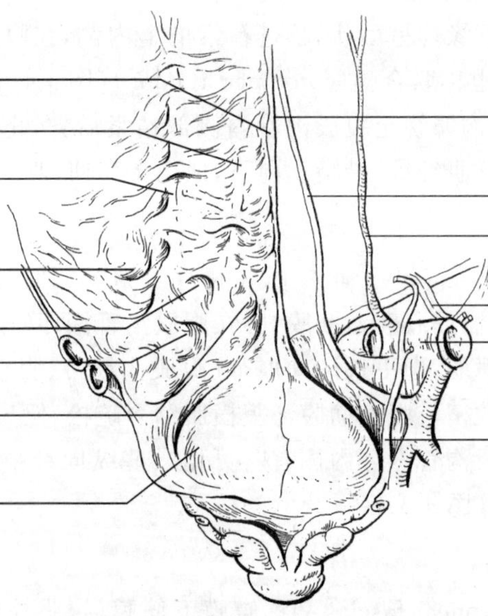

图 4-6 腹前壁的皱襞及陷凹(内面观)

二、局部结构

(一) 腹直肌鞘

腹直肌鞘(sheath of rectus abdominis)由腹内斜肌、腹外斜肌和腹横肌腱膜包裹腹直肌而形成，分为前、后两层，两层在腹直肌外侧缘处相结合后呈半月形，凸向外侧，称半月线，内侧缘在中线处交织形成腹白线，将左、右腹直肌鞘完全隔开，故两鞘不能互通(图 4-2、图 4-7)。腹直肌鞘前层由腹外斜肌腱膜和腹内斜肌腱膜的前层组成；后层由腹内斜肌腱膜的后层和腹横肌腱膜组成。但腹直肌鞘后层在脐下 4～5 cm 附近形成一凸向上的弓形游离缘，称弓状线(arcuate line)或半环线(图 4-2)。在弓状线以下，三块扁肌的腱膜均移行为腹直肌鞘的前层，腹直肌鞘的后层缺如，腹直肌后面直接与腹横筋膜接触(图 4-7)。

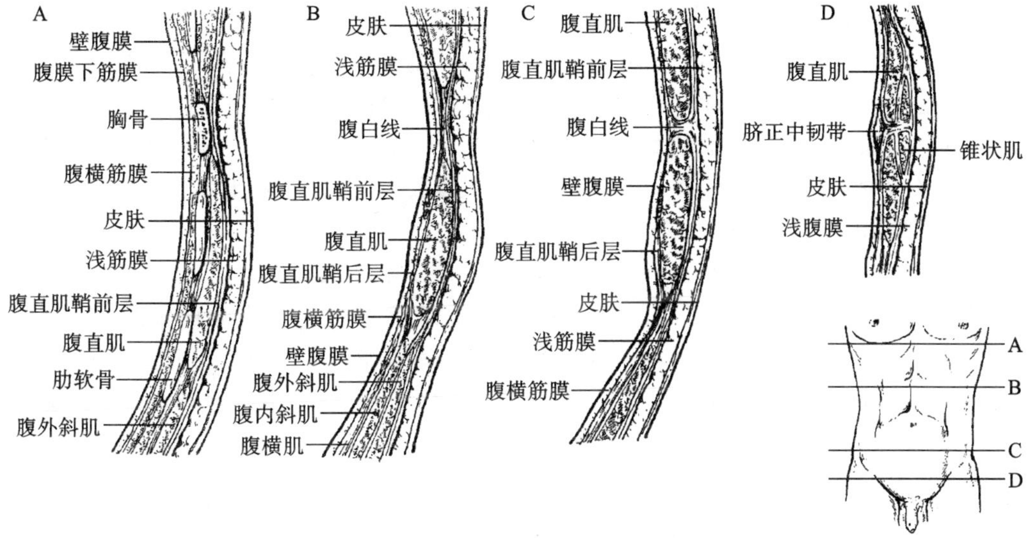

图 4-7 腹直肌鞘(横断面)

(二) 腹白线和脐环

腹白线位于前正中线上，在剑突和耻骨联合之间，由两侧腹前外侧壁的三层扁肌腱膜在前正中线上相互交织而成，上宽下窄，脐以上宽可达 1～2 cm，血管较少。因此，经上腹部正中切口进入腹腔时，出血少，进入腹腔快，但因供血不足而影响切口愈合，愈合后瘢痕不牢固。脐下腹白线较窄且厚，下腹部前正中切口因两侧腹直肌靠近，有肌肉加强，血供较充分，较少发生切口疝或创口哆开。

脐处由腹白线的腱膜组织构成脐的主要结构基础，称为脐环。若脐环发育不良等而发生疝，称脐疝，多发于中年肥胖女性。

(三) 腹股沟管

腹股沟管(inguinal canal)位于腹股沟韧带内侧半的上方，与腹股沟韧带平行，长 4～5 cm(图 4-2、图 4-4)，是由外上向内下斜行的肌筋膜间的裂隙。由于女性骨盆较宽，耻骨联合较高，故女性腹股沟管较男性稍狭长。

腹股沟管有两口和四壁。外口是腹股沟管浅环，又称皮下环，是腹外斜肌腱膜在耻骨结节外上方形成的三角形裂隙；内口是腹股沟管深环，又称腹环，位于腹股沟韧带中点上方约 1.5 cm 处，腹壁下动脉外侧，是腹横筋膜外突形成的卵圆形孔。前壁由腹外斜肌腱膜和腹内斜肌构成，其中腹内斜肌的纤维只参与加强前壁的外侧 1/3；后壁主要是腹横筋膜，内侧 1/3 有腹股沟镰(联合腱)加强；上壁是腹内斜肌和腹横肌下缘共同形成的弓状下缘；下壁是腹股沟韧带。

男性腹股沟管内有精索及其被膜、髂腹股沟神经等。女性主要有子宫圆韧带和髂腹股沟神经等。精索由输精管、输精管血管、睾丸动脉、蔓状静脉丛、生殖股神经的生殖支、淋巴管及腹膜鞘突的残余部分组成。表面被覆 3 层膜，由内向外依次是精索内筋膜、提睾肌及筋膜、精索外筋膜，分别由腹横筋膜、腹内斜肌和腹横肌、腹外斜肌腱膜随精索下降形成。女性的子宫圆韧带常与腹股沟管的管壁融合而消失，也可出腹股沟管浅环，分散止于耻骨结节和大阴唇附近的皮下组织。

腹股沟管为一斜行的肌筋膜裂隙，故腹内压增加时，腹股沟管的前、后壁会靠拢；腹壁扁肌收缩时，腹内斜肌和腹横肌的弓状缘与腹股沟韧带会靠近，使弓状缘下方的半月形缺口变小甚至消失；腹横肌收缩，腹股沟管深环也会移向外上方，使环口缩小。

（四）腹股沟三角

腹股沟三角是位于下腹部两侧的三角形区域，又称腹股沟区，其内侧界为腹直肌外侧缘，上界为髂前上棘至腹直肌外侧缘的水平线，下界为腹股沟韧带。腹股沟区是腹壁的薄弱区。在此区，腹外斜肌移行为腹外斜肌腱膜，其下方还形成一裂口即浅环；腹外斜肌腱膜与腹内斜肌、腹横肌及腹横筋膜间形成了一个潜在的间隙，即腹股沟管；腹内斜肌和腹横肌的下缘未达到腹股沟韧带的内侧部，因而该韧带内侧部的上方缺乏肌肉覆盖。此外，当人体站立时，此区所承受的腹内压力约比平卧时大三倍，因而成为临床上疝的好发部位。

凡器官结构自先天或后天形成的裂口或薄弱区脱出者，称为疝。凡腹腔脏器，如肠管或大网膜等，自腹股沟韧带上方的腹股沟区脱出形成的疝，称腹股沟疝。腹股沟疝包括腹股沟直疝和腹股沟斜疝。腹股沟斜疝临床上较为常见，指肠管等结构从腹壁下动脉外侧由深环脱出，通过腹股沟管全程，出浅环后入阴囊，疝囊颈明显。腹股沟直疝是指肠管等结构从腹壁下动脉的内侧，通过腹股沟三角而未经深环突出，且无明显的疝囊颈。

三、腹前外侧壁的血管、淋巴引流和神经

1. 血管 腹壁深层动脉有下 5 对肋间后动脉、肋下动脉和 4 对腰动脉穿行于腹内斜肌和腹横肌之间。腹上部还有腹壁上动脉(superior epigastric artery)行于腹直肌和腹直肌鞘后层之间，是胸廓内动脉的终支之一。腹下部还有在腹股沟韧带处起自髂外动脉的腹壁下动脉(inferior epigastric artery)和旋髂深动脉。腹壁下动脉在腹横筋膜和壁腹膜之间经深环的内侧斜向上行，在半环线附近穿腹横筋膜及腹直肌鞘行于腹直肌和腹直肌鞘后层之间，在脐附近和腹壁上动脉吻合，并与肋间动脉的终末支在腹直肌外侧缘吻合。腹壁下动脉的体表投影为腹股沟韧带中、内 1/3 交点和脐的连线。腹腔穿刺时应在此线的外上方进针，可避免损伤腹壁下动脉。

腹壁下动脉、腹直肌外侧缘和腹股沟韧带内侧半围成的三角形区域，称腹股沟三角(inguinal triangle)，又称 Hesselbach 三角。腹股沟直疝即由此三角区突出。

腹壁的深静脉与同名动脉伴行。

2. 淋巴引流 腹壁上部的深淋巴注入肋间淋巴结或胸骨旁淋巴结；腹壁中部的淋巴注入腰淋巴结；腹壁下部的深淋巴注入髂外淋巴结。

3. 神经 第 7～12 胸神经前支斜向前下行于腹内斜肌和腹横肌之间，至腹直肌外侧缘处入腹直肌鞘，沿途发出肌支支配腹前外侧壁诸肌。其前皮支向前穿过腹直肌和腹直肌鞘前层，分布于其表面的皮肤；外侧皮支则分布于腹外侧壁的皮肤(图 4-2)。

四、腹前外侧壁常用手术切口的解剖

腹壁切口的选择要遵循以下原则：①切口位置要距离病变部位较近，以较好显露病变器官。②切口的长度要适宜，以利于手术操作。③要便于延长，不应由于解剖学关系而受到限制。④切开时要尽量将腹壁肌肉及其血管、神经的损伤减小到最低限度，避免发生切口疝。⑤避免切口愈合后的瘢痕变宽，尽可能与皮肤纹理走行一致。腹前外侧壁常用的手术切口如图 4-8 所示。

1. 纵切口 位于腹直肌范围内，除正中切口经过腹白线外，其他切口均经过腹直肌及其肌鞘的前、后层，其优点是可以扩大延长。

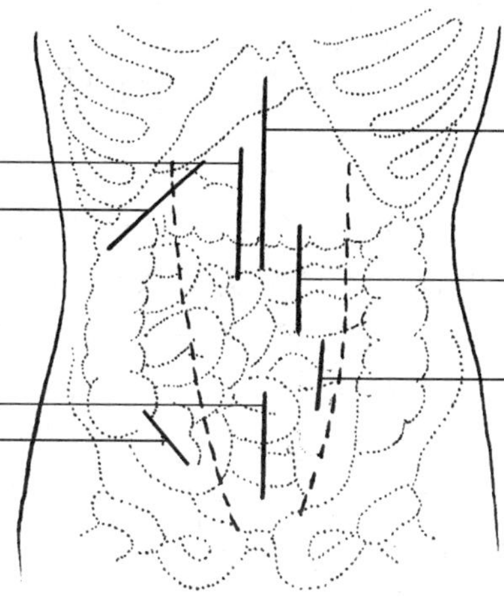

图 4-8 腹前外侧壁手术常用切口

(1) 正中切口：在腹前正中线切开，经过皮肤、浅筋膜、腹白线、腹横筋膜、腹膜外筋膜和壁腹膜。此切口优点是损伤血管、神经少，层次简单；缺点是血液供应差，尤其是上腹部缺乏肌肉保护，术后有时发生切口疝或切口裂开。

(2) 旁正中切口：在前正中线外侧 1～2 cm 处纵向切开，经过皮肤、浅筋膜、腹直肌鞘前层、腹直肌、腹直肌鞘后层（弓状线以下无此层）、腹横筋膜、腹膜外筋膜和壁腹膜。其优点是术中损伤血管、神经和肌肉少，切口血液供应好，有肌肉保护。

(3) 经腹直肌切口：在腹直肌鞘中央纵向切开，其层次除经腹直肌正中分腹直肌外，余同旁正中切口。其缺点是损伤血管、神经和肌肉较多。

(4) 旁腹直肌切口：切口层次和旁正中切口相同，但在半月线的内侧 2 cm 处切开腹直肌鞘前层，游离腹直肌外侧缘并拉向内侧。其缺点是血管和神经受到损伤的机会较大。

2. 斜切口 常在腹前外侧壁的三层扁肌区进行。

(1) 肋缘下斜切口：沿肋弓下方 2～3 cm 处切开，此切口损伤肌肉、血管和神经较多。

(2) 阑尾斜切口：在右髂前上棘与脐连线的中、外 1/3 交点处切开，切口与腹外斜肌纤维走向一致，至肌层时，顺肌纤维方向分开三层扁肌。损伤血管、神经和肌肉少，但显露手术视野范围小，常用于阑尾切除手术。

3. 横切口 位于肋弓和髂嵴之间的区域内，顺皮纹切开两侧腹前外侧壁的所有肌肉，暴露手术视野的范围大，能满足腹内巨大肿物的切除，缝合后张力低，但损伤肌肉多。

4. 联合切口

(1) 胸腹联合切口：常在纵切口的基础上经肋和肋间隙切开胸壁和膈，能较好暴露结肠上区的器官。但操作较复杂，损伤组织较多。

(2) 腹壁会阴联合切口：常在左下腹部切开并加上会阴部切开，多用于直肠癌根治术。

5. 腹腔镜切口 腹腔镜手术因其切口小，创伤很小，将成为未来手术方法发展的一个必然趋势。腹腔镜切口多选择脐左旁或脐下 1 cm，脐右旁特别是脐右上方避免选用，以防损伤肝圆韧带而出血。切口直径一般为 0.5～1.0 cm。脐左旁切口选择点有：①在脐平面左侧腹直肌外缘内 1～2 cm 处，此处腹直肌较厚，前后腹膜分界清楚，气腹针刺入时，有明显穿过腹膜的感觉；②在脐下及脐左各 3 cm 或 3 横指处；③在左侧腹直肌外缘或左侧锁骨中线与肋缘交点处，此处肋缘隆起，腹壁较有阻力，气腹针容易刺入，但脾大者禁止在此处插针；④Morris 点（即脐与右髂前上棘连线，距脐 6 cm 以内处）或左侧相对称部位；⑤McBurney 点，即脐与右髂前上棘连线的中外 1/3 交界处，距右髂前上棘 4.5～6 cm。

第三节　腹膜与腹膜腔

腹膜(peritoneum)是由间皮细胞和结缔组织组成的一层浆膜，衬贴于腹腔、盆腔壁内面和腹腔、盆腔脏器表面。依其覆盖的部位不同分为脏腹膜(visceral peritoneum)和壁腹膜(parietal peritoneum)。脏腹膜覆盖在腹腔、盆腔脏器的表面，壁腹膜衬于腹腔、盆腔壁的内面。脏、壁腹膜相互连接围成腔隙，称为腹膜腔(peritoneal cavity)。正常状态下腹膜腔内仅有少量浆液(100～200 mL)，呈草黄色，较稀薄，起润滑作用，以减少脏器活动时的摩擦。男性腹膜腔是密闭的，女性腹膜腔借输卵管漏斗末端的腹腔口，经输卵管、子宫腔和阴道与体外形成潜在性的通道，致使女性腹膜腔的感染机会较男性大。

腹膜腔可分为大、小两腔(图 4-9)。小腹膜腔即网膜囊，亦称腹膜小囊，是位于小网膜和胃后方的腔隙；大腹膜腔则为网膜囊以外的腔隙，亦称腹膜大囊，两者间借网膜孔相互交通。

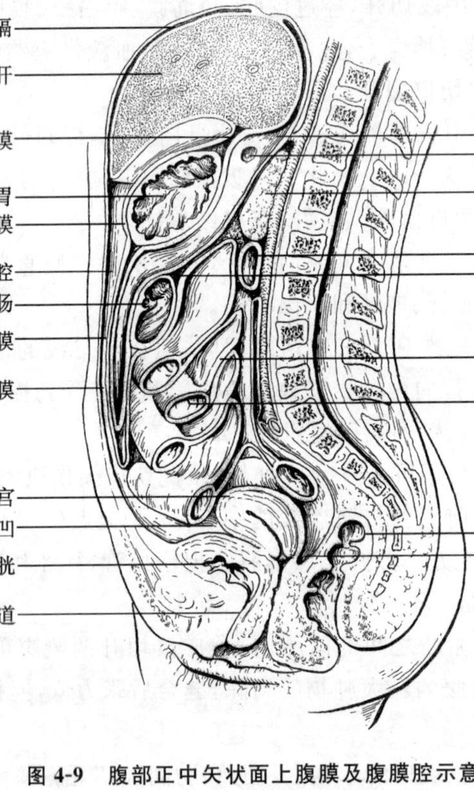

图 4-9　腹部正中矢状面上腹膜及腹膜腔示意图

一、腹膜与腹膜腔分部

腹膜腔常以横结肠及其系膜为界，分为结肠上区和结肠下区。因腹膜腔内仅有少量浆液，所有的腹腔、盆腔脏器均位于腹膜腔外，故真正意义上的结肠上、下区仅指下述的多种间隙，并不包含腹腔各脏器。但临床上习惯以结肠及其系膜为界，结合与腹膜的位置关系，把腹腔内的脏器划分为结肠上区、结肠下区和腹膜后间隙三个区。后续章节的描述则主要以临床上的应用进行划分。

(一) 结肠上区

位于膈与横结肠及其系膜之间，又称膈下间隙。此区又以肝为界分为肝上间隙和肝下间隙(图 4-10)。

1. 肝上间隙 此间隙被纵向的镰状韧带分为右肝上间隙和左肝上间隙。镰状韧带右侧与右冠状韧带之间的间隙为右肝上间隙,镰状韧带左侧与左冠状韧带之间的间隙为左肝上间隙。左肝上间隙又被左冠状韧带分为其前方的左肝上前间隙和后方的左肝上后间隙。由于右冠状韧带的前后两层均位于右肝的后方,且韧带的后层距肝后缘很近,故右肝上间隙未被分隔。此外,冠状韧带在肝上缘前后两层分开,两者之间形成潜在的肝裸区称膈下腹膜外间隙,不属于腹膜腔,肝脓肿可经此间隙穿过膈扩散至胸腔。

2. 肝下间隙 位于肝和横结肠及其系膜之间。此间隙借肝圆韧带分为左肝下间隙和右肝下间隙。左肝下间隙又被小网膜和胃分为左肝下前间隙和左肝下后间隙,后者即网膜囊(见下述)。右肝下间隙的后上部即肝肾隐窝,该间隙向上可达肝右叶后面与膈之间,向下通右结肠旁沟。上述间隙中,任何一个发生脓肿,均称为膈下脓肿,其中以右肝上、下间隙脓肿较为多见。

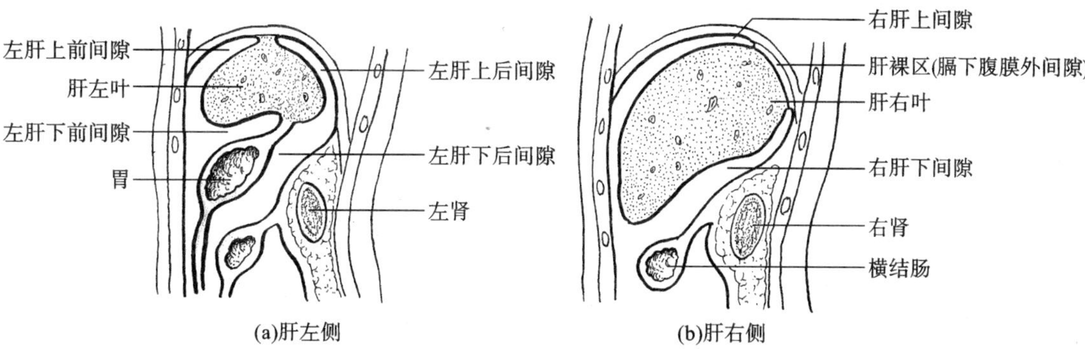

图 4-10 膈下间隙示意图(矢状面)

(二)结肠下区

结肠下区是腹膜腔的横结肠及其系膜以下的部分。常以肠系膜根和升、降结肠为标志分为 4 个间隙(图 4-11)。

1. 右结肠旁沟(right paracolic sulcus) 位于升结肠外侧,上通肝肾隐窝,下通右髂窝与盆腔。阑尾炎穿孔时,脓液可沿此沟流至肝肾隐窝,甚至形成膈下脓肿。

2. 左结肠旁沟(left paracolic sulcus) 位于降结肠外侧,此沟向上止于膈结肠韧带,下通左髂窝与盆腔。

3. 右肠系膜窦 位于肠系膜根右上方与升结肠之间,呈三角形。下方由于有回肠末端相隔,故此间隙有炎症时,渗出物常积存于局部。

4. 左肠系膜窦 位于肠系膜根左下方与降结肠之间,向下可连通盆腔。

二、腹膜与腹、盆腔脏器的关系

根据脏器被腹膜覆盖的范围大小不同,可将腹、盆腔脏器分为三类:①器官表面几乎全部被腹膜覆盖,称腹膜内位器官,如胃、空肠、回肠、盲肠、阑尾、横结肠、乙状结肠、脾、卵巢、输卵管等;②器官表面大部分被腹膜覆盖,称腹膜间位器官,如肝、胆囊、升结肠、降结肠、直肠上部、子宫和充盈的膀胱等;③器官表面仅有一面被腹膜覆盖,称腹膜外位器官,如胰、肾、肾上腺、输尿管、空虚的膀胱等。

三、腹膜形成的网膜、系膜与韧带

腹膜在腹腔壁与脏器或脏器间移行过程中,形成网膜、系膜、韧带和皱襞等结构。这些结

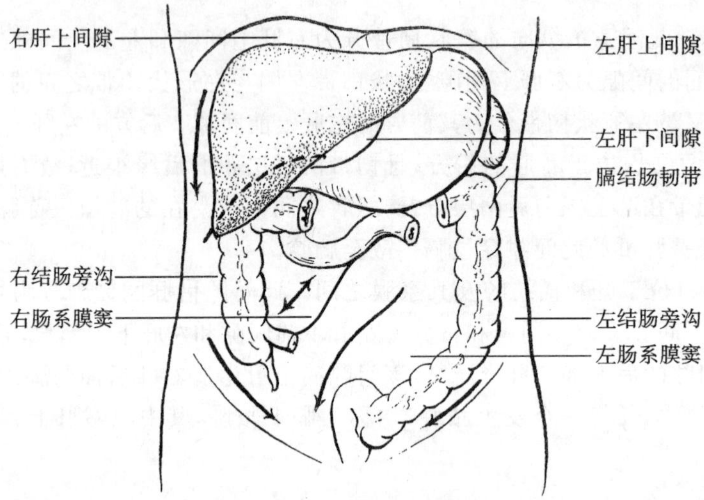

图 4-11　腹膜腔的交通

构对脏器起连接和固定作用，也是血管、神经和淋巴管的出入处。

（一）网膜

网膜(omentum)是连于胃大、小弯的腹膜，分为大网膜和小网膜(图 4-12)。

1. 大网膜(greater omentum)　连于胃大弯和十二指肠上部与横结肠之间的腹膜。胃前后壁的脏腹膜，自胃大弯和十二指肠起始部向下延形成大网膜的前两层，内含胃网膜左、右血管及脂肪组织，下垂一段距离后折转向上形成后两层，包绕横结肠并与横结肠系膜相延续。在成人，大网膜四层常完全愈合，自胃大弯向下延的前两层腹膜与横结肠附着，构成胃结肠韧带。

2. 小网膜(lesser omentum)　连于肝门与胃小弯及十二指肠上部之间的双层腹膜，右缘游离。可分为右侧的肝十二指肠韧带和左侧的肝胃韧带。肝十二指肠韧带游离缘内包有胆总管、肝固有动脉和肝门静脉。

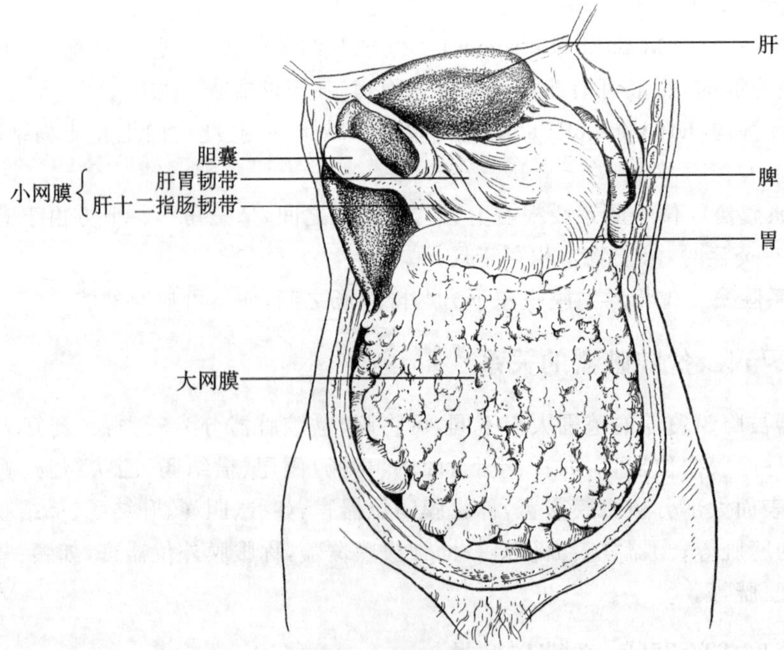

图 4-12　网膜

3. 网膜囊 位于小网膜和胃后方。上壁为衬贴于膈下面的腹膜；前壁由上而下依次为小网膜、胃后壁腹膜和大网膜前两层；下壁为大网膜前、后两层的反折处；后壁由下向上依次为大网膜后两层、横结肠及其系膜和覆盖在胰、左肾及肾上腺等处的腹膜；左界为胃脾韧带、脾和脾肾韧带；右界为网膜孔，是网膜囊与大腹膜腔相通的唯一通道。网膜孔的前界为肝十二指肠韧带，上界为肝尾状叶，后界为覆盖下腔静脉的腹膜，下界为十二指肠上部，该孔一般可通过1～2横指。若网膜囊内感染或胃后壁穿孔等导致积液，量不大时常局限于网膜囊内。因网膜囊位置较深，故给疾病的早期诊断带来困难。当积液增多时可经网膜孔流入右肝下间隙，沿右结肠旁沟至右髂窝，也可向上扩展到右肝上间隙(图4-13)。

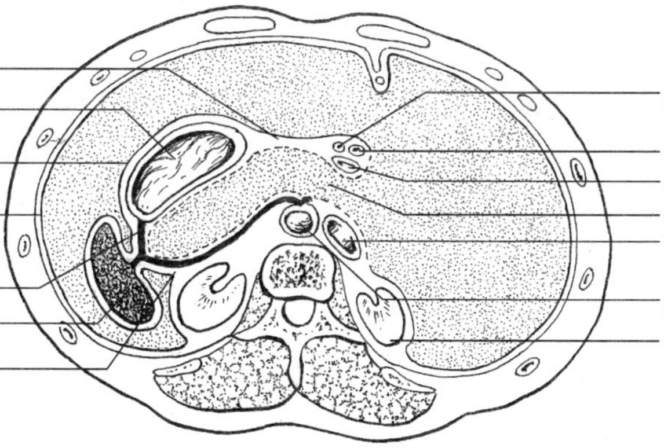

图4-13 经网膜孔的横断面

（二）系膜

系膜由双层腹膜构成，两层之间有血管、淋巴管和神经走行。有系膜的脏器，活动度较大，容易成为疝的内容物(图4-14)。

1. 肠系膜(mesentery) 将空、回肠连于腹后壁的双层腹膜结构，呈扇形。肠系膜附于腹后壁的部分称为肠系膜根(radix of mesentery)，长约15 cm，起自第2腰椎左侧，斜向右下，止于右骶髂关节前方，依次跨过十二指肠水平部、腹主动脉、下腔静脉、右侧输尿管和腰大肌。附于肠管的小肠缘长达5～7 m。由于肠系膜根与小肠缘的长度差异悬殊，故肠系膜形成许多皱褶，越接近小肠缘，其皱褶越密。小肠系膜内有肠系膜上血管、淋巴结、神经和脂肪组织等。当肠系膜发生扭转时，可使其内的血运阻断导致小肠坏死。

2. 横结肠系膜(transverse mesocolon) 将横结肠悬于腹后壁的双层腹膜结构，根部起自横结肠右曲，向左跨过右肾中部，止于结肠左曲。横结肠始末两部系膜较短，活动度小，中间部系膜较长，活动度大。横结肠系膜内含中结肠血管，左、右结肠血管的分支和属支，淋巴管、淋巴结和神经丛等结构。

3. 乙状结肠系膜(sigmoid mesocolon) 将乙状结肠连于腹后壁的双层腹膜结构，系膜内含有乙状结肠的血管、直肠上血管、淋巴管、淋巴结和神经丛等。

4. 阑尾系膜(mesoappendix) 连于阑尾和肠系膜下端之间的双层腹膜结构，呈三角形，阑尾的血管、淋巴管和神经走行其中。

（三）韧带

韧带为腹膜连于相邻脏器之间或脏器与腹壁之间所形成的结构。韧带能固定脏器，常依其所连接器官或形态命名(图4-14)。

1. 肝的韧带 镰状韧带(falciform ligament)、冠状韧带(coronary ligament)、三角韧带(triangular ligament)、肝胃韧带(hepatogastric ligament)、肝十二指肠韧带。

2. 胃的韧带 胃结肠韧带(gastrocolic ligament)、胃膈韧带(gastrophrenic ligament)、胃

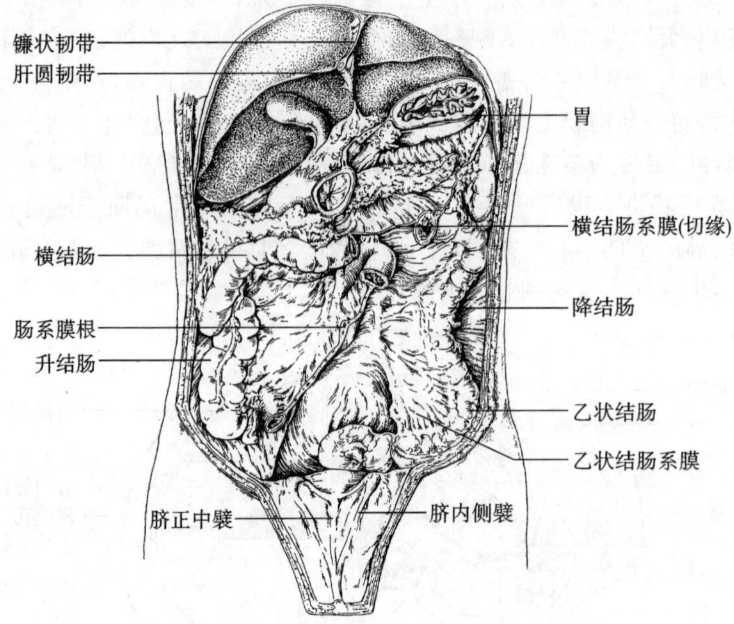

图 4-14　腹膜形成的结构

脾韧带(gastrosplenic ligament)。

3. 脾的韧带　脾肾韧带(splenorenal ligament)、膈脾韧带。

4. 其他　膈结肠韧带(phrenicocolic ligament)、十二指肠悬韧带(suspensory ligament of duodenum)。

(四) 皱襞

1. 胃胰襞和肝胰襞　胃胰襞是由胃左动脉从腹后壁走向胃小弯时所形成的腹膜皱襞;肝胰襞是肝总动脉或肝固有动脉从腹后壁向前进入小网膜时所形成的腹膜皱襞。这两个皱襞的大、小差异较大。

2. 十二指肠上、下襞　十二指肠上襞位于十二指肠升部左侧,相当于第 2 腰椎水平,呈半月形,下缘游离;十二指肠下襞自十二指肠升部向左延伸至腹主动脉,平对第 3 腰椎,呈三角形,上缘游离。

四、腹膜隐窝与陷凹

(一) 腹膜隐窝

腹膜隐窝是腹膜在腹膜皱襞间、皱襞与肠管间以及肠管和腹后壁腹膜间形成的一些隐窝(图 4-14)。

1. 十二指肠上隐窝(superior duodenal recess)和十二指肠下隐窝(inferior duodenal recess)　位于十二指肠空肠曲的左侧,是在十二指肠上襞下方和十二指肠下襞上方的陷凹。

2. 回盲上、下隐窝　分别位于回肠与盲肠的连接处,回肠末段的上、下方。

3. 盲肠后隐窝(retrocecal recess)　位于盲肠后方,成人较常见,其大小深度变化很大。

4. 乙状结肠间隐窝　位于乙状结肠系膜根的左侧,开口向下,深面有输尿管通过。

5. 肝肾隐窝(hepatorenal recess)　又称 Morison 囊或右肝下间隙,在肝右叶脏面和右肾及结肠右曲之间,仰卧位时,该隐窝是上腹部腹膜腔的最低部位,脓液及渗出物多先积存于此处。

隐窝一般都浅小,为腹膜腔积液的积存部位,若隐窝较深可成为腹内疝发生的部位。

（二）腹膜陷凹

腹膜陷凹在骨盆腔由覆盖盆腔脏器的腹膜相互移行形成。男性膀胱与直肠之间有直肠膀胱陷凹(rectovesical pouch)；女性膀胱与子宫之间有膀胱子宫陷凹(vesicouterine pouch)，直肠与子宫之间有直肠子宫陷凹(rectouterine pouch)(又称 Douglas 腔)。坐位或半卧位时，直肠膀胱陷凹或直肠子宫陷凹是骨盆腔内最深的陷凹，腹膜腔内的渗出物或脓液常聚集于该部位。直肠子宫陷凹的底与阴道穹后部紧密相邻，此陷凹积液或积脓时，可以从阴道穿刺抽液，以帮助临床进行诊断和治疗。

(范春玲)

第四节　结 肠 上 区

一、食管腹部

（一）位置和毗邻

食管腹部全长为 1～2 cm，临床上常将此段划分为下胸段食管。食管腹部上端在第 10 胸椎水平续于食管胸部，于正中线左侧 2～3 cm 处通过食管裂孔进入腹腔，继而斜向左下后走行，止于胃、食管连接处，与胃贲门相连。这一行程使得食管腹部与食管胸部之间形成一显著的角度，插入食管镜时应予以注意。与贲门相接处食管右缘与胃小弯直接延续，左缘与胃底的间隔为较明显的贲门切迹，常作为临床手术的定位标志，借此确认食管和胃的分界。

食管腹部前邻肝左叶，后邻左膈脚，膈下血管和内脏大、小神经自食管腹部右侧穿过(图 4-15)。食管腹部管壁纵行肌层的前表面有迷走神经前干穿行，而迷走神经后干则走行于管壁后表面的疏松结缔组织中，并伸至食管右侧，易于识别。

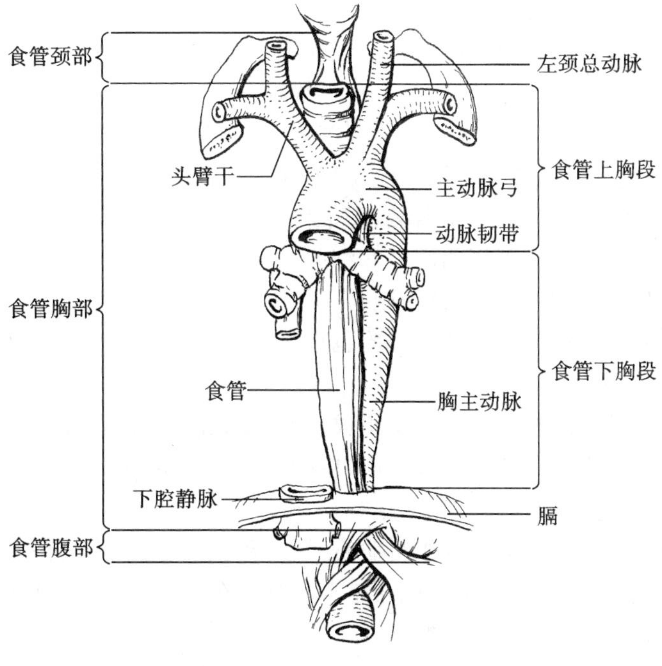

图 4-15　食管和胸主动脉

（二）血管、淋巴引流和神经

食管腹部的血液供应主要来自胃左动脉和膈下动脉发出的食管支（图 4-16），偶有胃后动脉的升支加强后表面的供血。食管腹部的黏膜和黏膜下静脉广泛吻合形成食管静脉丛，汇聚成食管支汇入胃左静脉。故门静脉高压时，血液可经胃左静脉食管支引起食管下段静脉曲张，若曲张静脉破裂可致大量出血（呕血）。

食管固有层、黏膜下层和肌层固有层内有丰富的淋巴丛，食管腹部的淋巴主要向下引流至胃左淋巴结、贲门淋巴结和腹腔淋巴结，一部分可向上引流至纵隔后淋巴结和气管支气管下淋巴结。亦有少部分直接注入胸导管，借此途径，食管癌患者可出现远处器官转移。

食管腹部的副交感神经来源于迷走神经前、后干分出的食管旁神经丛，对食管腹部的肌肉起兴奋和抑制作用。支配食管腹部的交感神经起源于 T5～T10 脊髓节段，主要参与调节腺体的分泌。

二、胃

胃具有收纳、调拌食物，分泌胃液、消化食物，吸收水分、醇类和部分药物及内分泌等功能。其容积随年龄增长逐步增大，成人胃容量约 1500 mL。

（一）位置和毗邻

胃（stomach）是腹膜内位器官，移动性大，通过贲门和幽门分别与食管和十二指肠相延续。胃空虚时位于腹上部，中度充盈时大部分位于左季肋区，小部分位于腹上区。贲门位于第 11 胸椎左侧，幽门位于第 1 腰椎右侧。活体胃的位置常因体形、体位、充盈程度、周围器官状态、年龄、性别、体质等而不同。

胃的前壁右侧邻贴肝左叶下面，左侧与膈相邻，并被左肋弓所掩盖，膈肌将其与左胸膜、左肺底、心包等相隔。胃前壁的中间部分位于剑突下方，直接与腹前壁相贴。胃空虚时，横结肠也可靠近胃前面。胃后壁隔网膜囊与胰、左肾上腺、左肾、脾、横结肠及其系膜等相邻，这些结构共同形成胃床。胃底部与膈和脾相邻。

（二）胃壁的结构

胃壁由四层组成，自内向外依次为黏膜层、黏膜下层、肌层和浆膜层。

黏膜层厚，血供丰富，活体呈淡橘红色，包括表面上皮、固有层和黏膜肌层。空腹时，黏膜形成许多皱襞，充盈时皱襞即变为低平或全部消失。但在胃小弯处有 2～4 条恒定纵向皱襞，其形成的襞间沟称为胃路，是酸性食糜必经之路，易受机械损伤及胃酸消化酶的作用，易发生溃疡。胃黏膜被许多纵横沟分成若干胃区，每个胃区内有若干个胃小凹，小凹底有分泌胃液的胃腺开口。胃的不同部位具有不同的腺体和细胞。贲门腺在贲门部，以黏液细胞为主，幽门腺在胃窦和幽门区，以黏液细胞和内分泌细胞为主。泌酸腺分布于胃底和胃体，由主细胞和壁细胞构成，胃体部壁细胞最密集，小弯侧壁细胞也很多。如壁细胞分泌的胃酸过多，则会导致胃、十二指肠溃疡。

黏膜下层由疏松结缔组织和弹力纤维组成，含有较大的血管、神经丛和淋巴管。此层是整个胃壁中最有支持力的结构，缝合胃壁时应贯穿黏膜下层，同时胃切除时应先结扎黏膜下血管，以防术后吻合口出血。

肌层由三层平滑肌组成。外层为纵行肌，中层为环行肌，内层为斜行肌。纵行肌以大弯和小弯部分较发达，与食管外层纵行平滑肌相连。环行肌在幽门处增厚形成幽门括约肌，与幽门管纵行肌协调收缩、舒张，排放胃内食糜进入十二指肠。

浆膜层即脏腹膜，覆盖于胃的前上面和后下面，并于胃小弯和胃大弯处形成小网膜和大网膜。

（三）血管

1. 动脉　胃的动脉供应来源于腹腔干及其分支，分别沿胃大、小弯形成动脉弓，再发出分支至胃前、后壁和大、小网膜(图 4-16、图 4-17)。此外，尚有部分血供来自肠系膜上动脉、左膈下动脉和食管动脉等的分支。

(1) 胃左动脉(left gastric artery)：腹腔干最小的分支，行向左上沿胃胰襞深面走至贲门附近，转向前下，在肝胃韧带内循胃小弯行向右下，与胃右动脉吻合。胃左动脉在近贲门处发出 2～3 支食管支至食管，行经胃小弯时沿途发出 5～6 支分支至胃前、后壁。胃大部切除术常在胃小弯侧第 1、2 胃壁分支间切断胃壁。

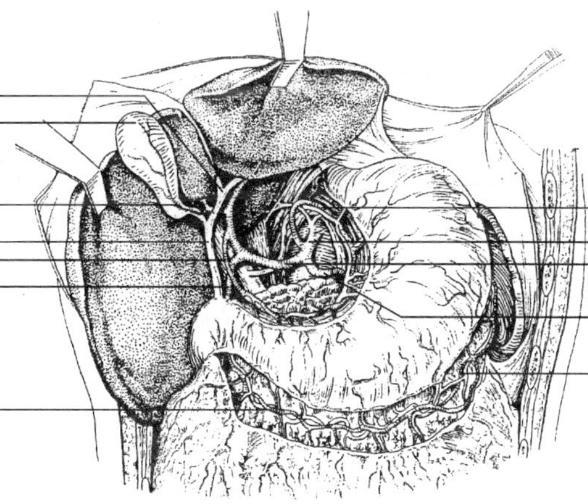

图 4-16　胃的血管(前面)

(2) 胃右动脉(right gastric artery)：相对较小，常起自肝固有动脉，也可自肝左动脉、胃十二指肠动脉或肝总动脉发出，下行至幽门上缘，继而弯向左沿胃小弯走行，与胃左动脉吻合。沿途发出多条分支至胃前、后壁。

(3) 胃网膜左动脉(left gastroepiploic artery)：脾动脉最大的分支，在脾门附近起自脾动脉或其分支，经胃脾韧带两层之间进入大网膜前两层之间，沿胃大弯行向右，与胃网膜右动脉吻合，形成胃大弯动脉弓，沿途发出分支至胃前、后壁和大网膜。胃大部切除术常在胃网膜左动脉第 1 胃壁支与胃短动脉间从胃大弯侧切断胃壁。

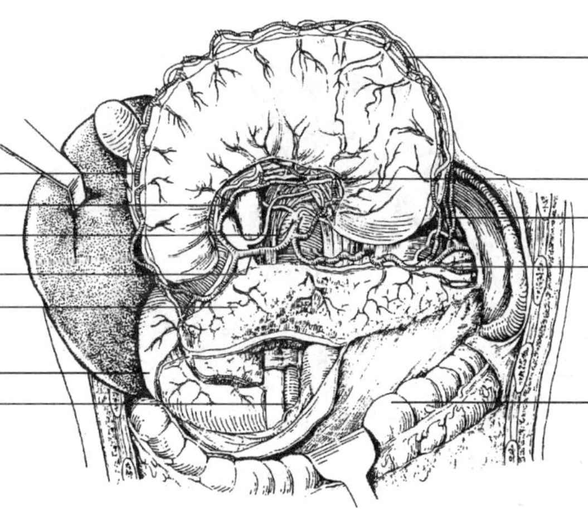

图 4-17　胃的血管(后面)

(4) 胃网膜右动脉(right gastroepiploic artery)：在十二指肠上部的后方、胰头的前方起自胃十二指肠动脉，在中线处下行至幽门下方，继而经大网膜前两层之间沿胃大弯行向左，与胃网膜左动脉吻合。沿途发出分支至胃前、后壁和大网膜。胃网膜左、右动脉及其动脉弓距胃大弯 1～2 cm。

(5) 胃短动脉(short gastric artery)：数目不定，多为 3～5 支，在脾门附近起自脾动脉或其分支，也可起自胃网膜左动脉近端，经过脾肾韧带或直接进入胃脾韧带，分布于胃大弯上部和胃底。

(6) 胃后动脉(posterior gastric artery)：出现率约 72%，一般起自脾动脉或其分支，偶可见其来源于胃左动脉或腹腔干，在网膜囊后面上行，经胃膈韧带至胃后壁，分布于胃体上部后壁。胃后动脉在胃、脾、胰和网膜囊后壁手术时有重要意义，如胃大部切除术时此动脉是残胃的主要供血动脉。

2. 静脉 胃的静脉多与同名动脉伴行，直接或间接汇入肝门静脉系(图 4-16、图 4-17)。胃左静脉又称冠状静脉，沿胃小弯向左行，至贲门附近转向右下，注入肝门静脉或脾静脉。胃右静脉沿胃小弯内侧端向右行，注入肝门静脉。胃右静脉接受幽门前静脉(prepyloric vein)的血流，该静脉是手术时辨认幽门的标志。胃网膜左、右静脉分别沿胃大弯向左、右行，注入脾静脉和肠系膜上静脉。胃短静脉 3～5 条，引流胃底和胃大弯上部的血流，经胃脾韧带注入脾静脉。多数人可出现 1 条或多条独立的胃后静脉，此静脉沿胃底后壁注入脾静脉。

（四）淋巴引流

胃有丰富的淋巴管网，大体上，引流胃淋巴的淋巴结多沿同名血管分布，分区回流至胃大、小弯侧血管周围的淋巴结群，最后汇入腹腔淋巴结(图 4-18)。

1. 胃左、右淋巴结 分别沿同名血管排列，收纳胃小弯侧胃壁相应区域的淋巴，输出淋巴管注入腹腔淋巴结。

2. 胃网膜左、右淋巴结 分别沿同名血管排列，收纳胃大弯侧相应区域的淋巴，胃网膜左、右淋巴结的输出淋巴管分别注入脾淋巴结和幽门下淋巴结。

3. 贲门淋巴结 位于贲门附近，收纳贲门周围的淋巴，输出淋巴管注入腹腔淋巴结。

4. 幽门上、下淋巴结 位于幽门上、下缘处，收纳幽门部的淋巴，输出淋巴管注入腹腔淋巴结。幽门下淋巴结还收纳胃网膜右淋巴结、十二指肠上部和胰头的淋巴。

5. 脾淋巴结 位于脾门附近，收纳胃底部和胃网膜左淋巴结的淋巴，输出淋巴管经胰上淋巴结最终汇入腹腔淋巴结。

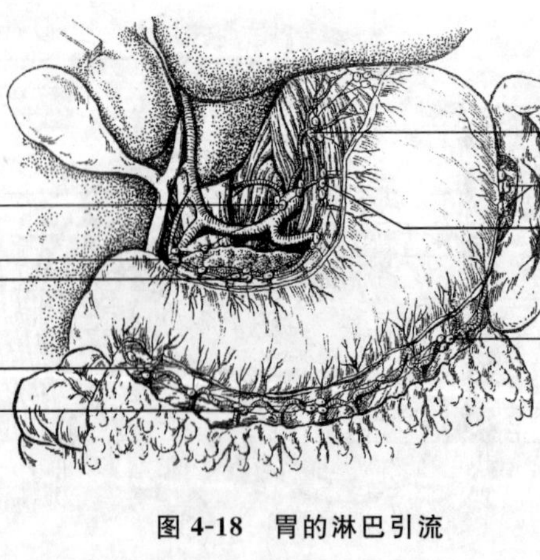

图 4-18 胃的淋巴引流

胃的淋巴管与引流上腹部其他器官的淋巴管有广泛联系，故胃癌可向邻近器官转移。此外，还可通过食管的淋巴管和胸导管末段逆流至左锁骨下淋巴结。

(五) 神经

胃由交感神经、副交感神经及内脏传入神经支配。

1. 交感神经 节前纤维来自 T5～T10 脊髓节段，经内脏大神经至腹腔干周围的腹腔神经节交换神经元，节后纤维经腹腔丛随腹腔干的分支进入胃壁，抑制平滑肌收缩和腺体分泌，加强幽门括约肌收缩，并使胃的血管收缩。

2. 副交感神经 节前纤维来自迷走神经。迷走神经前干走行于食管腹段右前方的浆膜深面，手术时可在此处切开浆膜寻找前干。前干下行至胃贲门附近分为肝支和胃前支。肝支有 1～3 支，在小网膜两层之间向右横行汇入肝丛。胃前支伴胃左动脉在小网膜内沿胃小弯行向右，沿途发出 4～6 支与胃左动脉的胃壁分支伴行分布于胃前壁，行至角切迹附近发出2～4支"鸭爪"形分支，分布于幽门窦及幽门管的前壁。迷走神经后干行于位于食管腹段右后方的结缔组织内，下行至贲门附近分为腹腔支和胃后支。腹腔支沿胃左动脉右行汇入腹腔丛。胃后支沿胃小弯深面右行，沿途发出 4～6 支，伴胃左动脉的胃壁分支分布于胃后壁，行至角切迹附近也呈"鸭爪"形分布于幽门窦及幽门管的后壁。迷走神经胃前、后支在胃壁神经丛内交换神经元，节后纤维支配胃腺与肌层，加强平滑肌收缩，促进腺体分泌，降低幽门括约肌张力(图 4-19)。临床上进行高选择性迷走神经切断术时，保留肝支、腹腔支及分布于幽门部的"鸭爪"形分支，切断胃前、后支的其他胃壁分支，既可减少胃酸的分泌，同时又可保留胃幽门的生理功能。

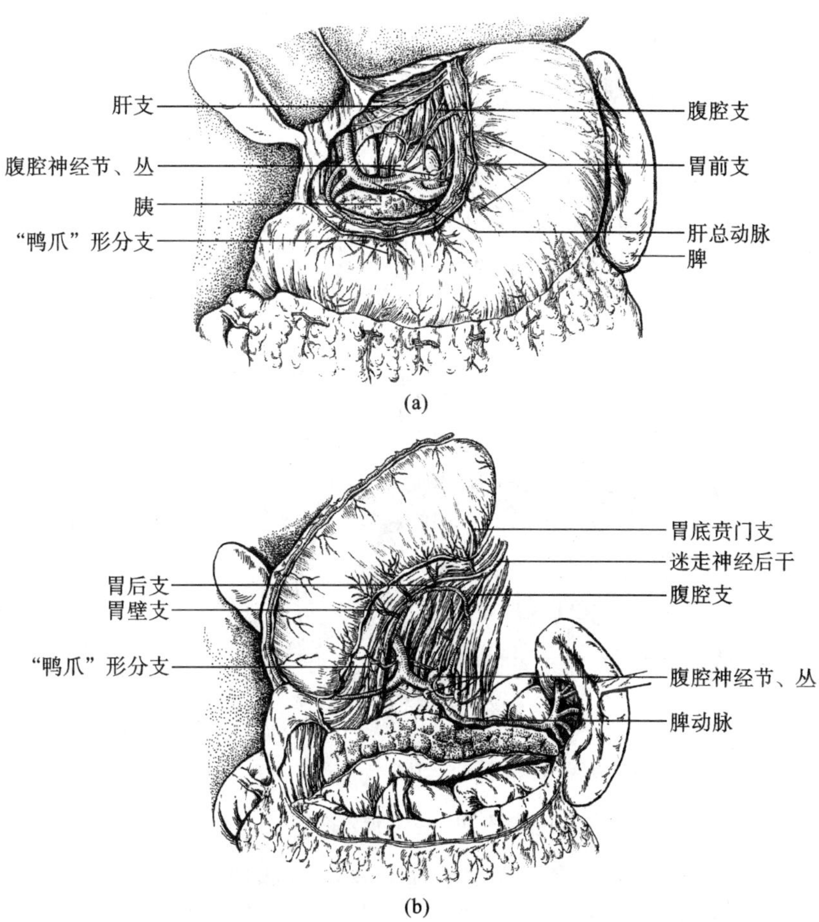

图 4-19 胃的神经

3. 感觉神经 一般认为，胃的痛觉神经纤维随交感神经上行，胃的其他感觉(不适感、恶心、呕吐、饥饿感和饱胀感等)神经纤维随迷走神经上行。

三、十二指肠

(一) 位置、分部及结构特点、毗邻

十二指肠(duodenum)上端始于胃幽门,下端移行为空肠,长约 20 cm。仰卧位时,十二指肠在第 1～3 腰椎水平之间呈"C"形,贴于腹后壁,除两端外只有前面覆有腹膜,属于腹膜外位器官。十二指肠包绕胰头,前方有肝、胆囊、胃和横结肠,后方有右肾、右肾上腺、腹主动脉和下腔静脉等(图 4-20)。十二指肠可分为上部、降部、水平部和升部。

1. 上部(superior part) 长约 5 cm,常平对第 1 腰椎,自幽门向右并稍向后上方走行,至肝门急转向下移行为降部,移行处形成十二指肠上曲。上部起始处有大网膜及小网膜附着,属于腹膜内位,活动度较大。起始部的壁较薄,管径较大,黏膜平坦无环状皱襞,在 X 线片上呈边界光滑的三角形或卵圆形图像,称十二指肠球部,此部前壁是溃疡的好发部位。上部的上缘与肝十二指肠韧带和网膜孔相连,下方紧邻胰头和胰颈,前上方紧邻肝方叶和胆囊,后方有胃十二指肠动脉、胆总管和肝门静脉及下腔静脉穿行。

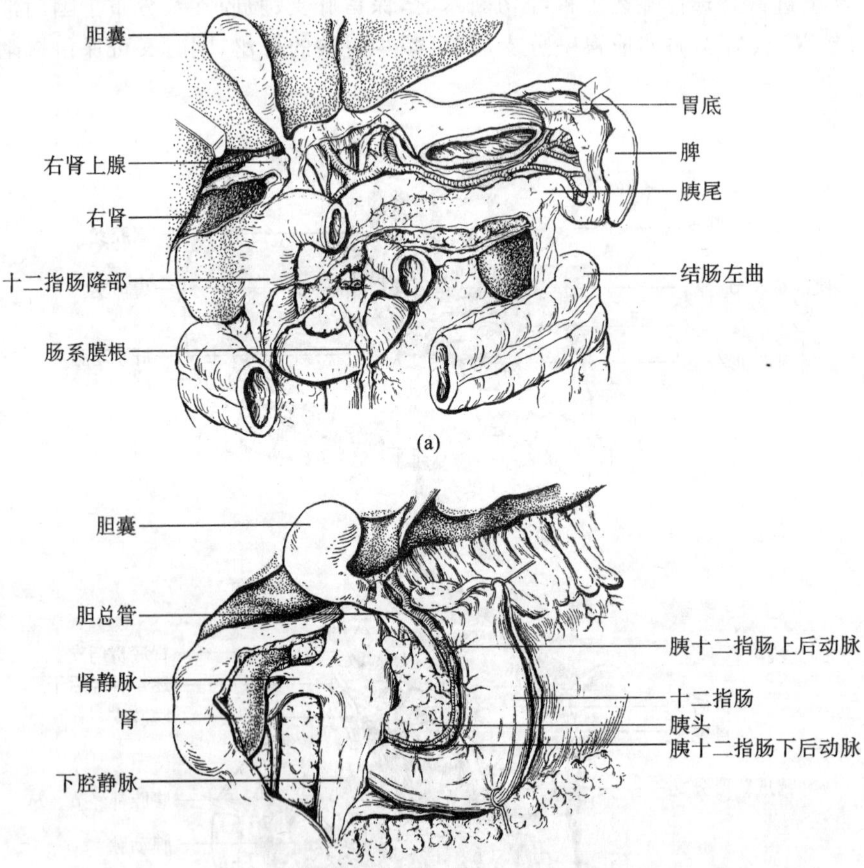

图 4-20　十二指肠和胰

2. 降部(descending part) 长 7～8 cm,位于第 1～3 腰椎右侧,始于十二指肠上曲,沿胰头右侧下行,至第 3 腰椎体下缘水平急转向左,形成十二指肠下曲,移行为水平部。降部属于腹膜外位,左侧紧贴胰头、胆总管的胰腺段及胰管,右侧有结肠右曲,前方有横结肠及其系膜横跨并与肝右前叶及小肠袢相邻,后方与右肾门、右输尿管的起始部和下腔静脉外侧缘等相邻。

降部后内侧壁上有十二指肠纵襞，此纵襞由胆总管和胰管共同斜穿肠壁形成。纵襞下端相当于降部中、下 1/3 交界处可见十二指肠大乳头，是肝胰壶腹的开口之处。有时在十二指肠大乳头左上方 1～2 cm 处可见十二指肠小乳头，为副胰管的开口部位。十二指肠降部是小肠憩室最常见部位，多位于十二指肠大乳头附近或胆总管、胰管的开口处，常突入胰组织内。手术时应仔细操作，勿损伤胆总管、胰及胰管。

3. 水平部(horizontal part) 长约 6 cm，自十二指肠下曲向左上走行，横过第 3 腰椎体前方至其左侧，在下腔静脉和腹主动脉的前方移行为升部。水平部上方紧贴胰头和钩突，下方有空肠袢和小肠系膜，前方有横结肠、小肠系膜根及肠系膜上血管穿过，后方与右输尿管、右睾丸(卵巢)血管、下腔静脉、腹主动脉和肠系膜下动脉的起始部相邻。此部位于肠系膜上动脉与腹主动脉的夹角处，夹角过小(如肠系膜上动脉起点过低)或狭窄时可压迫水平部，引起肠系膜上动脉压迫综合征，出现十二指肠梗阻症状。

4. 升部(ascending part) 长 2～3 cm，由水平部斜向左上方，至第 2 腰椎左侧急转向左前下方，形成十二指肠空肠曲，续于空肠。升部前方借横向穿过的横结肠及其系膜与胃隔开，后方有腹主动脉、左交感干、左肾血管、左睾丸(卵巢)血管和肠系膜下静脉通过，左侧有左肾和左输尿管，右侧有小肠系膜根，上缘紧贴胰体下缘。十二指肠空肠曲后上壁借十二指肠悬肌(suspensory muscle of duodenum)固定于右膈脚。十二指肠悬肌由肌纤维和结缔组织构成，与其表面包绕的腹膜皱襞共同构成十二指肠悬韧带(Treitz 韧带)，是手术时识别空肠起始部的标志。

(二) 血管

十二指肠血液供应主要起自胰十二指肠上前、后动脉和胰十二指肠下动脉(图 4-21)。胰十二指肠上前动脉(anterior superior pancreaticoduodenal artery)为胃十二指肠动脉的终末支，自十二指肠上部下缘处下行，经胰头前面或实质内行向十二指肠下曲。胰十二指肠上后动脉(posterior superior pancreaticoduodenal artery)在十二指肠上部上缘处起自胃十二指肠动脉，经胰头与十二指肠降部之间下行。胰十二指肠下动脉(inferior pancreaticoduodenal artery)约在十二指肠水平部上缘起自肠系膜上动脉或第 1 空肠动脉，经肠系膜上静脉的后方行向钩突，随即分为胰十二指肠下前动脉和胰十二指肠下后动脉，分别在胰头前、后面行向右上方，与胰十二指肠上前动脉、胰十二指肠上后动脉吻合形成胰十二指肠前、后动脉弓，再由动脉弓发出分支营养十二指肠和胰头。此外，不恒定的十二指肠上动脉常起自胃十二指肠动脉、肝动脉或胃右动脉，分布于十二指肠上部。由胃十二指肠动脉或胰十二指肠上动脉发出的十二指肠后动脉也分布于十二指肠上部后壁。十二指肠上部后壁溃疡容易侵及胃十二指肠动脉或胰十二指肠上动脉，引起上消化道大出血。

静脉多与同名动脉伴行，除胰十二指肠上后静脉直接注入肝门静脉外，其余静脉注入肠系膜上静脉(图 4-22)。

(三) 淋巴引流

十二指肠的淋巴主要回流至沿同名血管排列的胰十二指肠上前、后淋巴结，胰十二指肠下前、后淋巴结，继而从此处流向幽门上、下淋巴结和肠系膜上淋巴结等。十二指肠上部的部分淋巴直接注入幽门下淋巴结和肝淋巴结，下部与升部的部分淋巴则直接注入肠系膜上淋巴结。

(四) 神经

十二指肠接受交感神经和副交感神经的支配。交感神经来自 T5～T12 脊髓节段，经腹腔丛随血管走行分布于十二指肠壁，可使十二指肠的血管收缩，抑制十二指肠蠕动，降低张力。副交感神经来自迷走神经，促进十二指肠黏膜的分泌，加强十二指肠肌收缩。

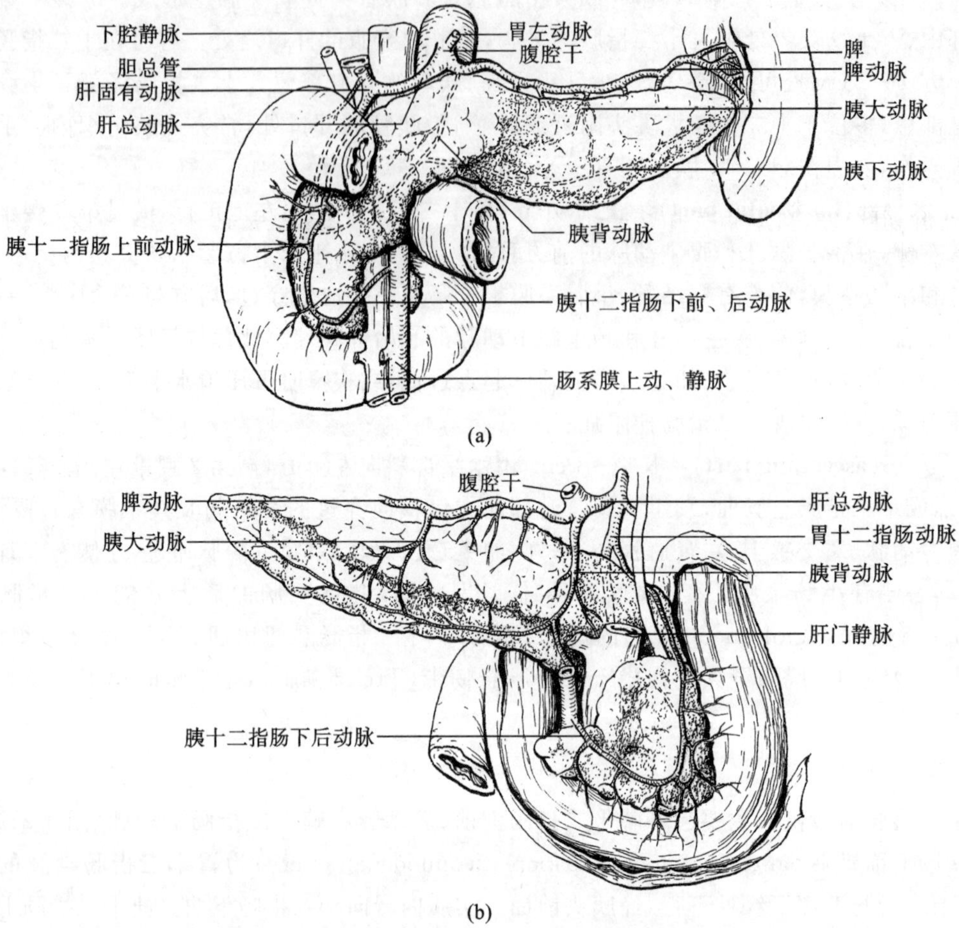

图 4-21　十二指肠、胰和脾的动脉

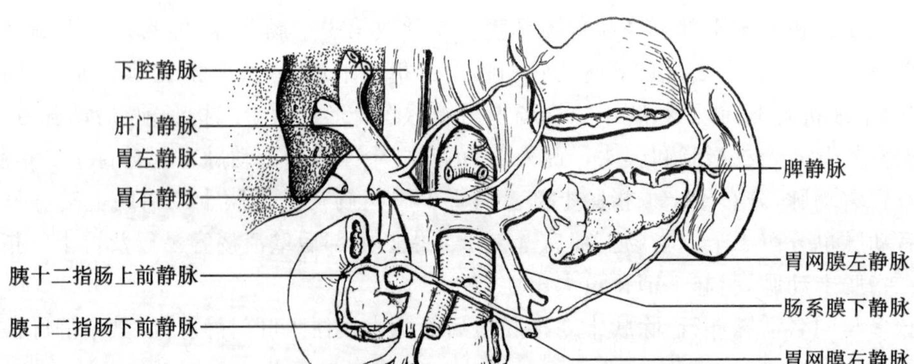

图 4-22　十二指肠、胰和脾的静脉

四、肝及肝外胆道

肝(liver)是体内最大的实质性器官，占据了腹腔上部的较大位置。成人肝约占体重的1/50，胎儿和新生儿肝约占体重的1/20。活体肝呈红褐色，质软而脆，暴力打击时容易破裂，可引起大出血。

（一）位置、毗邻和体表投影

肝大部分位于右季肋区，小部分位于腹上区和左季肋区，左、右肋弓间的部分与腹前壁相贴。

肝膈面与膈相贴，自右向左借膈与右肋膈隐窝、右肺底、心包和心的膈面、左肋膈隐窝和左肺底相邻，后缘近左纵沟处与食管相邻。肝脏面的横沟内有肝门静脉及左、右支，肝固有动脉及左、右肝动脉，左、右肝管及肝总管，肝神经丛和淋巴管等出入。肝脏面的纵沟内容纳胆囊、下腔静脉肝后段等。此外，肝脏面还分别与结肠右曲和横结肠、右肾和右肾上腺、十二指肠上曲、胃贲门和胃前壁大部分、胃幽门和十二指肠上部相接触。

正常成人肝上界在右锁骨中线平第 5 肋，在左锁骨中线平第 5 肋间隙，在右腋中线与第 7 肋或第 8 肋相交，肝下界大部分与右肋弓一致，在正中线上可低于剑突下约 3 cm。在成人腹上区剑突下 3～5 cm 范围内，可触及肝的前缘，但在右肋弓下缘一般不应触及，因此，在成人肝上界位置正常的情况下，如在右肋弓下触及肝脏，则认为有病理性肿大。婴幼儿肝相对较大，下界可低于 2 cm 左右。肝的上、下界随着呼吸上下移动。肝的体表投影可用三点作为标志，第一点为右锁骨中线与第 5 肋交界处，第二点为右腋中线与第 10 肋下 1.5 cm 交界处，第三点为前正中线左侧 5 cm 与第 6 肋软骨交界处。第一、三点间连线相当于肝的上界，第二、三点间连线相当于肝的下界，第一、二点间连线相当于肝的右缘。

（二）分叶与分段

大体解剖学以镰状韧带为界将肝分为左、右两叶，以脏面沟裂为界将肝分为左叶、右叶、方叶和尾状叶。这种简单的外形分叶已不能满足临床需求，与肝内管道配布特点也不匹配。肝内管道包括 Glisson 系统和肝静脉系统。肝固有动脉、肝管与肝门静脉分支伴行，三者包于纤维鞘内，构成 Glisson 系统（图 4-23）。故可根据肝内管道系统分布和肝外形特点划分肝叶和肝段。

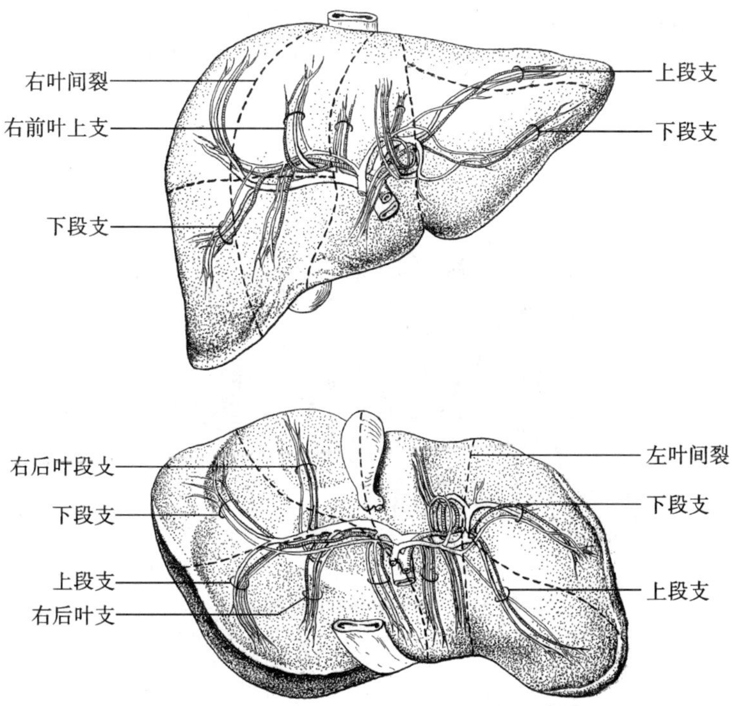

图 4-23　Glisson 系统在肝内的分布

1. 肝裂　在腐蚀标本上可见肝叶之间或肝段之间存在明显的裂隙，称为肝裂，这些裂隙内缺乏 Glisson 系统但有肝静脉走行，可作为肝分叶分段的分界线(图 4-24)。

(1) 正中裂(median fissure)：在肝脏面为由胆囊窝中线向左上后方，与肝门交叉后至腔静脉沟的连线，在肝膈面为胆囊切迹中点至下腔静脉左壁之间的连线。正中裂内有肝中静脉走行。

(2) 左叶间裂(left interlobar fissure)：在肝膈面为镰状韧带附着线 1 cm 范围内与下腔静脉左壁间的连线，在肝脏面以左纵沟或左纵沟左侧为标志。左叶间裂内有肝左叶间静脉和肝门静脉左支矢状部走行。

(3) 左段间裂(left intersegmental fissure)：在肝膈面为下腔静脉左壁至肝左缘上、中 1/3 交点的连线，左段间裂内有肝左静脉及其段间支走行。

(4) 右叶间裂(right interlobar fissure)：在肝膈面为由肝前缘右端与胆囊切迹中点的中、外 1/3 交界处向左上后方斜至下腔静脉右壁的连线，转至肝脏面，连于肝门右端。右叶间裂内有肝右静脉走行。

(5) 右段间裂(right intersegmental fissure)：呈水平位，又称横裂，在肝脏面自横沟(肝门)右端连至肝右侧缘中点，转至膈面，连于正中裂。右段间裂内有肝右静脉段间支走行。

(6) 背裂(dorsal fissure)：位于尾状叶前方，为第二肝门至第一肝门的一条弧形线，将尾状叶与右前叶和左内叶分开。

2. 肝段 关于肝段的划分法，目前尚无统一意见，但目前国际上多采用 Couinaud 肝段划分法。1954 年，Couinaud 以 Glisson 系统的分支分布和肝静脉的走行为基础，将肝分为 5 叶和 8 段(图 4-24、表 4-1)。以正中裂为界将肝分为左半肝和右半肝。左半肝以左叶间裂为界分为左外叶和左内叶(段Ⅳ)，左外叶又以左段间裂为界分为左外叶上段(段Ⅱ)和左外叶下段(段Ⅲ)。右半肝以右叶间裂为界分为右前叶和右后叶，右前叶以右段间裂为界分为右前叶上段(段Ⅷ)和右前叶下段(段Ⅴ)，右后叶又以右段间裂为界分为右后叶上段(段Ⅶ)和右后叶下段(段Ⅵ)。1989 年，Couinaud 又提出尾状叶(段Ⅰ)分属左半肝和右半肝，分别称为尾状叶左段(段Ⅰ)和尾状叶右段(段Ⅸ)。临床上肝脏外科依据这种分叶分段方式施行半肝、肝叶或肝段切除术。也有非规则性肝切除术如肝楔形切除术、局限性肝切除术等，切肝的范围依病变的部位而定，不考虑肝内血管的分布及解剖界线。

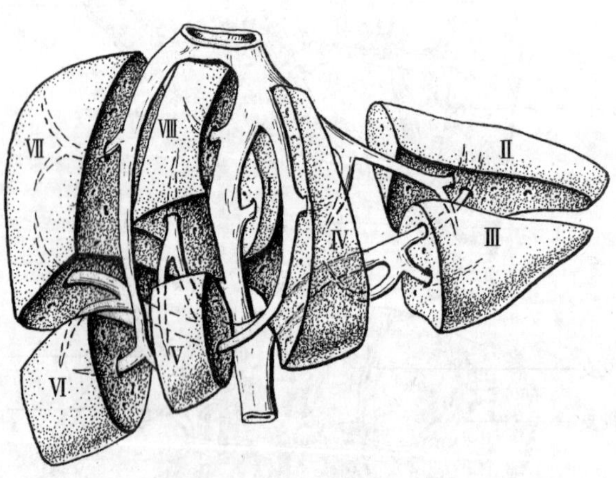

图 4-24 Couinaud 肝段划分法

(三) 肝内管道

肝内管道包括 Glisson 系统和肝静脉系统。Glisson 系统由肝门静脉、肝固有动脉和肝管组成，三者在肝内的走行和分支均一致，被共同的血管周围纤维囊包裹。其中，肝门静脉管径较粗且较恒定。

表 4-1 肝内分叶和分段

- 肝(正中裂)
  - 左半肝(左叶间裂)
    - 尾状叶(段Ⅰ)
    - 左外叶(左段间裂)
      - 左外叶上段(段Ⅱ)
      - 左外叶下段(段Ⅲ)
    - 左内叶(段Ⅳ)
  - 右半肝(右叶间裂)
    - 右前叶
      - 右前叶上段(段Ⅷ)
      - 右前叶下段(段Ⅴ)
    - 右后叶(右段间裂)
      - 右后叶上段(段Ⅶ)
      - 右后叶下段(段Ⅵ)

1. 肝门静脉(hepatic portal vein) 在肝门处肝门静脉分为左支和右支(图 4-23),分别进入肝左、右叶,与动脉和肝管伴行。

肝门静脉左支较细长,分布于左半肝,主干沿横沟左行(此部为横部),至左纵沟处形成 90°～130°角弯向前上方(此部为角部),继续向前下方走行于肝圆韧带裂内(此部为矢状部),距肝下缘 2 cm 处终止,末端扩大成囊状并与肝圆韧带相连(此部为囊部)。肝门静脉左支横部分出 1～3 支尾状叶支,分布于尾状叶左侧半;角部发出左外上支,分布于左外叶上段;囊部发出左外下支和 2～5 支左内支,分别支配左外叶下段和左内叶。

肝门静脉右支短而粗,分布于右半肝,主干沿横沟右行,经肝门右部分或肝门右切迹入肝,沿途发出的分支有:尾状叶支,1～2 支,分布于尾状叶右半;右前支,自右支前上缘发出,分为腹侧扇状支和背侧扇状支,分布于右前叶上段和下段;右后支为右支主干的延续,分为上、下 2 支,分别至右后叶上段和下段。

临床治疗门静脉高压时,可在 X 线下,利用血管内支架,实施经颈静脉肝内门体静脉内支架分流术(TIPSS),手术过程中肝门静脉的定位与穿刺是最困难的一个步骤,须详细了解肝门静脉分支、肝门静脉分支与肝静脉属支之间的空间位置关系以及两类血管的正常变异等。肝门静脉的变异常发生在右支,如右支缺如(发生率为 10%～15%)、右后支起自肝门静脉主干、右前支起自肝门静脉左支等。

2. 肝固有动脉(proper hepatic artery) 3/4 发自肝总动脉,1/4 发自肠系膜上动脉。肝固有动脉经肝十二指肠韧带上行,通常位于胆总管的左侧和肝门静脉的左前方。肝固有动脉在近肝门处分为肝左动脉和肝右动脉或分为肝左、中、右动脉(图 4-23)。

肝左动脉(left hepatic artery)较短,走向肝门左侧,在入肝门处位于肝左管的左下方及肝门静脉左支的前下方,入肝后一般先发出尾状叶动脉,再分出左内叶动脉和左外叶动脉。左外叶动脉在肝门静脉左支角部凸侧的深面或浅面分出左外上段支和左外下段支,伴相应肝管进入左外叶上、下段。左内叶动脉多经肝门静脉左支横部浅面进入左内叶。

肝右动脉(right hepatic artery)较长,分出后向右上行,经肝总管后方和肝门静脉分叉点前方进入胆囊三角,在此分出胆囊动脉后继续沿右上行入肝门右侧,入肝后向右上行,先发出尾状叶动脉,继而发出右前叶动脉、右后叶动脉,右前叶动脉、右后叶动脉均发出上、下段支,分别进入右前叶上、下段和右后叶上、下段。

有时可见肝中动脉取代左内叶动脉分布于左内叶。偶可见迷走肝动脉(aberrant hepatic artery),为起自肝固有动脉以外动脉的肝动脉,如分布至左半肝的多由胃左动脉发出(约 21%),分布至右半肝的多来源于肠系膜上动脉(约 3.7%)。肝门区手术时应注意迷走肝动脉的存在。

3. 肝管 肝内胆管由胆小管开始,经 Hering 管、小叶间胆管、段肝管、叶肝管和肝左、右管,在肝门横沟处汇合成肝总管。左外叶肝管由左外上、下段肝管汇合而成,多经肝门静脉左支矢状部左半深面上行至角部深面。左内叶肝管大多沿肝门静脉左支矢状部右侧上行,至角部凹侧或深面与左外叶肝管汇合形成肝左管。肝左管一般沿肝门静脉左支横部靠方叶侧或右前上方向右行至肝门。右前上、下段肝管和右后上、下段肝管分别汇合形成右前叶肝管和右后叶肝管。右前叶肝管大多穿经肝门静脉右前支根部左侧或深面，而右后叶肝管则位于肝门静脉右后支上方并越过肝门静脉右支分叉处或肝门静脉右前支起始部深面，二者在肝门静脉右支的前上方汇合形成肝右管。尾状叶肝管可汇入肝左、右管及肝左、右管汇合处，以汇入肝左管为主。

4. 肝静脉(hepatic vein) 包括肝左静脉、肝中静脉、肝右静脉和若干肝小静脉(肝右后静脉、尾状叶静脉等)。肝静脉属支不与 Glisson 系统伴行，多行于叶间裂和段间裂内(图 4-24)。

肝右静脉是肝静脉中最长、最粗的一条，位于肝右叶间裂内，主要收集来自肝后叶(段Ⅵ、段Ⅶ)及右前叶(段Ⅴ、段Ⅷ)右半的血液，于叶间裂中 1/3 偏上处合成，经尾状叶上缘附近注入下腔静脉右壁。

肝中静脉位于肝正中裂内，接受来自左内叶(段Ⅳ)大部分和右前叶(段Ⅴ、段Ⅷ)左半的血液，于正中裂中 1/3 偏下处合成，常与肝左静脉汇合后注入下腔静脉。有时，肝中静脉也接受来自右后叶下段的部分回血，因此，在劈离式肝移植时，将供肝切成两半，应该将肝中静脉保留给右半肝，以防止右肝淤血和右肝切面出血。

肝左静脉本身不在肝左叶间裂内，而是与之成锐角交叉，在肝左叶间裂内的只是肝左静脉的一个属支(左叶间静脉)。肝左静脉主干位于左段间裂内，主要接受来自肝左外叶(段Ⅱ和段Ⅲ)以及左内叶(段Ⅳ)的部分血流，多与肝左静脉汇合后注入下腔静脉。

此外，还有直接开口于下腔静脉左前壁和右前壁的肝小静脉，包括尾状叶静脉和肝右后静脉等，一般有 4～8 条，最少 3 条，最多可达 31 条。开口于左前壁的肝小静脉主要接收来自尾状叶左半的静脉回流，开口于右前壁的肝小静脉主要接收来自尾状叶右半(尾状突)和肝右后叶后部的静脉回流。其中，肝右后静脉常有 1～2 条，比较粗大，紧贴肝脏面，向内上方靠近肝门静脉分支后方走行，于第三肝门处注入下腔静脉远端右前壁。

(四) 淋巴引流

肝的淋巴管分浅、深两组，两者之间存在着丰富交通。肝浅淋巴管位于肝实质表面的浆膜下。肝膈面的浅淋巴管分为左、右、后三组，多经镰状韧带和冠状韧带注入膈上淋巴结、纵隔后淋巴结和肝淋巴结，部分淋巴管注入腹腔淋巴结和胃左淋巴结。肝脏面的浅淋巴管走向肝门注入肝淋巴结。深组淋巴管位于门管区和肝静脉及其属支的周围，形成升、降两干沿静脉走行，分别经第二肝门和肝门出肝，注入肝淋巴结、腹腔淋巴结、膈上淋巴结和纵隔后淋巴结。

(五) 肝外胆道

肝外胆道由肝左管、肝右管、肝总管、胆囊和胆总管组成(图 4-25)。

1. 胆囊 呈长梨形，借胆囊管与胆总管相连。胆囊位于胆囊窝内，上面借疏松结缔组织与肝相连，其余部分被腹膜覆盖。有的胆囊为腹膜内位，具有系膜，移动性大，可随体位的变化而有较大幅度的移动。

胆囊可分为底、体、颈和管四个部分。胆囊底位于胆囊体的外侧端，常超出肝下缘，与前腹壁相贴，体表投影位于右侧腹直肌外侧缘与右肋弓相交处或右锁骨中线与第 9 肋软骨相交处，称 Murphy 点。胆囊炎和胆结石时，此区可出现压痛和反跳痛，并触及肿大的胆囊。胆囊体介于颈与底之间，位于横结肠右端和十二指肠降部的前方，左侧与胃幽门部相贴，右侧邻近结肠右曲。胆囊颈位于内侧端，靠近肝门，常借胆囊系膜附着于肝。胆囊颈的起始部膨大，形成 Hartmann 囊，胆囊结石多停留此处。胆囊管一端连于胆囊颈，另一端成锐角与肝总管汇合形成胆总管，也可汇入右肝管或副右肝管。胆囊颈和近胆囊端的胆囊管内有螺旋状黏膜皱襞，即 Heister 瓣，可使胆囊管不致过度膨大或缩小，有控制胆汁流动的作用。

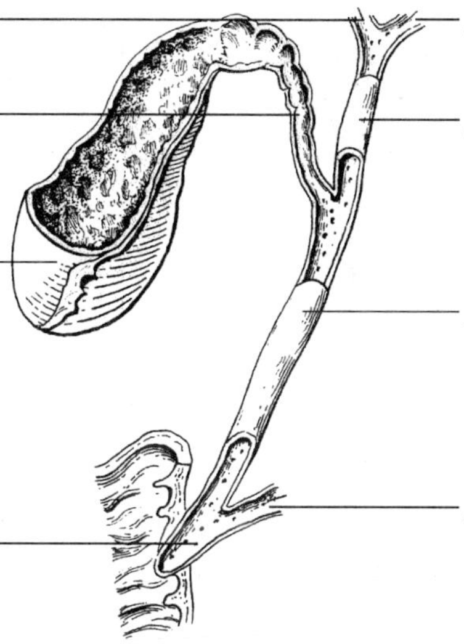

图 4-25 胆囊与肝外胆道

胆囊由胆囊动脉(cystic artery)供血，胆囊动脉常在肝总管、胆囊管和肝下面所围成的胆囊三角(Calot 三角)内起自肝右动脉，也有起自肝固有动脉或其左支、胃十二指肠动脉、肝左动脉、腹腔干等变异情况。胆囊动脉发出后在胆囊三角内走行于肝总管后方和胆囊管上方，行至胆囊颈上面，分支进入胆囊。但变异胆囊动脉则可能不经过胆囊三角，多经肝总管或胆总管的前方进入胆囊(图 4-26)，胆囊或胆总管手术时应予以注意。胆囊的静脉比较分散，来自胆囊体和颈上面的静脉经胆囊的肝面进入肝实质，多在肝内汇入肝段肝门静脉分支，其他部分的静脉汇合成 1～2 条胆囊静脉汇入肝内肝门静脉分支，也有直接注入肝门静脉主干或肝门静脉右支者。

支配胆囊的交感神经来自肝丛的分支，副交感神经来自右迷走神经。交感神经兴奋时胆囊舒张，肝胰壶腹括约肌收缩；副交感神经兴奋时则相反，胆囊收缩，肝胰壶腹括约肌舒张，促进胆汁排入十二指肠。胆囊和胆道的感觉纤维随右膈神经走行，故胆囊疾病时可出现右肩部牵涉性痛。

2. 肝管(hepatic duct) 左、右半肝内的肝管逐步汇合，分别形成肝左、右管，出肝后在肝门右端附近汇合成肝总管。肝左管较细长，肝右管粗短且走行接近垂直，汇合为肝总管的后方有肝固有动脉和肝门静脉的分支。肝左、右管分别引流左、右半肝的胆汁。肝内、外胆管的划分以肝左、右管汇合处为界，汇合处以上为肝内胆管系统，汇合处以下为肝外胆管系统(图 4-25)。

3. 肝总管(common hepatic duct) 长 3～5 cm，直径为 0.4～0.6 cm。肝总管上端由肝左、右管汇合而成，下端以锐角与右侧的胆囊管结合，形成胆总管。在肝门处，肝总管位于肝门静脉的右前方、肝右动脉的右侧。分离肝总管时要注意肝总管与肝右动脉的位置关系(图 4-25)。

4. 胆总管(common bile duct) 胆总管由胆囊管与肝总管汇合而成，成人胆总管长 6～8 cm，直径为 0.6～0.8 cm。若直径超过 1 cm，可视为病理状态(如胆总管下端梗阻等)。在肝十二指肠韧带内，胆总管位于肝固有动脉的右侧、肝门静脉的右前方。按胆总管的位置将其分为十二指肠上段、十二指肠后段、胰腺段和十二指肠壁段(图 4-27)。

十二指肠上段位于肝十二指肠韧带内，自胆总管起始处向后稍偏左下行，经小网膜游离右缘行至十二指肠上部的上缘，位于肝固有动脉右侧和肝门静脉右前方。胆总管切开探查引流术在该段进行，操作时应注意避免损伤可能出现的血管。

十二指肠后段位于十二指肠上部后方、下腔静脉前方和肝门静脉右侧，与其左侧的胃十二指肠动脉共同走行于十二指肠球部的后方，行向下内方延续为胰腺段。此段胆总管前面常有

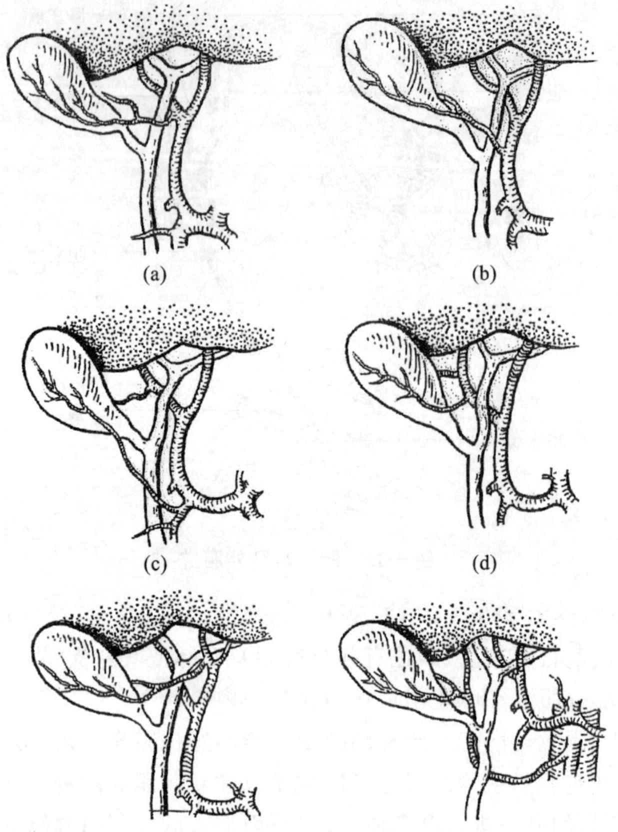

图 4-26 胆囊动脉变异

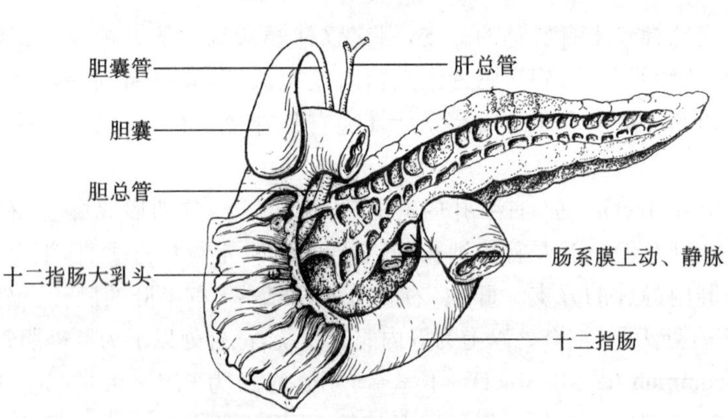

图 4-27 肝外胆道和胰管

胰十二指肠上后动脉下行，胆总管手术时注意避免损伤血管。

胰腺段在胰头和十二指肠之间的沟内下行，在右肾静脉前方，距十二指肠降部内侧壁 2 cm 处走行，与后方的下腔静脉仅隔少量的结缔组织或薄层的胰组织。此段胆总管有的埋于胰头实质内，有的位于胰头后方或十二指肠降部后方。胰头癌或慢性胰腺炎时，此段胆总管常受累，可出现梗阻性黄疸。

十二指肠壁段长 1.0～1.5 cm，斜穿十二指肠降部中份的后内侧壁，大多数情况下与胰管汇合，汇合后略膨大形成肝胰壶腹（又称 Vater 壶腹），共同开口于十二指肠大乳头；其余少数未与胰管汇合而单独开口于十二指肠腔。偶可见胆总管和胰管在未到达十二指肠前就汇合，形成一段异常长的共用通道或两个通道被隔膜分隔。在胆总管的末端有环形的胆总管括约肌包绕，收缩时可关闭胆总管下端；在胰管的末端也有不完全的胰管括约肌包绕，有时缺如；在肝胰壶腹周围有由十二指肠环行肌形成的肝胰壶腹括约肌包绕，上述三个部分括约肌统称为Oddi括约肌(图4-28)。此段胆总管是胆结石容易嵌顿的部位，也是术中检查结石时最易遗漏的部位。

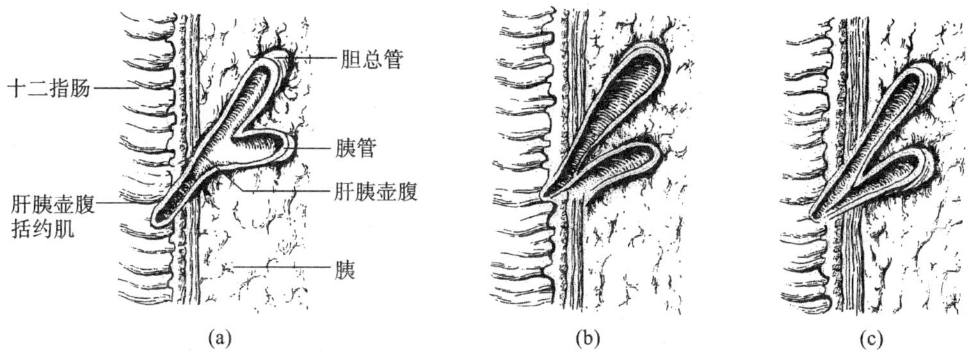

图4-28 胆总管、胰管结合处的变异

五、胰

(一) 位置和体表投影

胰(pancreas)居网膜囊后面，形成胃床的大部分，除胰尾外均属腹膜外位器官，位于腹上区和左季肋区，斜跨于第1、2腰椎前方，右侧端较低，左侧端较高。胰在腹前壁的体表投影如下：上缘相当于脐上10 cm处，下缘相当于脐上5 cm处。胰的位置可随呼吸运动、腹内脂肪多少和体位姿势的变化而发生一定的移动。

(二) 分部与毗邻

胰狭长，通常可分为头、颈、体、尾4部，其间无明显的界限(图4-20)。

胰头位于第2腰椎的右侧，被十二指肠从上方、右侧和下方"C"形环绕，是胰最宽大的部分。因胰头紧贴十二指肠壁尤其是十二指肠大乳头部，故胰头癌可压迫十二指肠，引起肠梗阻。胰头左后下部的钩突围绕肠系膜上动、静脉的后方。胰头前表面覆盖有腹膜并有横结肠系膜根横过，后方有右膈脚、右肾血管、下腔静脉、左肾静脉的终末段、胆总管和肝门静脉。故胰头肿大时可压迫胆总管和肝门静脉。胰头上方依次与胃幽门和十二指肠上部、肝固有动脉、肝门静脉和网膜孔相邻。

胰颈为胰头和胰体之间的狭窄部分，位于胃幽门部的后下方。胰颈前表面覆盖有腹膜，并与幽门和十二指肠起始部相邻，胰十二指肠上前动脉也下行经过胰头和胰颈连接处前方。后上方有胆总管、肝门静脉和肝总动脉进出肝十二指肠韧带。后方有肠系膜上血管等通过。肠系膜上静脉经过胰颈后面，并在此与脾静脉汇合形成肝门静脉(图4-22)。影像学上通常右侧以肠系膜上静脉右侧壁为胰头与胰颈分界线，左侧以肠系膜上动脉右侧壁作为胰颈与胰体的分界标志，但亦有人提出以降主动脉右侧壁为标志更为合适。肠系膜上静脉和肝门静脉使胰颈后表面形成凹槽，此处没有胰腺的小静脉进入，故可沿肠系膜上静脉前方与胰颈后表面之间剥离胰腺。

胰体较长，平第1腰椎高度，胰体后面借疏松结缔组织与腹主动脉、腹腔干、肠系膜上动脉起始部、腹腔丛、左膈脚、左肾、左肾上腺和脾静脉相邻。胰体前面覆盖腹膜并有横结肠系膜根附着，前上方借小网膜与胃相邻，前下方与十二指肠升部、十二指肠空肠曲及空肠袢相邻。脾动脉位于胰体上缘后方，胰体下缘后方可见肠系膜上血管。

NOTE

胰尾狭细，走行于脾肾韧带两层之间，末端可达脾门。脾切除术时应避免损伤胰尾。

在胰头右缘，胰管(pancreatic duct)与胆总管汇合成肝胰壶腹，开口于十二指肠大乳头(图4-27)。副胰管(accessory pancreatic duct)较短而细，开口于十二指肠小乳头，引流胰头前上部的胰液。胰管梗阻时副胰管可引流全部胰液。

（三）血管

胰的动脉供应来自胃十二指肠动脉、肠系膜上动脉和脾动脉(图4-21)。胃十二指肠动脉发出的胰十二指肠上前、后动脉与肠系膜上动脉发出的胰十二指肠下动脉，在胰头前、后面吻合成动脉弓，由动脉弓发出分支分布于胰头和十二指肠。胰背动脉自脾动脉起始2 cm内发出，向下至胰颈或胰体背面分为左支和右支，左支又称胰下动脉，沿胰下缘背面左行。脾动脉沿途还分出4～6支胰支进入胰腺，其中最大的一支为胰大动脉，分布至胰尾部的为胰尾动脉。

胰的静脉多与同名动脉伴行，胰头和胰颈的静脉注入胰十二指肠上、下静脉和肠系膜上静脉，胰体和胰尾的血液则多经小静脉注入脾静脉。胰腺的小静脉壁薄，静脉回流又十分丰富，且毗邻肠系膜上静脉或肝门静脉，因此手术时需十分小心，否则容易造成出血。

（四）淋巴引流

胰的淋巴回流非常丰富。胰的淋巴起自腺泡周围的毛细淋巴管，汇合形成沿局部动脉走行的较大淋巴管，注入胰上、下淋巴结和脾淋巴结，其输出淋巴管注入腹腔淋巴结(图4-29)。

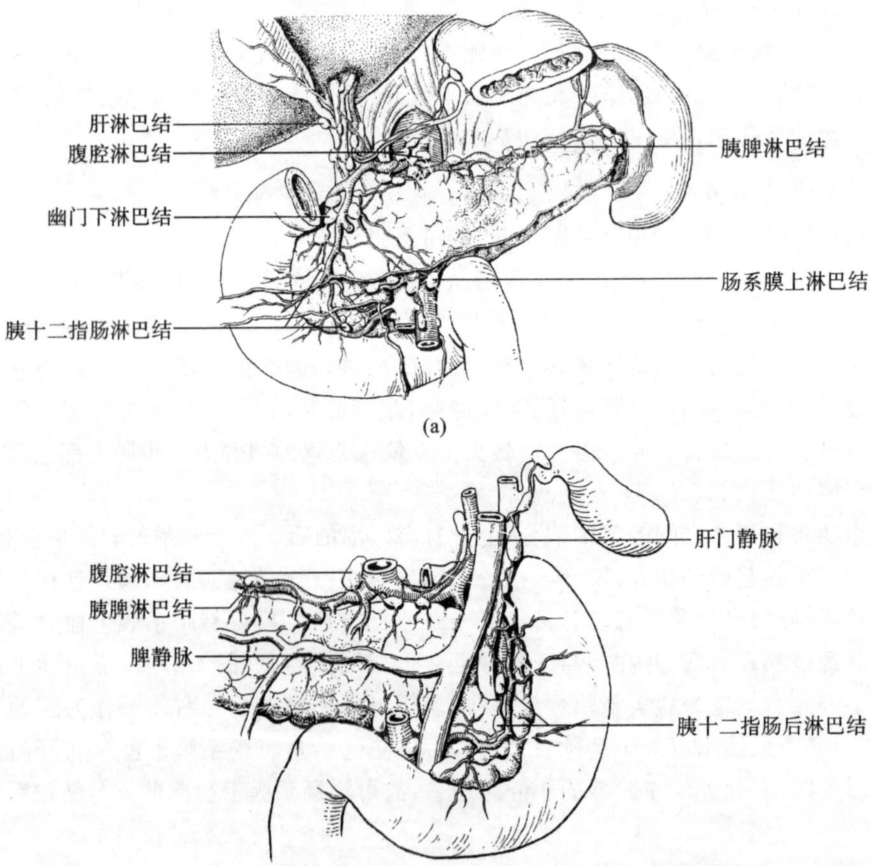

图4-29　十二指肠、胰和脾的淋巴

（五）神经

胰有大量的自主神经分布，来源于腹腔丛、肝丛、脾丛及肠系膜上丛等神经丛的分支，这些神经分支到达胰腺前互相交织形成网状的胰腺神经丛。其中，交感神经来源于T5～T10脊髓节段，主要抑制胰腺分泌，副交感神经来自迷走神经，主要加强胰腺分泌。胰腺的神经支配主要分布在胰头和胰颈部，胰体和胰尾部较少。因胰腺富含神经组织，故胰腺癌易发生神经浸润。胰腺癌神经浸润率可为50%～100%，神经浸润是胰腺癌有别于其他消化道肿瘤的重要生物学特征。胰腺癌神经浸润与局部复发、转移和预后密切相关。

六、脾

（一）位置和体表投影

脾（spleen）位于左季肋区第9、10、11肋的深面，长轴与第10肋一致。后上端约平第10胸椎棘突，距后正中线4～5 cm。前下端平第1腰椎棘突，位于腋中线前方。脾的下缘不超过左侧肋弓，故正常时不能触及。

脾与膈相贴，故其位置可随呼吸和体位的不同而变化，可随呼吸上下移动2～3 cm。正常时，脾上极借胃脾韧带与胃相连，借膈脾韧带与腹后壁相连，脾下极脾肾韧带与腹后壁和结肠左曲相连，膈结肠韧带恰位于脾下极下方。若上述固定装置松弛，可使脾离开正常位置，称游走脾。游走脾活动度大，脾蒂较长，易发生扭转。

副脾（accessory spleen）出现率约为10%，其位置、数目和大小等不恒定。多位于脾门、脾蒂、大网膜等处。脾切除治疗脾功能亢进时应切除副脾。

（二）形态与毗邻

脾外形不规则，颜色暗红，大致可呈三角形、长圆形或圆形，有的甚至有分叶。脾可分为脏、膈两面，前、后两端，上、下两缘。其中上缘有1～3个脾切迹，可作为脾触诊的标志。脾脏面凹陷，有脾门供脾血管、淋巴管和神经等出入。脾膈面与膈相贴，借左膈顶下部与左肋膈隐窝、左肺下叶及第10～12肋相邻。脾脏面前部与胃底后部、胃体和胃大弯后壁相邻，后部与左肾和左肾上腺相邻，脾门邻近胰尾。脾下极与结肠左曲和膈结肠韧带相邻。

（三）脾段

脾由2～5个独立的脾段构成，通常为四段，即上极段、上中段、下中段和下极段。正常情况下，脾段呈楔形，是一个相对独立的单位。每个脾段由一条独立的终末动脉支（段动脉）供血，并有一条同名静脉引流该脾段的血液，相邻脾段由段间静脉相连。故一个脾段充血，过多的血液可经段间静脉流入相邻的脾段。脾段的结构特点为临床部分脾切除或脾段切除提供了解剖学基础。

（四）血管

脾动脉（splenic artery）多起自腹腔干，沿胰后上缘向左行，越过左肾上份和胰尾，分支后经脾肾韧带进入脾门（图4-21）。依其行程可分为胰上段、胰段、胰前段和门前段。胰上段、胰段的分支主要供应胰腺。脾的终动脉支大多起自胰前段，少数起自门前段，以上、下两支脾叶动脉最多见，上、中、下三支的次之。脾叶动脉又分为上极段动脉、上中段动脉、下中段动脉和下极段动脉四支终末动脉进入脾门。

脾静脉（splenic vein）在脾门处汇合而成。脾静脉较直，管径较动脉粗，行于脾动脉下方、胰尾和胰体的后方，沿途接受胃短静脉、胃网膜左静脉、胃后静脉、肠系膜下静脉和来自胰的静脉，在胰颈后方与肠系膜上静脉汇合成肝门静脉（图4-22）。

（五）淋巴引流

脾是一个淋巴器官，它没有淋巴输入管，但在脾门处可见淋巴输出管。脾的淋巴输出管注入脾门处的脾淋巴结（图4-29），再沿脾动脉注入腹腔淋巴结。

（六）神经

脾接受自主神经的支配，交感神经纤维主要来自腹腔神经丛，副交感神经纤维来自迷走神经，其中交感神经的支配占主导地位。这些神经纤维与脾血管伴行，交感神经主要分布于脾动脉及其分支。

（王　慧）

第五节　结肠下区

结肠下区位于横结肠及其系膜与小骨盆上口之间，该区范围内的脏器主要包括空肠、回肠、盲肠、阑尾和结肠等。

一、空肠与回肠

（一）位置与形态

空肠（jejunum）及回肠（ileum）被肠系膜包裹，又称为系膜小肠，其周围有结肠围绕，占据结肠下区的大部分空间。系膜小肠上段为空肠，起于十二指肠空肠曲，约占系膜小肠近侧2/5，主要位于结肠下区左上部。下段为回肠，末端续接盲肠，约占系膜小肠远侧3/5，主要位于结肠下区右下部。

空肠较粗，直径约为4 cm，肠壁也较厚，肠壁的黏膜皱襞较粗大且较多，绒毛发育良好，但自中1/3段开始，黏膜皱襞变平、减少，至回肠尾段几近消失。空肠肠壁黏膜表面可见散在的孤立淋巴滤泡。空肠血供丰富，外观呈浅红色，系膜的血管弓少，血管周围的脂肪少。回肠管径较细，直径约为3.5 cm，肠壁较薄，肠黏膜皱襞较细小且较少，在肠壁内除了孤立淋巴滤泡外，在沿肠系膜对侧缘的肠壁黏膜上还可见斑块状的集合淋巴滤泡。回肠血供较空肠差，肠管的颜色稍白，系膜的血管弓较多，血管周围的脂肪亦较多。

（二）肠系膜

小肠系膜由双层腹膜组成，呈扇形，其内有分布到肠袢的血管、神经、淋巴管、淋巴结、脂肪等，故在切除肠系膜中的肿瘤或囊肿时，应避免损伤血管而引起相应肠袢的坏死。肠系膜在腹后壁的附着处，为肠系膜根，长约15 cm，从腹后壁第2腰椎左侧斜向右下方，跨越脊柱及十二指肠水平部、腹主动脉、下腔静脉、右输尿管、右腰大肌等，止于右骶髂关节前方。因肠管仅通过肠系膜根连于后腹壁，所以空肠和回肠在腹腔内有很大的活动性。肠系膜从根部到肠管的距离在小肠两端较短，为3～5 cm，而中份较长，可达15～25 cm，因此位于小肠中份的回肠中上段最容易进入腹股沟管或股管形成疝。

空、回肠几乎全被腹膜所包绕，为腹膜内位器官。但在系膜附着处（即肠管的系膜缘）无腹膜覆盖，此处称为系膜三角。在小肠切除吻合术时，应注意此处的缝合，以免发生肠瘘。吻合完毕后还应将两侧系膜的切缘对合缝合，以保持系膜完整，防止发生内疝。

（三）血管

1. 动脉　空肠动脉和回肠动脉发自肠系膜上动脉（superior mesenteric artery）。肠系膜上动脉在第 1 腰椎水平从腹主动脉的前壁发出，发出后在胰腺后方经胰腺钩突腹侧，下行至十二指肠水平部与胰体下缘之间，进入肠系膜根的双层腹膜中，呈凸向左侧的弧形，走向右髂窝。弧形凹侧发出胰十二指肠下动脉、中结肠动脉、右结肠动脉及回结肠动脉。凸侧发出 12～18 条空、回肠动脉，各动脉分支彼此吻合成弓。上 1/4 段小肠只有一级弓，自此而下依次吻合成二级、三级血管弓（中 2/4 段）及四级弓（下 1/4 段），并由每段的最后一级弓的凸侧发出直动脉分布到肠壁，直动脉之间缺乏吻合。空肠的直动脉长 3～4 cm，而回肠的直动脉仅长 1～3 cm（图 4-30）。肠系膜上动脉也可与腹腔干共起于腹主动脉，或与肝总动脉、脾动脉共干。

2. 静脉 空肠静脉、回肠静脉与同名动脉伴行，最终汇入肠系膜上静脉（superior mesenteric vein）。肠系膜上静脉收集空肠、回肠、盲肠、阑尾、升结肠、横结肠以及胃、大网膜、十二指肠和胰等器官的血液，在肠系膜的两层间，位于同名动脉的右前方，在胰颈的后方与脾静脉汇合构成肝门静脉。

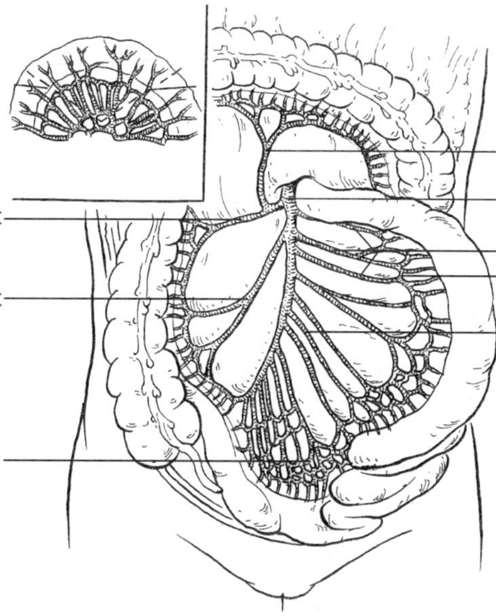

图 4-30 空、回肠的动脉

（四）淋巴引流

空、回肠的毛细淋巴管起于小肠绒毛的乳糜管，与黏膜、肌层和浆膜的毛细淋巴管相互吻合成丛，由淋巴管丛发出集合淋巴管沿空肠动脉和回肠动脉的分支走行，注入肠系膜淋巴结。肠系膜淋巴结位于肠系膜的双层腹膜之间，可分为三组：第一组位于小肠系膜缘，称为肠管旁淋巴结；第二组位于空肠动脉和回肠动脉分支所形成的血管弓之间；第三组位于肠系膜根部，沿空肠动脉和回肠动脉的起始部排列。肠系膜淋巴结的输出淋巴管注入肠系膜上动脉根部周围的肠系膜上淋巴结。肠系膜上淋巴结的输出管注入腹腔干周围的腹腔淋巴结，最终汇成肠干注入乳糜池（cisterna chyli）。回肠末端的淋巴管还可以注入回结肠淋巴结。

（五）神经

空、回肠接受交感神经和副交感神经的双重支配，同时有感觉神经分布。交感神经的节前纤维来自第 9～11 胸节，经交感干和内脏大、小神经入腹腔神经丛、肠系膜上丛，在腹腔神经节和肠系膜上神经节内换元后发出节后纤维，分布到肠壁。副交感神经节前纤维来自迷走神经后干，至肠壁内神经丛换元后发出节后纤维，支配肌层和肠腺。交感神经兴奋时，肠管蠕动减弱，分泌减少，血管收缩；副交感神经兴奋时，肠管蠕动增强，腺体分泌增加。

空、回肠的感觉纤维随交感神经和副交感神经传入脊髓第 9～12 胸节和延髓。痛觉冲动主要随交感神经传入脊髓第9～12胸节，故小肠疾病所产生的牵涉痛出现于剑突到脐之间（第9～12胸神经分布区）。

二、盲肠与阑尾

（一）位置与形态

1. 盲肠 盲肠(cecum)是大肠的起始部，以膨大的盲端起始，长6～8 cm。盲肠位于右髂窝内，相当于腹股沟韧带外侧半的上方。在胚胎发育过程中，盲肠由右上腹部逐渐下降到右髂窝内，若遗留在右上腹肝的下面，则为高位盲肠。也有因下降过低而居于盆腔内者。此外，偶可见盲肠位于左髂窝或腹腔中部，这是由胚胎发育时肠管的异位旋转所致。盲肠向上续于升结肠，左侧接回肠末端，后内侧壁有阑尾附着，右侧为右结肠旁沟，后邻右侧髂腰肌，前邻腹前壁，并常被大网膜覆盖。盲肠、回肠末端和阑尾三者合称为回盲部。在一般情况下，盲肠的各面都有腹膜包裹，且可有部分系膜，所以盲肠属腹膜内位器官，有一定程度的移动性。据统计，一部分人盲肠不完全被腹膜包裹，而盲肠的后壁直接借结缔组织和髂筋膜相连。盲肠与结肠相似，表面也有三条结肠带，它们向阑尾根部集中并与阑尾的肌层相延续，是术中寻找阑尾的重要标志。在盲肠和升结肠相移行处的左后壁上，有回肠末端的开口，称回盲口，其上、下缘各有一半月形的黏膜皱襞，称回盲瓣(ileocecal valve)。回盲瓣的形成与回肠末端的环行肌层在回盲口处增厚有关。回盲瓣不仅能防止大肠内容物反流回小肠，同时还可控制食糜不致过快地进入大肠，使食糜在小肠内得到充分的消化和吸收。由于回肠管径小于盲肠，二者连接处又接近直角，因此回盲部的肠套叠多见。

2. 阑尾 阑尾(vermiform appendix)是从盲肠下端的后内侧壁延伸出的一条细管状器官，外观似蚯蚓，故又名蚓突。阑尾为腹膜内位器官，包裹阑尾的腹膜沿其壁的一侧相遇而成双层的三角形系膜，称阑尾系膜。阑尾在腹腔内为游离器官，位置不固定，但阑尾的基底部与盲肠的位置关系是比较固定的。阑尾的位置常见的有以下五种（图4-31）：①回肠前位（国人资料显示约占28%）：位于回肠末端前方，尖端向左上，有时与腹前壁接触，故炎症时右下腹压痛明显。②盆位（约占26%）：跨腰大肌前方入盆腔，尖端可靠近闭孔内肌或盆腔脏器，炎症时可出现闭孔内肌、腰大肌或盆腔脏器刺激征。③盲肠后位（约占24%）：在盲肠后方、髂肌前方，有时可在壁腹膜后。此型阑尾炎因位置较深，体征不明显，易误诊，手术暴露和切除有一定难度。④回肠后位（约占8%）：位于回肠末端后方，尖端常向左上。⑤盲肠下位（约占6%）：位于盲肠下方，尖端向右下。关于阑尾位置类型及比例的资料，由于观察指标、人种、地域等因素影响，不同来源的研究报道的数值差异较大。

阑尾除上述位于右髂窝内的五种位置之外，随着异位盲肠的发生规律，还可有下列几种异常位置：高位阑尾，多位于肝的下方；低位阑尾，阑尾降入小骨盆腔内；盲肠后腹膜外阑尾（腰部阑尾），阑尾全部或部分在腹后壁腹膜外，直接与髂腰肌、髂腹股沟神经和生殖股神经相邻；位于左髂窝内或腹腔中部的阑尾，其形成的主要原因是先天性内脏异位或先天性肠未旋转。了解阑尾的各种异常位置，对诊断临床表现不典型的异位阑尾炎非常重要，同时，正确诊断异位急性阑尾炎，也能正确指导手术中切口的选择。

阑尾虽有多种位置，但阑尾根部的位置是基本固定的。阑尾根部的体表投影：①在脐至右髂前上棘连线的中、外1/3交界处（距右髂前上棘3.5～5 cm处），称作McBurney点；②在左、右髂前上棘的连线中、右1/3交界处，称为Lanz点。阑尾炎患者可在阑尾根部体表投影部位探及压痛。

阑尾的大小、形态也因人而异。一般长5～7 cm，也偶有长达20 cm或短至1 cm者。由于系膜常较阑尾短，致使阑尾多呈盘曲状。其管径最大者可达1.5 cm，小者仅0.2 cm，一般多

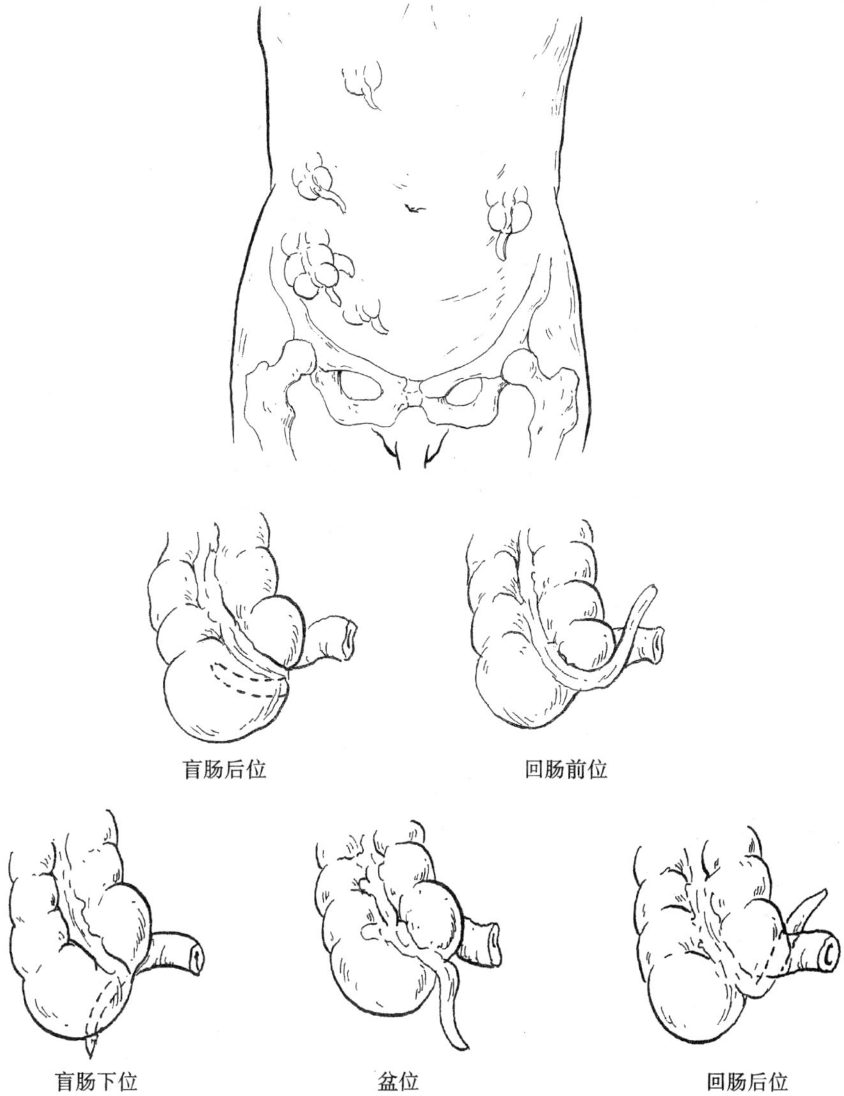

图 4-31 阑尾的常见位置及变异

在 0.5～1 cm 之间。管腔的远端为盲端，近端开口于盲肠下端的后内侧壁回盲口的后下方约 2 cm 处，称阑尾口。在该口的下缘，有一不十分显著的半月形黏膜皱襞，称为阑尾瓣或 Gerlach 瓣，此瓣可防止粪块或异物坠入阑尾腔。如果该瓣缺如或功能不全，粪便则易进入阑尾腔内而引起梗阻性阑尾炎。小儿阑尾的开口较大，阑尾腔不易梗阻，但阑尾壁肌层薄，且不完整，炎症易导致穿孔；成人的阑尾腔较窄，开口亦较小，易被粪石梗阻，引发阑尾炎。阑尾壁内富含淋巴组织，参与 B 淋巴细胞的产生与成熟过程，但 30 岁后阑尾内的淋巴滤泡明显减少，不必夸大阑尾切除对机体免疫功能的影响。阑尾畸形较常见的有双阑尾及双盲肠双阑尾等，手术时应一并切除。

（二）血供、淋巴回流与神经

肠系膜上动脉凹侧的最下一条分支称回结肠动脉，斜向右下至盲肠附近发出盲肠前、后动脉供应盲肠，阑尾动脉供应阑尾，另有分支营养回肠末端和升结肠下段。回盲部静脉与同名动脉伴行，注入肠系膜上静脉。阑尾动脉多为 1～2 支，可起自回结肠动脉或其分支盲肠前支、后支。阑尾动脉是无分支的终末动脉，血运发生障碍时，易导致阑尾坏疽。阑尾静脉与动脉伴行，为回结肠静脉终末属支之一，静脉血经回结肠静脉、肠系膜上静脉、肝门静脉而入肝。当患者发生化脓性阑尾炎时，细菌栓子可经上述途径入肝，引起肝脓肿，所以在阑尾切除术时，特别是化脓性或坏疽性阑尾切除术时，动作一定要轻柔，不可挤压阑尾，以免炎症扩散(图 4-32)。盲肠与阑尾根部的淋巴管常分为前、后两组，经盲肠前、后淋巴结汇入沿回结肠血管及其分支排列的回结肠淋巴结，再回流至肠系膜上淋巴结。回盲部交感神经支配来自脊髓第 10～12 胸节，经肠系膜上神经节内换元后，节后纤维分布到肠壁；副交感神经节前纤维来自迷走神经后干，至肠壁内神经丛换元后，节后纤维支配肌层和肠腺。传导阑尾痛觉的内脏传入神经纤维伴随着交感神经进入脊髓第 10、11 胸节。在急性阑尾炎早期，大部分患者开始多在上腹部或脐周围出现疼痛，之后转为右下腹固定性疼痛。一般认为上述脐周腹痛是内脏神经的反射性痛，当炎症波及壁腹膜，躯体神经受到刺激时才转为局部的固定性疼痛。

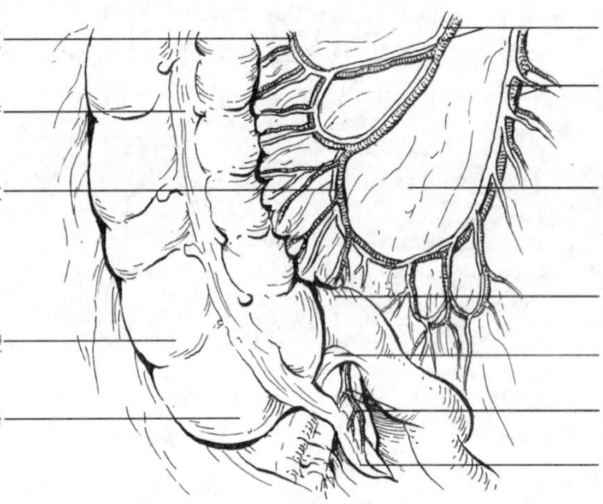

图 4-32　盲肠和阑尾的血管

三、结肠

(一) 分部、位置及毗邻

结肠(colon)是指从盲肠上端到直肠上端之间的一段大肠，围绕在空、回肠的周围，可分为升结肠、横结肠、降结肠和乙状结肠四个部分。结肠具有粗大的管径，但管壁却较薄弱。在结肠的表面具有结肠带、结肠袋和肠脂垂三种结构，是肉眼上与小肠进行鉴别的形态学特征。结肠带根据其在横结肠上与横结肠系膜及大网膜的关系，分别称为系膜带、网膜带和独立带，三条结肠带在盲肠处皆向阑尾的根部集中，因此做阑尾切除术时，常沿升结肠前面的独立带向下追寻阑尾；在做结肠切除端端吻合术时，结肠带还可作为判断肠轴未发生扭转、正确吻合的标志。相邻的结肠袋之间存在着下陷的横沟，此处肠壁的环行肌增厚，并使肠壁黏膜突向肠腔，在钡剂灌肠的 X 线片上，可借结肠袋与小肠进行区分。营养肠壁的终末动脉的长支，多走行在肠脂垂的基底部，且发出分支进入肠脂垂，因此做结肠手术必须切断肠脂垂时，对肠脂垂不要过度牵拉或轻易切断，以免损伤长支，影响肠壁的血液供应。

1. 升结肠　升结肠(ascending colon)长 15～20 cm，续于盲肠，沿腹腔右外侧区腹后壁前面上行，至肝右叶下方，转向左前下方移行于横结肠，移行处所形成的弯曲称结肠右曲(right colic flexure)或称结肠肝曲。结肠右曲后面邻右肾及腰方肌，借肾结肠韧带与右肾的肾前筋膜相连；前上方邻肝右叶和胆囊并借肝结肠韧带和胆囊结肠韧带与它们相连；内侧稍上方邻十二指肠；结肠右曲的外侧与膈之间形成的腹膜皱襞称为右膈结肠韧带，此韧带位于右结肠旁沟的上端。多数人的右膈结肠韧带较薄弱，甚至缺如。故腹腔器官有穿孔时，内容物或脓液容易沿右结肠旁(外侧)沟上下蔓延。

升结肠属腹膜间位器官，后面借疏松结缔组织与腹后壁相邻，疏松结缔组织内可有右侧股外侧皮神经、腰动脉、髂腹下神经、髂腹股沟神经经过。前面和两侧面均被腹膜覆盖，其外侧为右结肠旁沟，内侧为右肠系膜窦和回肠袢。少数人升结肠为腹膜内位器官，具有系膜和一定的活动度。

2. 横结肠 横结肠(transverse colon)长 40～50 cm，为位于结肠右曲和结肠左曲之间的一段结肠，在右季肋区起自结肠右曲后，呈向下的弧形左行，达左季肋区脾的下端内侧处，转折向下移行于降结肠，转折处称结肠左曲(left colic flexure)或称结肠脾曲，其位置较结肠肝曲高而深，形成脾曲外袢与降袢，相连成角，较易积气，引起少数人左上腹不适。结肠左曲的上方与脾和胰尾相邻，借脾结肠韧带与脾相连；后方邻胰尾；前方邻胃大弯且被肋弓遮盖，因此，结肠左曲的肿瘤不易扪及。结肠左曲内侧借横结肠系膜的左端与左肾相邻，向外借左膈结肠韧带连于膈。左膈结肠韧带位于左结肠旁沟的上端，通常发育良好，对结肠左曲和脾有固定、支持作用，并基本上封闭了左结肠旁沟的上口，当做左半结肠切除术时，需切断此韧带并应注意保护胰尾。

横结肠属腹膜内位器官，借由腹膜形成的两端较短、中部较长的横结肠系膜连于腹后壁，系膜根附于十二指肠降部、胰与左肾的前面。横结肠及其系膜是结肠上、下区的分界标志。横结肠系膜还构成网膜囊的后下壁，内有中结肠动、静脉通过，当做胃切除胃空肠吻合术分离横结肠系膜时，应注意防止损伤中结肠动脉，以避免造成横结肠缺血坏死。横结肠上方有肝和胃，下方邻空肠和回肠，其位置除因体位而变化外，还受胃、肠充盈程度的影响。

3. 降结肠 降结肠(descending colon)长 25～30 cm，在脾下端内侧处续于结肠左曲，在腹腔左外侧区腹后壁沿左肾外侧缘和腰方肌前面下行，至左髂嵴处移行为乙状结肠。降结肠后借疏松结缔组织与腹后壁相贴，疏松结缔组织内有左肋下血管和神经、髂腹下神经及髂腹股沟神经、第 4 腰动脉、股外侧皮神经、股神经及生殖股神经等，外侧为左结肠旁沟，内侧邻左肠系膜窦和空肠袢。其前面和两侧面皆有腹膜覆盖，属腹膜间位器官，位置较固定。

4. 乙状结肠 乙状结肠(sigmoid colon)长约 40 cm，为结肠的末段，上端在左髂嵴处接降结肠，下端在第 3 骶椎上缘处续为直肠。乙状结肠前方常被空肠袢覆盖，充盈时也可靠近腹前壁。后方与左侧髂腰肌、髂外血管、睾丸(卵巢)血管及左输尿管相邻。乙状结肠属腹膜内位器官，借乙状结肠系膜连于骨盆后壁。因乙状结肠的系膜较长，活动性较大，发生扭转的机会也较大。

结肠镜在多种结肠疾病的诊断与治疗中发挥了重要作用，临床应用非常广泛。操作过程中应特别注意各段结肠的位置与形态，特别是弯曲处，如乙状结肠降结肠移行部、脾曲固定部、横结肠下垂部及肝曲部，这些部位是结肠镜不易通过的部位。

（二）血管

1. 动脉 结肠主要由来自肠系膜上动脉的回结肠动脉、右结肠动脉、中结肠动脉及来自肠系膜下动脉的左结肠动脉、乙状结肠动脉供血(图 4-33)。

(1) 回结肠动脉(ileocolic artery)：肠系膜上动脉的最下一条分支，发出后走向右下方，在盲肠附近分出盲肠前、后动脉，阑尾动脉供应盲肠和阑尾；升结肠支(升支)，与右结肠动脉的降支吻合，供应升结肠下 1/3 段；回肠支(降支)，与回肠动脉终末支吻合，供应回肠末段。回肠支与回肠动脉终末支之间的吻合并不充分，当回结肠动脉被阻断时，将导致回肠末端血运不良，故在右半结肠切除术时，需同时切除回肠末端 10～15 cm。

(2) 右结肠动脉(right colic artery)：在回结肠动脉上方起自肠系膜上动脉，在壁腹膜深面向右走行，跨右睾丸(卵巢)血管和右输尿管后，至升结肠内侧缘附近分为升支、降支，分别与中结肠动脉的分支和回结肠动脉的升结肠支形成吻合，供应升结肠。

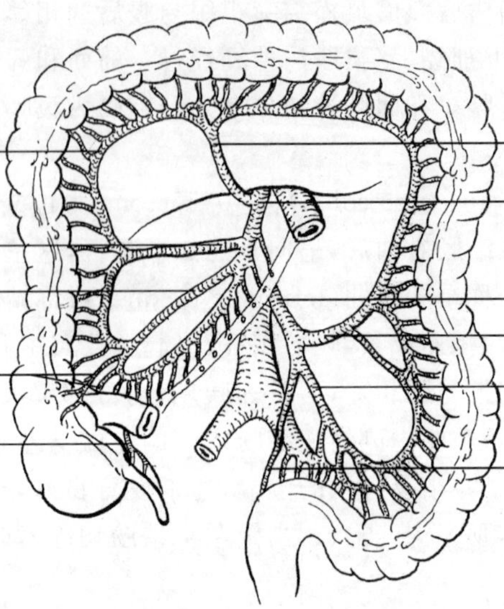

图 4-33　结肠的动脉

(3) 中结肠动脉(middle colic artery):在胰颈下缘处起自肠系膜上动脉,发出后立即进入横结肠系膜,偏右侧走向结肠右曲,在结肠右曲附近分为左支、右支。右支与右结肠动脉的升支吻合,供应横结肠右侧 1/3 段的血液;左支走向左侧,在结肠左曲附近和左结肠动脉的升支吻合,供应横结肠左侧 2/3 段的血液。临床进行胰腺或胃手术结扎大血管或切开横结肠系膜时,应注意保护中结肠动脉。中结肠动脉左支与左结肠动脉升支之间吻合较差,甚至缺乏吻合,如中结肠动脉左支受损,可能引起横结肠左侧部坏死。约 10%的人有副中结肠动脉,它起自肠系膜上动脉的左侧壁或肠系膜下动脉,行于横结肠系膜的左侧部,营养横结肠左半部及结肠左曲。中结肠动脉缺失者约占 5%,此时,横结肠的血液是由左结肠动脉的升支供应。临床操作时应注意中结肠动脉可能出现的上述变异。

(4) 左结肠动脉(left colic artery):肠系膜下动脉约平第 3 腰椎高度起自腹主动脉前壁,在壁腹膜深面走向左下方。左结肠动脉是肠系膜下动脉的最上一条分支,发出后在壁腹膜面行向左上方,越过左输尿管到降结肠上部附近分为升支、降支。升支在结肠左曲处进入横结肠系膜与中结肠动脉的左支吻合,降支下行进入乙状结肠系膜与乙状结肠动脉的升支吻合。升结肠与降结肠的血管均从内侧走向肠管,因此升、降结肠的手术游离肠管时应从肠管外侧切开腹膜,避免损伤血管。

(5) 乙状结肠动脉(sigmoid artery):可有 1～3 支,在左结肠动脉的下方起于肠系膜下动脉,亦可与左结肠动脉共干,经壁腹膜深面走向左下方,跨过左输尿管、左睾丸(卵巢)血管和左腰大肌进入乙状结肠系膜,分支供应乙状结肠。

(6) 直肠上动脉(superior rectal artery):肠系膜下动脉发出乙状结肠动脉后向下的延续部分,经乙状结肠系膜两层之间下降,至第 3 骶椎高度分为两支,沿直肠两侧下行,与直肠下动脉的分支吻合。直肠上动脉进入盆腔后发出的分支称乙状结肠直肠动脉,分布于乙状结肠和直肠上段。

肠系膜上、下动脉发出的供应结肠的血管分支在系膜内走行,在靠近结肠的边缘处彼此互相吻合,形成一个大的“血管弓”,称边缘动脉。边缘动脉发出许多终末支称为直动脉,后者又分为长支和短支。短支的数量较多,大部分起于长支或直接发自边缘动脉,在系膜带处几乎与肠管纵轴垂直穿入肠壁,分布于系膜侧 2/3 的肠壁。长支在浆膜下环绕肠管,在另两条系膜带处发出分支入肠脂垂后穿入肠壁,分布于系膜对侧 1/3 的肠壁。边缘动脉的长、短支在进入肠壁前很少吻合,因此结肠手术需切开肠管时,应在系膜对侧缘,即独立带和网膜带之间做纵向切开，避免损伤终末动脉短支。分离、切除肠脂垂时，切勿过度牵拉，以免损伤长支，影响肠壁供血(图 4-33)。

2. 静脉 结肠的静脉基本与同名动脉伴行，收集同名动脉分布区的静脉，最后汇入肝门静脉。结肠左曲以上的静脉血经回结肠静脉(ileocolic vein)、右结肠静脉(right colic vein)及中结肠静脉(middle colic vein)汇入肠系膜上静脉，继而回流入肝门静脉；结肠左曲以下的静脉血经左结肠静脉(left colic vein)、乙状结肠静脉(sigmoid vein)、直肠上静脉(superior rectal vein)汇入肠系膜下静脉(inferior mesenteric vein)，肠系膜下静脉的走行与同名动脉略有不同，它跨过腰大肌后呈弧形上升，注入脾静脉，最终亦回流入肝门静脉。

(三) 淋巴引流

结肠的淋巴管直接或间接地汇入肠系膜上、下淋巴结。途经的淋巴结主要有以下几组：①结肠壁上淋巴结：位于肠壁浆膜的深面，数量较少，体积较小，多分布于网膜带和独立带附近。②结肠旁淋巴结：沿边缘动脉排列。③中间淋巴结：沿回结肠动脉、右结肠动脉、中结肠动脉、左结肠动脉和乙状结肠动脉排列，分别称为回结肠淋巴结、右结肠淋巴结、中结肠淋巴结、左结肠淋巴结和乙状结肠淋巴结。④肠系膜上、下淋巴结：位于各结肠动脉的根部和肠系膜上、下动脉的根部。其中，右半结肠的淋巴大部分经中间淋巴结汇入肠系膜上淋巴结，左半结肠的淋巴经中间淋巴结汇入肠系膜下淋巴结。淋巴结转移是结肠癌最主要的转移方式，故结肠癌根治性手术除切除病变段肠管外，还需行合理规范的淋巴清扫术，术后足够数量的淋巴结病理检查是结肠癌精确分期、术后治疗及预后判断的重要依据。

(四) 神经

升结肠和横结肠的神经支配来自肠系膜上丛，含有交感神经纤维和副交感神经纤维两种神经纤维。降结肠及乙状结肠近侧部的交感神经，来自肠系膜下丛；而副交感神经是由脊髓第2～4 骶节发出的纤维，经两侧盆内脏神经、左下腹下丛，再上升分布到肠壁。交感神经能抑制肠蠕动，减少分泌，增加括约肌张力；副交感神经促进肠蠕动，增加分泌，减少括约肌张力。结肠的痛觉分别经过肠系膜上丛、肠系膜下丛、上腹下丛和盆丛的感觉纤维向胸腰骶部的脊神经传导。有研究表明，盲肠、阑尾、升结肠、横结肠的右半部的痛觉纤维传至右侧脊神经；横结肠左半部、降结肠、乙状结肠传至左侧脊神经，可因切除相应侧的交感干或有关的交感神经丛而丧失痛觉。

四、肝门静脉

肝门静脉(hepatic portal vein)是肝门静脉系的主干，长 6～8 cm，直径为 1.0～1.2 cm。肝门静脉系两端都是毛细血管，一端是腹部消化道、脾、胰和胆囊的毛细血管，一端是肝小叶内的肝血窦。肝门静脉的血液与肝动脉血液在肝血窦中汇合，还在肝小叶间汇管区交通、平衡，再由肝小叶中央静脉收集，经肝静脉注入下腔静脉。肝门静脉血流量占入肝血流总量的 70%左右(图 4-34)。

(一) 组成

肝门静脉在第 1 腰椎高度、胰颈后方、下腔静脉前方，由肠系膜上静脉与脾静脉汇合而成，或由肠系膜上静脉、脾静脉与肠系膜下静脉三者共同汇合而成(图 4-34)。

(二) 毗邻

肝门静脉自胰颈后方上行，向右上方经十二指肠上部深面进入肝十二指肠韧带，位于胆总管(右)和肝固有动脉(左)后方，向后隔网膜孔(Winslow 孔)与下腔静脉相邻。肝门静脉上行至第一肝门处分为左、右两支。肝门静脉右支比左支短而粗，在进入右半肝以前，常收纳胆囊

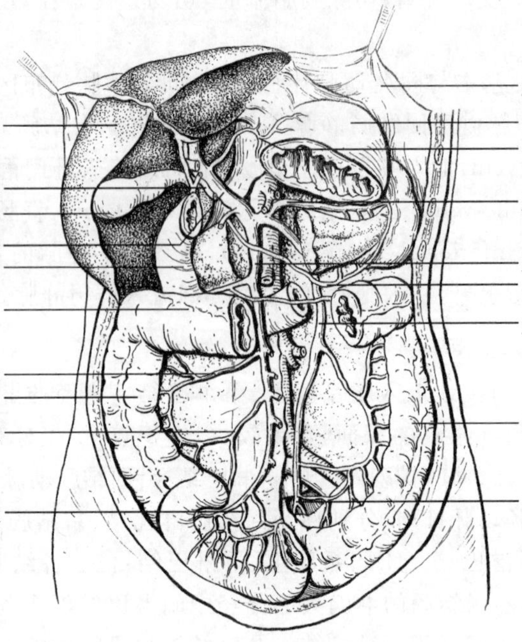

图 4-34　肝门静脉及其属支

静脉的血液；左支细而长，分出小支至肝左内叶及尾状叶，然后进入左半肝，在进入左半肝以前与附脐静脉和肝圆韧带相连接，后者由脐静脉闭锁而成。肝门静脉左支与下腔静脉之间以静脉韧带相连。

（三）属支

肝门静脉的主要属支有肠系膜上静脉、脾静脉、肠系膜下静脉、胃左静脉（胃冠状静脉）、胃右静脉、胆囊静脉、附脐静脉等（图 4-34），一般多与同名动脉伴行（胆囊静脉、附脐静脉除外）。成人的肝门静脉及其属支多无瓣膜，肝门静脉回流不畅时，易致血液逆流。

1. 肠系膜上静脉（superior mesenteric vein）　长 8～10 cm，源于回肠末段、盲肠及阑尾等处的静脉，在肠系膜内伴行于同名动脉右侧，途经右输尿管、下腔静脉及十二指肠水平部前方，至胰颈后方与脾静脉汇合。回结肠静脉与 Henle 干（右结肠静脉和胃网膜右静脉的汇合支）之间的一段肠系膜上静脉称为外科干，长 3～4 cm，门静脉高压时，可在此段行肠-腔静脉分流术。

2. 脾静脉（splenic vein）　长 5.7～10 cm，管径为 1.1 cm，血流量占肝门静脉的 20%，在脾门处由 2～4 条脾内的静脉汇聚而成。脾静脉初位于脾肾韧带内，与脾动脉和胰尾伴行，之后行向右下，位于脾动脉稍下方，跨左肾前方至胰颈后方与肠系膜上动脉汇合形成肝门静脉。肝门静脉与脾静脉之间的夹角称为门脾角，一般在 81°～130°之间。脾静脉沿途收集来自胰的静脉及胃后静脉。门静脉高压时，引流胃后壁静脉血的胃后静脉是造成食管胃底静脉曲张破裂的血管之一。

3. 胃左静脉（left gastric vein）　又称胃冠状静脉，收集胃小弯侧胃前、后壁的静脉血，与同名动脉伴行。在胃贲门附近的胃胰襞处有多条食管静脉汇入。胃左静脉多直接汇入肝门静脉，也可汇入脾静脉或门脾角上部。

4. 肠系膜下静脉（inferior mesenteric vein）　收集左半结肠和直肠上部的静脉血，多于胰腺后方注入脾静脉，也可汇入肠系膜上静脉或肠系膜上静脉与脾静脉的交角处。肠系膜上、下静脉可借结肠边缘静脉互相交通。

5. 胃右静脉（right gastric vein）　较胃左静脉细，二者多有吻合支。

6. 附脐静脉(paraumbilical vein) 位于肝圆韧带及镰状韧带中，连于脐部的浅、深静脉丛与肝门静脉左支之间。

7. 胆囊静脉(cystic vein) 胆囊上部的静脉行经胆囊与肝下面胆囊窝之间的疏松结缔组织中，可入肝汇入肝静脉。其余部分的小静脉汇合成1～2支胆囊静脉，在肝门静脉入肝右叶前汇入肝门静脉。

（四）肝门静脉系与腔静脉系之间的吻合

肝门静脉系与腔静脉系之间存在着多处吻合。正常时，这些吻合支均很细小，血液流向各自系统而呈分流状态。但当肝门静脉系内压力增高时，血液可逆流至腔静脉系，细小的吻合支开放、增粗甚至曲张，构成侧支吻合的途径，帮助肝门静脉系分流减压。但严重静脉曲张可使吻合处小静脉破裂而出血，加重病情甚至危及生命。肝门-腔静脉系间主要的侧支吻合部位如图4-35所示。

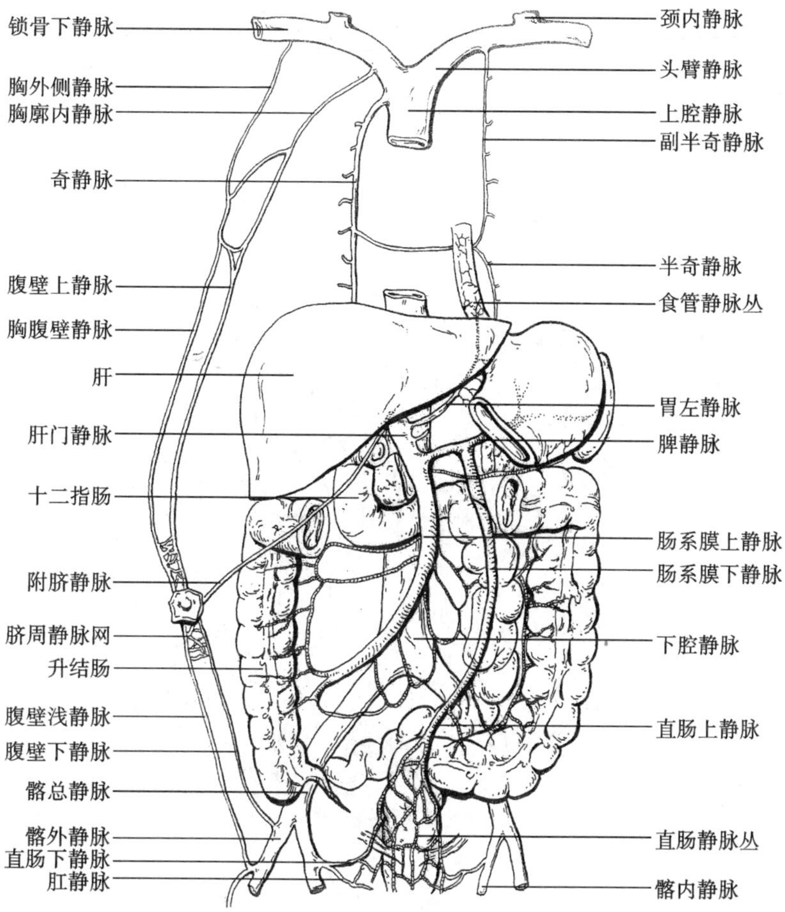

图4-35 肝门静脉与腔静脉的侧支吻合

1. 食管下段、胃底 肝门静脉系的胃左静脉、胃短静脉、胃后静脉收纳来自食管下段和胃底的静脉回流血液，而此部的小静脉又与腔静脉系的半奇静脉、奇静脉及上腔静脉的其他小属支相通连。两组静脉在食管下段的黏膜下层中存在着许多吻合支，形成食管静脉丛。这些静脉缺乏坚韧的结缔组织支持，门静脉高压时，易致曲张静脉向食管内凸出，引起食管胃底静脉曲张破裂，发生大出血。

2. 脐周围 在肝圆韧带和镰状韧带中，有细小的肝门静脉属支附脐静脉，连接于脐部皮下的腔静脉系统属支(如胸腹壁静脉、腹壁上静脉、腹壁下静脉、腹壁浅静脉等)，形成脐周动脉网。肝门静脉高压时，附脐静脉扩张，血液发生逆流，引起脐周围静脉曲张，称“海蛇头”。

3. 直肠下段 直肠上静脉汇入肝门静脉系的肠系膜下静脉；直肠中、下静脉汇入腔静脉系的髂内静脉。直肠上静脉与直肠中、下静脉在直肠下段存在着广泛的吻合支，形成直肠静脉丛。门静脉高压时，直肠静脉丛曲张而形成痔。对于由这种原因形成的痔，一般不应手术切除，以保留侧支循环。

4. 脏器裸区与体壁间 在十二指肠、胰腺、结肠及肝等脏器的无腹膜覆盖区，肝门静脉系小属支与腔静脉系的体壁小静脉（称 Retzius 静脉，如腰静脉、低位肋间后静脉及膈下静脉）相连，形成 Retzius 静脉丛。门静脉高压时，Retzius 静脉丛增粗、曲张，以缓解肝门静脉的高压。

第六节 腹膜后间隙

腹膜后间隙（retroperitoneal space）位于腹后壁腹膜与腹内筋膜之间，上界为膈，下界为骶骨岬，两侧向外延为腹前外侧壁的腹膜外筋膜。腹膜后间隙内含有大量的疏松结缔组织和脂肪，向上可经腰肋三角与后纵隔的结缔组织相延续，向下直接续于盆腔腹膜后间隙，因此，该间隙发生感染时，可向上、下扩散。腹膜后间隙内有肾、肾上腺、输尿管、腹主动脉、下腔静脉、淋巴结和神经等重要结构（图 4-36）。上述器官的手术多采用腰腹部斜切口经腹膜外入路。

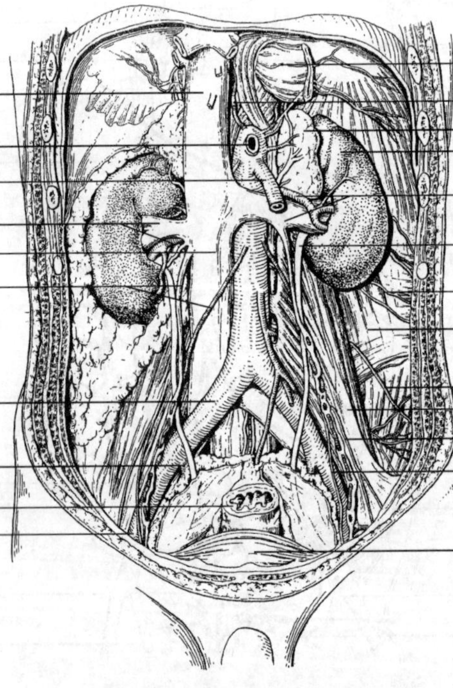

图 4-36 腹膜后间隙的结构

一、肾

（一）位置与形态

肾（kidney）为腹膜外位器官，紧附于脊柱的两侧的腹后壁。肾上极相当于第 11 胸椎体上缘（左肾）或第 12 胸椎体上缘（右肾），下极相当于第 2 腰椎（左肾）或第 3 腰椎（右肾），右肾位置受肝的影响低于左肾 1～2 cm。左、右第 12 肋分别横过左肾后面的中部与右肾后面的上部（图 4-37）。两肾长轴由内上向外下倾斜，两肾上端相距较近，距正中线 3.8 cm；下端相距较远，距正中线 7.2 cm。肾的位置站立较平卧时可低约 2.5 cm，并可随呼吸运动有一定的升降。肾位置的变异虽不多见，但亦有位于髂窝或盆腔的低位肾、跨越中线至对侧交叉的异位肾。

第 12 肋下缘和竖脊肌外缘的交角处，为肾角，也称脊肋角，当肾出现病变时，如以手指按压或用拳叩击该区，常可出现压痛、叩痛。后正中线外侧 2.5 cm、7.5～8.5 cm 做两条垂直线，通过第 11 胸椎和第 3 腰椎棘突分别各做一条水平线。上述纵横标线所围成的左、右两个四边形，即为两侧肾的体表投影区（图 4-37）。

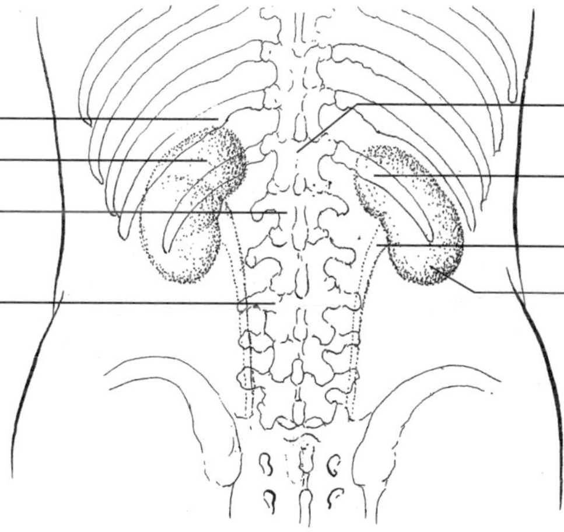

图 4-37 肾和输尿管的体表投影

两肾上方隔疏松结缔组织与肾上腺相邻；内下方为肾盂和输尿管，内后方为腰交感干。左肾前上部有胃后壁，中部有胰尾和脾血管横越，前下部为结肠脾曲和空肠，外侧缘上部与脾相邻，内侧是腹主动脉。右肾前上部有肝右叶，前下部为结肠肝曲，内侧邻十二指肠降部和下腔静脉（图 4-38）。进行左肾切除术时，须注意勿伤及胰尾部；而进行右肾切除术时，由于十二指肠降部位于腹膜后位且比较固定，切不可误伤。两肾的后面，第 12 肋以上部分，仅借膈与胸膜腔相邻，在行肾切除术，尤其须切除第 12 肋时，不可伤及胸膜造成气胸。两肾的后面，在第 12 肋以下部分，自内向外有腰大肌和腰方肌，当发生肾周围炎时，腰大肌和腰方肌有时可受到刺激。

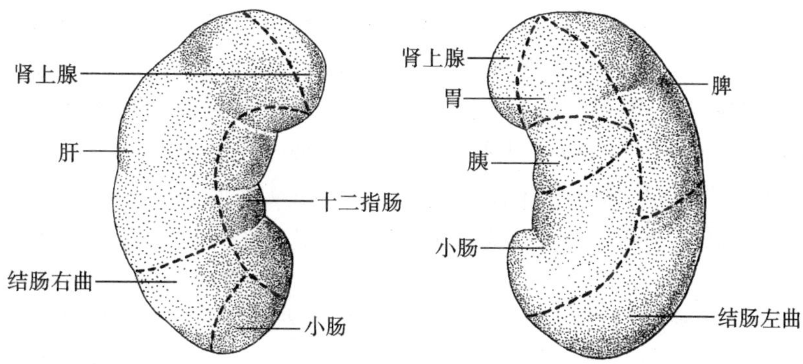

图 4-38 肾的毗邻

肾为实质性器官，形似蚕豆，正常成人肾脏长度平均值为 9.9 cm（最长者可达 14 cm），宽度平均值为 5.9 cm，厚度平均值为 4 cm。肾内侧缘中部的凹陷部位，称为肾门（renal hilum），有肾动脉、肾静脉、输尿管、神经和淋巴管等出入。肾门向肾内延续为一较大的腔隙，为肾血管、肾小盏、肾大盏、肾盂和脂肪等所占据，称为肾窦（renal sinus）。出入肾门的血管、肾盂、输尿管、淋巴管、神经等共同组成肾蒂(renal pedicle)。肾蒂中各结构的排列顺序由前向后依次为肾静脉、肾动脉和肾盂;由上向下依次为肾动脉、肾静脉和肾盂。

(二) 肾的被膜

肾的被膜共有三层。由浅入深为肾筋膜、脂肪囊及肾纤维囊(图 4-39)。

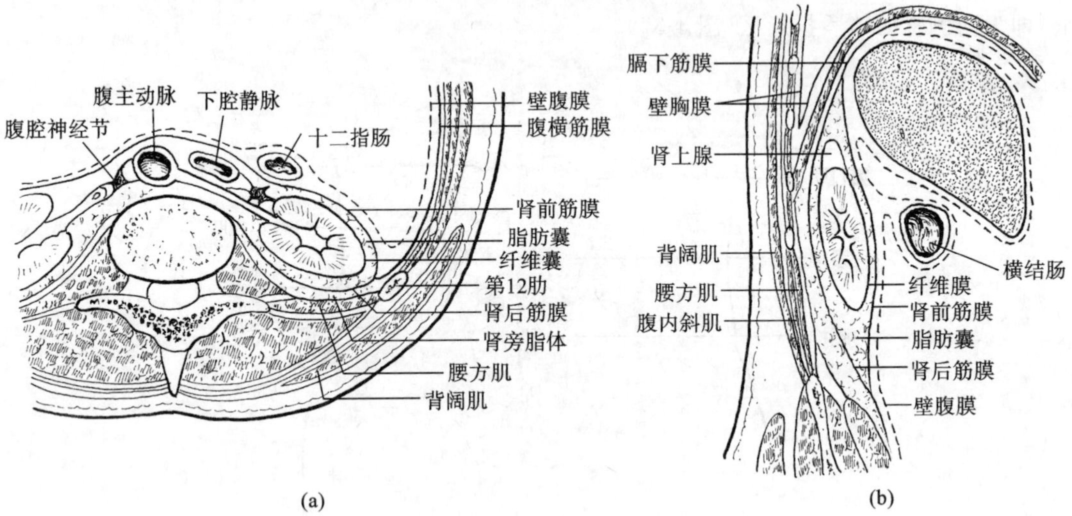

图 4-39 肾的被膜(横断面)(矢状面)

肾筋膜(renal fascia),又称 Gerota 筋膜,质比较坚韧,分为前、后两层。前层为肾前筋膜,后层为肾后筋膜,两层筋膜从前、后方包绕肾和肾上腺。在肾的外侧缘,两层筋膜互相融合并与腹横筋膜相连接。在肾的内侧,肾前筋膜越过腹主动脉和下腔静脉的前方与对侧的肾前筋膜相延续。肾后筋膜与腰方肌和腰大肌筋膜汇合后再向内附于椎体筋膜。在肾的上方,两层筋膜在肾上腺的上方互相融合,并与膈下筋膜相连接。在肾的下方,肾前筋膜逐渐变薄最终消失在髂窝的腹膜外筋膜中,肾后筋膜则向下至髂嵴与髂腰筋膜附着。由肾筋膜发出许多结缔组织小束,穿过脂肪囊连至肾纤维膜,对肾有一定的固定作用。但由于肾筋膜的下端开放,当腹壁肌减弱、肾周围脂肪减少,或有内脏下垂时,肾移动性可增大,向下形成肾下垂或游走肾。如发生肾结核积脓时,脓液可沿肾筋膜直接向下蔓延达股骨小转子附近。

脂肪囊,亦称为肾床,为囊状脂肪组织层,成人的厚度可达 2 cm,肾的边缘部位脂肪组织更为发达。这为进行肾手术操作如推开腹膜、游离肾等提供了有利的条件。这些脂肪组织对肾起到弹性垫样的保护作用,并经肾门伸入肾窦,充填于肾窦内各结构之间的间隙,使得肾窦内的手术操作,如肾血管分离等易于进行。临床进行肾囊封闭术时,即将药液注入此脂肪囊内,在改变体位的情况下,药物可沿肾前筋膜扩散到腹主动脉周围的腹腔神经丛,以达到阻滞该丛的作用。此外,因脂肪囊内脂肪组织发达,故易透过 X 线,在 X 线片上可见肾的轮廓,这对肾疾病的诊断有一定意义。

纤维囊,又称肾纤维膜,为肾的固有被膜,由致密的结缔组织及少量弹力纤维所构成,质薄而坚韧,紧附于肾的表面,有保护肾的作用。当肾充血时,纤维膜可限制其肿胀,但有压迫肾实质的可能。在正常的情况下,肾纤维膜可从肾表面剥离下来,故利用这一特点,可将肾固定于第 12 肋上,或固定于腰大肌,以治疗肾下垂。如肾周围有广泛粘连,不能按通常的程序行肾切除术时,术中可利用该特点,采用肾纤维膜下肾切除,以防损伤周围的重要结构。此外,在肾部分切除或肾外伤时也应缝合肾纤维膜,以防肾实质撕裂。肾上腺与肾共同由肾筋膜包绕,但在两者之间隔以疏松的结缔组织,即肾上腺在肾纤维膜之外。当机体发生肾下垂时,肾上腺可不随肾下降。

(三) 肾血管与肾段

1. 肾动脉与肾段 左、右肾动脉多平第1～2腰椎椎间盘高度、肠系膜上动脉起点的稍下方成直角起自腹主动脉侧壁，经肾静脉的后上方横行向外，经肾门入肾。由于腹主动脉位置偏左，因此右肾动脉较左肾动脉长(图4-40)。肾动脉不但是肾的滋养血管，而且是肾的功能血管，因此动脉口径较大。两侧肾动脉起始部位的外径，平均值均为0.77 cm。肾动脉为1支者多见(85.8%)，少见有2支(12.57%)和3～5支者(1.63%)。

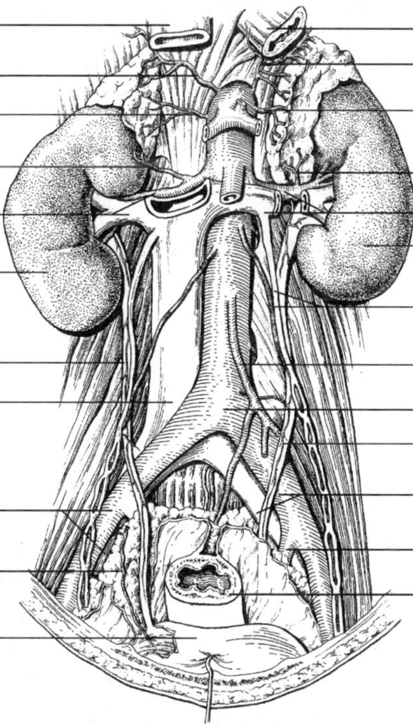

图4-40 肾、肾上腺和输尿管的血管

肾动脉到达肾门附近，大多数先分为前、后两干。肾动脉前干通常又分上段、上前段、下前段、下段四支段动脉，在这四支段动脉中，上段动脉多与上前段动脉共干，下前段动脉多与下段动脉共干。肾动脉后干在进入肾门后，走行在肾盂后方，延续为后段动脉。肾段动脉在肾实质内有相对独立的供血区域：上段动脉分布于肾上端前、后部；上前段动脉分布于肾前面中、上部及肾后面的外缘；下前段动脉分布于肾前面中、下部；下段动脉分布于肾下端前、后部；后段动脉分布范围较大，向肾后面中间的大部供血。可见上述五条肾段动脉，在肾内的分布较为恒定，每一条肾段动脉分布的肾实质范围称肾段。故肾可分为上段、上前段、下前段、下段、后段5个肾段(图4-41)。肾段动脉之间常缺少吻合，若某段动脉血流受阻，则在该动脉分布范围内的肾段会发生缺血性坏死。肾段的划分为肾的区域性病变定位及肾段或肾部分外科手术定位提供了解剖学基础。肾段动脉多在肾门之外分出，故各肾段动脉一般可在肾外见到，特别是上前段、下段、后段动脉的肾外可见率，几乎达到100%，这对肾段动脉结扎，或在肾窦内进行肾段动脉的显露、重建等均提供了有利条件。

凡不经肾门而在肾上、下端或肾门前、后方入肾的动脉称为肾副动脉或肾迷走动脉。经肾上、下端入肾的动脉称为上极动脉或下极动脉，出现率可达28.7%，可起自肾动脉、腹主动脉或腹主动脉与肾动脉起始部的交角处等。上、下极动脉是起点变异的上、下段动脉，虽然供血范围仍然相对恒定，但由于其起点、行程及入肾部位的变化，因此在手术中不可损伤或误扎，以免造成所供血肾段的缺血甚至坏死。

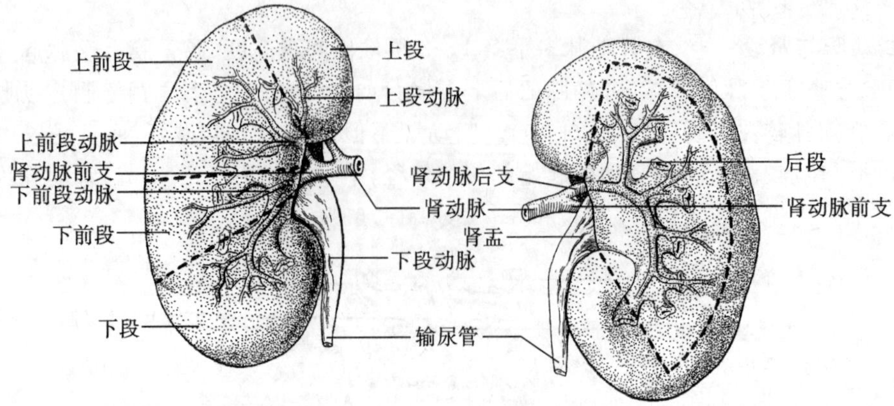

图 4-41 肾段动脉与肾段

2. 肾静脉 肾内的静脉与肾内动脉不同，存在广泛的吻合，故结扎一支不致影响肾段的静脉回流。但若结扎管径较大的肾内静脉，可能使肾内静脉压增高，肾实质肿胀，甚至出现血尿和蛋白尿。肾内的静脉在肾窦内汇成 2～3 支，出肾门后汇合为肾静脉，并位于肾动脉的前下方，最后汇入下腔静脉。肾静脉的支数，两肾不同。左肾静脉几乎均为一支。右肾静脉以一支型为主，但二支型亦较为常见，甚至有少数三支型。由于下腔静脉偏右，因此左侧肾静脉长于右侧。肾静脉的外径，左侧亦大于右侧。

右肾静脉通常无肾外属支，而左肾静脉属支较多，尚接受左肾上腺静脉、左睾丸(卵巢)静脉、腰静脉汇入，且其属支与周围的静脉尚有吻合。当患者出现门静脉高压时，常利用此特点行大网膜包肾术，以建立门-腔静脉之间的侧支循环，降低肝门静脉压力。左睾丸静脉全部汇入左肾静脉，其汇入的形式多成直角，易致回流受阻，是左睾丸静脉易曲张的原因之一。有半数以上的左肾静脉均与一支左侧腰静脉相连(多为第 2 腰静脉)，经腰静脉可与椎静脉丛、颅内静脉窦相通，左肾、睾丸及卵巢的恶性肿瘤可经此途径转移至颅内。

(四) 淋巴引流

肾有浅、深两组淋巴管丛。浅淋巴管丛位于肾纤维囊深面，引流肾被膜的淋巴；深淋巴管丛位于肾内血管的周围，引流肾实质的淋巴。浅、深两组淋巴管丛相互吻合，在肾门处汇合成较粗的淋巴管，加入肾蒂，汇入各群腰淋巴结。其中右肾前部的集合淋巴管沿右肾静脉横行或斜向内下方，注入腔静脉前淋巴结、主动脉腔静脉间淋巴结及主动脉前淋巴结；右肾后部的集合淋巴管沿右肾动脉注入腔静脉后淋巴结；左肾前部的集合淋巴管沿左肾静脉注入主动脉前淋巴结及主动脉外侧淋巴结；左肾后部的集合淋巴管沿左肾动脉注入主动脉外侧淋巴结。

(五) 神经

肾接受来自肾丛的交感神经和副交感神经的双重支配，并有内脏感觉神经分布。

肾丛位于肾动脉上方及周围，由来自腹腔丛、腹主动脉丛、内脏小神经及腰交感干的分支组成，也有迷走神经的分支加入其中。一般认为，分布于肾内的神经主要是交感神经，而副交感神经纤维可能只终止于肾盂的平滑肌。交感神经的作用可使肾血管收缩，肾体积缩小，尿液生成减少甚或停止。若切断内脏神经，则肾血管舒张，尿量增加，但这种多尿是暂时性的。

肾的感觉神经随迷走神经与交感神经纤维走行。迷走神经的感觉纤维，与副交感神经纤维伴行，经腹腔丛和腹主动脉丛分布到肾，这种纤维传导肾的痛觉以外的内脏感觉到达延髓的孤束核，以实现非痛觉的内脏反射。脊神经的感觉纤维与交感神经伴行，也经腹腔丛、腹主动脉丛分布到肾，传递肾的感觉信息至胸 11～腰 2 节段的后根节。

二、输尿管腹部

输尿管腹部为腹膜外位器官，长 13～14 cm，在相当于第 2 腰椎横突平面起自肾盂，沿腰大肌的前面向下内侧斜行，越过紧贴腰大肌的生殖股神经，在腰大肌中份偏下位于睾丸(卵巢)血管的后方，在骨盆入口处移行为输尿管盆部。输尿管腹部的体表投影：在腹前壁与半月线相当，在腹后壁约与腰椎横突尖端间的连线一致。

左、右输尿管前面的毗邻关系不同：右侧输尿管前面是十二指肠降部、胰头部、升结肠血管、回结肠血管、右睾丸(卵巢)血管及回肠末段。右侧输尿管还与盲肠和阑尾相邻，故回肠后位的阑尾炎可能影响右侧输尿管，导致疼痛和血尿等。左侧输尿管前面是十二指肠空肠曲、降结肠血管、乙状结肠血管、左睾丸(卵巢)血管等，在左髂窝处还有乙状结肠越过。右侧输尿管抵达骨盆上口时跨越髂外血管，左侧输尿管抵达骨盆上口时跨越髂总血管，然后双侧输尿管均在髂血管的前内方进入盆腔。

输尿管全长管腔粗细不一致，管径平均为 5～10 mm，除在输尿管蠕动时出现某段瞬间的扩张及收缩外，正常输尿管有三个生理性狭窄：①肾盂输尿管连接部；②输尿管跨越髂血管部；③输尿管膀胱连接部。最狭窄处口径只有 2～3 mm。三个生理性狭窄之间形成两个输尿管扩张段，输尿管狭窄是输尿管结石容易滞留的部位。

输尿管的变异较少，偶见下腔静脉后输尿管和双输尿管。下腔静脉后输尿管易致梗阻；双输尿管若均开口在膀胱则无碍，若有一条及以上开口在膀胱以外，如女性开口于尿道外口旁或阴道，则常因无括约肌制约而出现持续性尿漏。

输尿管腹部上部血供源于肾动脉、肾下极动脉的分支；下部血供源于腹主动脉、睾丸(卵巢)动脉、第 1 腰动脉、髂总动脉及髂内动脉的分支。这些分支的数目和走行都有一定的变异情况，各条供血动脉在输尿管壁上形成吻合血管(图 4-40)。输尿管腹部的静脉与动脉伴行，主要经肾静脉、睾丸(卵巢)静脉及髂静脉回流。

输尿管上部的淋巴管与肾的淋巴管通连，注入腰淋巴结，其余部分的淋巴注入髂总淋巴结。

输尿管的神经支配主要来自肾丛、腹主动脉丛和腹下丛，这些神经丛发出的纤维组成输尿管丛。交感神经抑制输尿管的蠕动，副交感神经来自迷走神经(盆部以下来自盆内脏神经)，促进其蠕动。内脏感觉神经纤维伴交感神经纤维、副交感神经纤维分别经第 11 胸神经、第 1～2 腰神经和迷走神经传入脊髓和延髓。

三、肾上腺

肾上腺(suprarenal gland)为成对的内分泌器官，位于腹膜后间隙内，脊柱的两侧，约平第 11 胸椎高度，附在两侧肾的上极。肾上腺属腹膜外位器官，可行腹膜后充气造影、断层摄片等进行肿瘤定位。肾上腺与肾共同包在肾筋膜之内，与肾之间隔有脂肪组织间层，通常二者互不涉及。

左侧肾上腺呈半月形，右侧肾上腺似三角形。肾上腺高约 5 cm，宽约 3 cm，厚 0.5～1 cm，重 5～7 g。左肾上腺前面的上部借网膜囊与胃后壁相邻；下部与胰尾及脾血管相邻；内侧缘接近腹主动脉。右肾上腺前面为肝右叶，前面的外上部与肝的裸区相邻；内侧缘紧邻下腔静脉。左、右肾上腺的后面均为膈。左、右肾上腺之间为腹腔神经节和腹腔丛。如行左肾上腺手术，特别是在分离腺体的前面时，应避免损伤胰尾与脾静脉；在行右肾上腺手术时，特别在分离腺体的内缘显露右肾上腺静脉时，应注意保护下腔静脉。

肾上腺的体积虽然较小，但血液供应却十分丰富，每分钟流经肾上腺的血量，相当于其本身重量的 7 倍。肾上腺的动脉有上、中、下三支，分布于肾上腺的上、中、下三部(图 4-40)。肾上腺上动脉(superior suprarenal artery)来自膈下动脉,肾上腺中动脉(middle suprarenal artery)来自腹主动脉,肾上腺下动脉(inferior suprarenal artery)来自肾动脉。这些肾上腺动脉,在进入肾上腺后,于肾上腺被膜内形成丰富的吻合,并分出细小分支进入皮质和髓质。一部分在皮质和髓质内形成血窦,一部分在细胞索间吻合成网。皮质与髓质的血窦,集合成中央静脉,再穿出肾上腺,即肾上腺静脉。左肾上腺静脉长度和管径均大于右侧。左肾上腺静脉汇入左肾静脉,右肾上腺静脉汇入下腔静脉,但少数人右肾上腺静脉可汇入右肾静脉、右肝静脉或副右肝静脉,进行肝及右肾的手术操作时必须注意右肾上腺静脉变异的情况。

肾上腺的集合淋巴管多斜向内下方,注入主动脉外侧淋巴结、腔静脉外侧淋巴结及腰淋巴结。肾上腺上部的一部分集合淋巴管沿肾上腺上动脉走行,注入膈下淋巴结。

肾上腺的神经主要来自肾上腺丛。肾上腺丛由腹腔丛及内脏大、小神经的分支组成,位于肾上腺内侧。由肾上腺丛发出分支至肾上腺的血管,同时有许多交感神经节前纤维直达髓质内的嗜铬细胞。迷走神经后干的纤维经腹腔丛分布于肾上腺。

四、腹主动脉

(一) 位置、行程与毗邻

腹主动脉(abdominal aorta)为胸主动脉的延续,又称主动脉腹部。在第 12 胸椎下缘前方,经膈的主动脉裂孔进入腹膜后间隙,沿脊柱左前方下行,在第 4 腰椎下缘高度分为左、右髂总动脉。腹主动脉全长为 14～15 cm,周径为 2.9～3.0 cm。腹主动脉在腹前壁的体表投影:从胸骨颈静脉切迹到耻骨联合上缘连线的中点的平面(幽门平面)以上约 2.5 cm 处开始,向下至脐的左下方 2 cm 处,画一条宽约 2 cm 的带状区。腹主动脉下端的体表投影相当于左、右髂嵴顶点连线的中点。体形消瘦、腹壁松弛者,在脐下方稍偏左可扪及腹主动脉的搏动。

腹主动脉的前方,自上而下分别邻接肝左叶、小网膜(间隔有网膜囊)、腹腔丛、食管下段、横结肠系膜及系膜根、脾静脉(或肝门静脉起始部)、胰、十二指肠水平部、左肾静脉和小肠系膜根、主动脉丛、主动脉前淋巴结及小肠袢等。腹主动脉的后方为第 1～4 腰椎体及其椎间盘、前纵韧带及第 2～4 腰静脉。左侧邻接左膈脚、左腹腔神经节及左内脏大神经;在第 2 腰椎左侧与十二指肠空肠曲相邻;左交感神经干沿腹主动脉的左缘下行;肠系膜下血管从腹主动脉下部的左侧经过。腹主动脉右侧的上部邻接右膈脚、右腹腔神经节、右内脏大神经、乳糜池和胸导管的起始部;下腔静脉的上部隔着右膈脚与腹主动脉相邻;下部直接与腹主动脉相贴。

(二) 分支

腹主动脉的分支可以分为脏支和壁支,脏支又可以分为不成对脏支和成对脏支(图 4-42)。

1. 不成对脏支

(1) 腹腔干(celiac trunk):为一短干,在膈主动脉裂孔的稍下方,起自腹主动脉前壁,其起点平面多在第 1 腰椎水平。常见的腹腔干由肝总动脉、脾动脉和胃左动脉组成。

(2) 肠系膜上动脉(superior mesenteric artery):在腹腔干的稍下方,起自腹主动脉前壁,起点高度多在第 1 腰椎水平。肠系膜上动脉根部在脾静脉与左肾静脉之间,自胰后方下行,经十二指肠水平部与胰下缘之间进入肠系膜根,向右下越过下腔静脉、右腰大肌、右输尿管前方至右髂窝。由于十二指肠水平部位于肠系膜上动脉和腹主动脉之间,当肠系膜上动脉和腹主动脉之间角度过小,肠系膜上动脉的起点过低或腹腔粘连牵扯肠系膜或内脏下垂牵拉肠系膜时,肠系膜上动脉可压迫十二指肠水平部引起消化道梗阻症状。

(3) 肠系膜下动脉(inferior mesenteric artery):起自腹主动脉下部的前壁,相当于第 3 腰椎水平,距腹主动脉分叉处 3～4 cm。在壁腹膜后方沿腹主动脉前面下行一段后又转到左侧,越过左髂总动脉前方、左输尿管内侧,经乙状结肠系膜进入盆腔后移行为直肠上动脉。

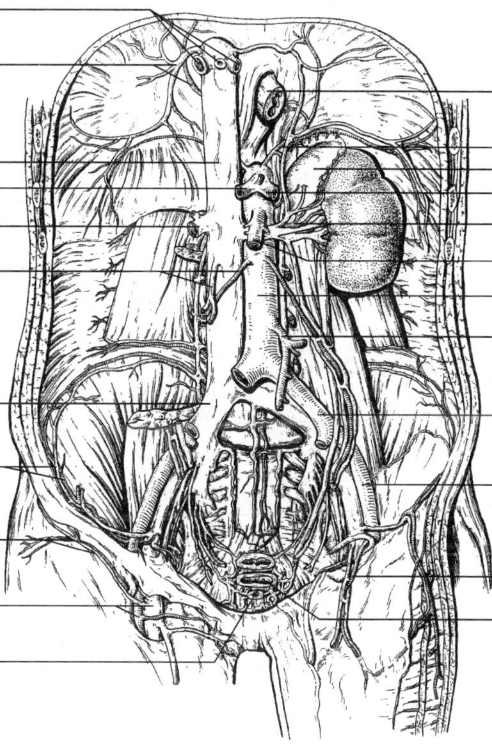

图 4-42　腹膜后间隙的大血管及腰动、静脉

2. 成对脏支

(1) 肾上腺中动脉(middle suprarenal artery):左、右各 1 支,亦可见 1～3 支,多平第 1 腰椎高度起于腹主动脉侧壁,向外经膈的内侧脚至肾上腺中部。该动脉亦可起自膈下动脉、肾动脉或腹腔干。

(2) 肾动脉(renal artery):在第 1～2 腰椎间盘高度,肠系膜上动脉起点稍下方发自腹主动脉侧壁。因腹主动脉位于脊柱的偏左侧,故右肾动脉比左肾动脉长,并经下腔静脉的后方达右肾门。

(3) 睾丸(卵巢)动脉:左、右各一支,在肾动、静脉的平面以下,起自腹主动脉的前外侧壁,向下走行于腰大肌及生殖股神经前方,上段越过输尿管前方,下端与髂外血管交叉。睾丸动脉与精索一起进入腹股沟管,至睾丸后缘上段分两支,沿睾丸内、外侧面下降,穿白膜分布于睾丸实质中。卵巢动脉则经卵巢悬韧带降至子宫阔韧带双层腹膜中,在输卵管下方与子宫动脉的卵巢支汇合成弓,从弓上发出分支分布于卵巢和子宫。

3. 壁支

(1) 膈下动脉(inferior phrenic artery):左、右各 1 支,在膈的主动脉裂孔处,由腹主动脉发出。左膈下动脉经左膈脚前方、食管腹段后方至膈中心腱处,右膈下动脉经右膈脚后方、下腔静脉后方,到膈中心腱处,均分为前、后两支分布至膈。

(2) 腰动脉(lumbal artery):通常有 4 对,起自腹主动脉的背侧,横越腰椎体的前面及侧面向外,与腰静脉伴行。在腰大肌的内侧缘分出背侧支和腹侧支。背侧支分布于背部诸肌及其皮肤和脊柱;腹侧支分布于腹壁,并与腹前外侧壁的其他动脉吻合。由于腰动脉紧贴腰椎体横行,因此,行腰椎结核病灶清除术时,应注意结扎相关动脉,以防出血。

(3) 骶正中动脉(median sacral artery):起自腹主动脉分叉部,在第 4～5 腰椎、骶骨和尾骨前面下降入盆腔,向两侧发出腰最下动脉(又称第 5 腰动脉)、骶外侧支、直肠支等。进行腰骶部结核病灶清除术时，应防止损伤骶正中动脉，以免造成不易控制的出血。

五、下腔静脉

（一）位置、行程与毗邻

下腔静脉(inferior vena cava)是人体最大的静脉，收集下肢、盆部和腹部的静脉血。下腔静脉由左、右髂总静脉汇合而成，其汇合部位多在第 5 腰椎水平(68.2%)，少数平第 4 腰椎(31.8%)。下腔静脉在脊柱的右前方，沿腹主动脉的右侧上行，经肝的腔静脉窝，向上穿过膈的腔静脉孔连于右心房。下腔静脉可出现双下腔静脉、左下腔静脉、下腔静脉肝后段缺如等变异。

下腔静脉与腹主动脉的关系在上、下方略有不同。下腔静脉在起始部位于腹主动脉的稍右后方；至肾水平以下，完全位于腹主动脉右侧；在肾水平以上，有逐渐移至腹主动脉右前方的倾向。发生变异时，下腔静脉的起始部可位于髂总动脉和腹主动脉的前方，而不在其后方。

下腔静脉前面为肝、胰头、十二指肠水平部、右睾丸（卵巢）血管和小肠系膜根；后面为右膈脚、第 1～4 腰椎、右交感干和腹主动脉的壁支；右侧与右侧腰大肌、右肾上腺、右肾以及右输尿管相邻；左侧为腹主动脉。在肾水平处，十二指肠降部和胰头与下腔静脉前壁密切相接，胰头部肿瘤常侵及下腔静脉的前壁，造成血行转移。由于右肾静脉短，右肾与下腔静脉关系密切，右肾切除时容易损伤下腔静脉的右侧壁，造成难以控制的大出血，术中应特别注意。

（二）属支

下腔静脉的属支有髂总静脉、右睾丸（卵巢）静脉、肾静脉、右肾上腺静脉、膈下静脉、肝静脉和腰静脉，其中大部分属支与同名动脉伴行(图 4-42)。

1. 膈下静脉(inferior phrenic vein)　与膈下动脉伴行，除收集膈中央部的静脉血外，尚有肾上腺的静脉血汇入。

2. 睾丸(卵巢)静脉　睾丸和附睾的小静脉，在睾丸动脉周围汇合成蔓状静脉丛，于腹股沟管深环处汇聚为 2 条睾丸静脉，并在腹膜后与同名动脉伴行，然后沿腰大肌和输尿管腹侧上行，合为 1 支，右睾丸静脉斜行汇入下腔静脉，左睾丸静脉几乎垂直汇入左肾静脉。两侧卵巢静脉起自卵巢附近子宫阔韧带的双层腹膜间的蔓状静脉丛，自盆壁上行，与子宫阴道丛及卵巢系膜附近的静脉丛广泛交通，继而向上与同名动脉伴行，汇入部位与睾丸静脉相同。临床精索静脉曲张(睾丸静脉曲张)，99%发生于左侧，这与左睾丸静脉的解剖密切相关：①左睾丸静脉几乎垂直上升，并以直角汇入左肾静脉。②左睾丸静脉在走行过程中，被降结肠下部或乙状结肠跨过，当这部分肠管充满粪便时，尤其在便秘情况下，左睾丸静脉常受到压迫而使血液回流受阻。③左肾上腺静脉内的肾上腺素，可弥散到左肾静脉，使左睾丸静脉的入口处出现收缩。④左肾静脉经肠系膜上动脉和腹主动脉所形成的夹角处汇入下腔静脉，当人体直立时，由于小肠袢向下牵引肠系膜上动脉，左肾静脉遭到压迫而使血液回流受阻，亦可累及左睾丸静脉。

3. 腰静脉(lumbar vein)　共 4 对，与同名动脉伴行，收集腰部组织的静脉血，汇入下腔静脉。与椎内、外静脉丛有吻合，可间接引流脊柱和脊髓的部分血液。各腰静脉之间的纵行交通支为腰升静脉(ascending lumbar vein)。左、右侧腰升静脉向下与髂总静脉、髂腰静脉和髂内静脉相连；向上与肾静脉、肋下静脉和奇静脉相通。左、右侧腰升静脉分别经左膈脚、右膈脚到后纵隔，左侧延续为半奇静脉，右侧移行为奇静脉，最终注入上腔静脉。故腰升静脉也是上、下腔静脉系静脉之间的联系通道。

其余属支已在相应部位描述。

六、腰交感干

腰交感干(lumbar sympathetic trunk)由 4～5 对腰交感干神经节和节间支构成，位于脊柱与腰大肌之间并被椎前筋膜所覆盖。上方连于胸交感干，下方延续为骶交感干，两侧腰交感干之间借交通支互相联络。故行腰交感干神经节切除时，应将交通支一并切除。左腰交感干与腹主动脉左缘相邻，二者相距 0.5～2 cm。右腰交感干被下腔静脉覆盖，有时可有 1 或 2 支腰静脉越过。左、右腰交感干的下部分别位于左、右髂总静脉的后方，外侧有生殖股神经下行。

腰神经节(lumbar ganglion)位于第 12 胸椎体下半至腰骶椎间盘的范围内，较胸神经节小，位置与数目不恒定。第 1、2、5 腰神经节位于相应的椎体平面，第 3、4 腰神经节多高于相应的椎体位置。第 3 腰神经节多位于第 2～3 腰椎间盘平面，第 4 腰神经节多位于第 3～4 腰椎间盘平面。

(陈 旦)

第七节 腹部的解剖操作

一、解剖腹前外侧壁

(一) 尸位

尸体呈仰卧位。

(二) 活体触摸辨认体表标志

触摸辨认以下体表标志：剑突、肋弓、耻骨联合、耻骨结节、髂前上棘、腹股沟、髂嵴。

(三) 皮肤切口及翻皮

做如下切口：从剑突切至耻骨联合上缘(向下经脐左侧绕脐)，从剑突沿两侧肋弓至腋后线做切口，从耻骨联合沿腹股沟向外侧切至髂前上棘，并继续沿髂嵴切至腋后线的延长线。自前正中线向外侧翻皮，直至腋后线的延长线，显露浅筋膜。

(四) 腹前外侧壁的层次解剖与观察

1. 解剖浅层结构 解剖及辨认 Camper 筋膜和 Scarpa 筋膜：从髂前上棘水平向前正中线横向做一长约 10 cm 的水平切口，切开浅筋膜，深度至腹外斜肌腱膜浅面为止。用刀柄钝性剥离浅筋膜与腹外斜肌腱膜。注意辨认 Camper 筋膜与 Scarpa 筋膜，浅面脂性组织即为 Camper 筋膜，富含脂肪。深面一层膜样结构即为 Scarpa 筋膜。此时，刀柄向内侧方向推进，至不能通过腹白线时，转向下探查，于腹股沟韧带下方 1.5 cm 水平受阻，因为此处 Scarpa 筋膜与大腿阔筋膜附着。最后向耻骨嵴方向探查，手指可通过耻骨嵴表面进入阴囊肉膜深面，说明此处没有附着点，Scarpa 筋膜与阴囊肉膜和会阴浅筋膜相连续。

寻找并观察腹前外侧壁的浅血管：清除 Camper 筋膜，在下腹部浅筋膜的浅、深两层之间找出腹壁的浅血管。在髂前上棘与耻骨结节连线中点下方 1.5 cm 附近，寻找由股动脉发出的旋髂浅动脉和腹壁浅动脉。前者沿腹股沟韧带斜向外上分布于髂前上棘附近，后者垂直上行至脐平面。在上述浅动脉外侧 1～2 cm 范围的浅筋膜浅层(Camper 筋膜)中可找到同名浅静脉。在脐周看到的静脉为脐周静脉网，其向上汇合成胸腹壁静脉，向下与腹壁浅静脉连接，注入大隐静脉。

寻找肋间神经皮支：在前正中线旁找出 2～3 支肋间神经的前皮支，并在腋中线的附近找出 2～3 支肋间神经的外侧皮支。在耻骨联合的外上方找到髂腹下神经的皮支。以上结构观察完毕后，切除全部浅筋膜，显露腹前外侧壁肌层(尽可能保留神经和血管的分支)。

2. 解剖腹前外侧壁的肌肉和肌间血管、神经　观察腹外斜肌，修洁表面的浅筋膜，观察呈锯齿状的腹外斜肌肌纤维方向及移行为腱膜的位置，腹外斜肌腱膜向内至腹直肌的前面，参与构成腹直肌鞘的前层，至腹前正中线止于腹白线。注意腹外斜肌肌腹与腱膜的移行部位。修洁腱膜下缘，确认附于髂前上棘与耻骨结节之间的腹股沟韧带。

"开窗"显露腹壁三层扁肌：平肋缘和髂嵴做相互平行的横切口，在腋前线前适当部位切断腹外斜肌及腱膜，将此肌及腱膜翻向腋后线。逐层显露腹内斜肌和腹横肌，以同样的方法，切断腹内斜肌和腹横肌，翻向腋后线。观察腹内斜肌与腹横肌，两肌下缘纤维均呈弓状，越过精索上方走向内侧，在腹直肌外侧缘附近呈腱性融合，构成腹股沟镰。两肌下缘的部分纤维及其筋膜还沿精索向下延伸，共同形成提睾肌。约在髂前上棘内侧 2.5 cm 处，于腹内斜肌表面，找出髂腹下神经，并修洁至其穿出腹外斜肌腱膜处。在腹股沟管内、精索的前上方找出髂腹股沟神经，它随精索穿出腹股沟管浅环。髂腹股沟神经纤细，注意不要折断。

3. 解剖腹直肌鞘　从上向下修洁腹前正中线上的浅筋膜，显露腹白线，观察脐上、下的宽度差别；辨明半月线，注意腹直肌鞘的范围，上、下端附着点。修洁腹直肌鞘前层表面的浅筋膜，沿一侧腹直肌鞘前层的中线自上而下纵向或"工"形切开鞘的前层，分离前层与腹直肌并向两侧翻开前层，显露腹直肌，观察腱划，腱划与腹直肌鞘前层紧密地附着，手术切开腹直肌鞘前层时，在腱划处应注意止血。观察腹直肌的起、止点和肌纤维的走向。钝性游离腹直肌的内、外侧缘。提起肌的内侧缘，将腹直肌拉向外侧，注意腹直肌鞘的后层与肌没有腱划附着，仔细观察腹直肌鞘的后层及腹壁上、下血管。平脐横断腹直肌并翻向上下方，暴露腹直肌鞘后层，在腹直肌与腹直肌鞘的后层之间找出自上而下排列的腹壁上、下动脉及其伴行静脉，追踪它们的来源，注意它们相互之间的吻合。腹壁下动脉，在近腹股沟韧带处起自髂外动脉，经腹股沟管深环内侧向内上方斜行，于腹直肌鞘后层的弓状线附近进入腹直肌鞘，体表投影在腹股沟韧带中点稍内方与脐的连线上。临床上做腹腔穿刺时，应在此连线的外上方进行，以避免损伤该动脉。在脐下 4～5 cm 处，辨认腹直肌鞘后层的游离下缘即弓状线，确认弓状线以下为增厚的腹横筋膜。

（五）腹股沟区（腹股沟管、腹股沟三角）解剖与观察

1. 观察腹外斜肌腱膜和腹股沟管前壁　自外上向内下仔细清除腹外斜肌腱膜表面菲薄的深筋膜，边清除边观察腱膜纤维的走向，在耻骨结节外上方解剖出腹外斜肌腱膜形成的腹股沟管浅环，腹外斜肌腱膜在此延续为精索外筋膜。在耻骨嵴外上方，修洁男性精索与女性子宫圆韧带穿出腹外斜肌腱膜处的腹股沟管浅环，观察其形态、内侧脚、外侧脚以及脚间纤维。勿伤及腹股沟管浅环及精索，沿精索剥开部分精索外筋膜。提起精索，在后方观察外侧脚的纤维经过精索的深面向内上方加入腹直肌鞘前层，形成反转韧带。

2. 解剖腹股沟管前壁　在髂前上棘至腹直肌外侧缘做一水平切口，再沿腹直肌鞘外侧缘向下至腹股沟管浅环内侧脚的内侧切开腹外斜肌腱膜，注意不要破坏浅环，然后将三角形的腱膜片翻向外下方，打开腹股沟管前壁，显露管内的精索或子宫圆韧带。

3. 观察腹股沟管上壁　于精索稍上方找到髂腹下神经，沿精索前外侧寻找髂腹股沟神经。腹内斜肌与腹横肌下缘呈弓形跨过精索，构成腹股沟管上壁，仔细观察腹内斜肌有部分纤维沿精索延续形成提睾肌（也有部分腹横肌纤维参与）。

4. 观察腹股沟管下壁和后壁　游离并提起精索，可见构成腹股沟管下壁的腹股沟韧带和后壁的腹横筋膜。后壁的内侧份有腹内斜肌腱膜和腹横肌腱膜会合形成腹股沟镰，绕至精索或子宫圆韧带的后方，止于耻骨梳内侧份，成为加强后壁的一部分。

5. 探查腹股沟管深环　腹股沟管深环体表投影在腹股沟韧带中点上方约一横指处，由腹横筋膜向外突出而成，其解剖在打开腹腔后完成。提起精索，见精索自腹横筋膜深处顶出腹横

筋膜而进入腹股沟管，此即腹股沟管深环。在深环处，一只手用刀柄向腹腔施压，另一只手的手指伸入腹腔，在腹前壁内面感受深环的位置，验证其正对着腹股沟外侧窝，翻开腹前壁，切开此窝周围的壁腹膜，暴露输精管及其伴行结构。小心清理深环口，观察其形态后，一只手用探针顺输精管插入精索(勿损伤腹横筋膜)，另一只手在外面感受此探针在精索内的情况，验证腹横筋膜包裹的输精管及其伴行结构形成的精索内筋膜。

6. 确认腹股沟三角 腹壁下动脉与腹直肌外侧缘和腹股沟韧带内侧半围成的三角形区域即腹股沟三角。此三角的浅面为腹外斜肌腱膜，深面为腹股沟镰和腹横筋膜。

二、探查腹膜与腹膜腔

(一) 切口

尸体仰卧，做如下切口：自剑突向两侧沿肋弓切开至腋中线，再向下切至髂前上棘，将腹前外侧壁向下方翻起。翻起时可见肝镰状韧带，自脐和腹前壁连于肝的膈面和肝门，可在靠近腹前壁处切断之，并剪断韧带游离下缘内的肝圆韧带。

(二) 观察腹膜与腹膜腔境界及原位脏器

打开腹膜腔后，可见贴附于腹内筋膜内面光滑的膜，即腹膜壁层，覆盖于脏器表面的光滑的浆膜为腹膜脏层。腹膜壁层与脏层、脏层与脏层之间的潜在腔隙即腹膜腔，正常情况下，仅有少量浆液存在。探查腹腔及腹膜腔的上界膈穹隆。在两侧肋弓围成的胸骨下角内，可见到肝左叶。肋下缘与右锁骨中线相交处可见胆囊底。肝下缘与左肋弓之间可见到胃体及胃大弯的一部。自胃大弯向下垂有大网膜。将大网膜翻起，可见弯曲的小肠袢，小肠袢周围有居于右髂窝的盲肠和阑尾、右侧的升结肠、上方的横结肠、左侧的降结肠和左髂窝的乙状结肠等围绕。另外在器官与器官之间或器官与腹壁之间有腹膜形成物(韧带、网膜、系膜)相连。将大网膜和小肠袢翻向上方，可见小骨盆上口，此即腹腔的下界，腹膜腔经此入盆腔。

(三) 观察和(或)探查网膜和韧带

将肝推向右上方，可见肝门与胃小弯和十二指肠上部间有薄而疏松的双层腹膜结构，即小网膜，其左侧部为肝胃韧带，右侧部为肝十二指肠韧带。

大网膜由四层腹膜折叠而成，形似围裙覆盖于空肠、回肠和横结肠的前方，其前两层自胃大弯垂下至脐平面稍下方，再向后上反折至横结肠形成后两层。沿胃大弯下方约 2 cm 处，剪开大网膜前 2 层，将右手示指自胃大弯下缘的切口伸入网膜囊，依次探查囊的上、下壁，上壁为肝左叶和膈下面的腹膜，下壁即大弯切口处、大网膜前两层和后两层的附着部，左界为胃脾韧带和脾肾韧带，右界为小网膜游离右缘后方的网膜孔。再将左手示指伸入网膜孔，使左、右示指在网膜囊内会合，证实网膜孔为网膜囊右侧的开口。摸触网膜孔的四界，前界为小网膜(肝十二指肠韧带)的游离右缘；后界为覆盖下腔静脉的腹后壁腹膜；上界为肝尾叶；下界为十二指肠上部。

肝镰状韧带一端已从腹前壁切下，将右侧肋弓上提，将肝推向下方，可见镰状韧带呈上宽下窄的镰刀状。用手指搓捻其游离下缘，内含结缔组织索即肝圆韧带。将手指插入肝膈面与膈之间，指尖可触及肝镰状韧带两层分别向左、右侧分开，系于膈与肝上面之间，构成冠状韧带的前层，沿此层向左、右可探查到位于其两端的左、右三角韧带。绕过左三角韧带的游离缘可摸到冠状韧带的后层。

将右手示指由切口伸入胃后面的网膜囊，在胃底部和脾门之间，用拇指和示指探查胃脾韧带，再用左手沿脾与膈之间绕过脾后缘，与右手示指一起探查脾肾韧带。在脾的下方可见从结肠左曲连于膈的膈结肠韧带。在脾前端与结肠左曲之间检查脾结肠韧带。

将横结肠翻向上，观察位于十二指肠空肠曲左缘、横结肠系膜根下方、脊柱左侧的十二指肠空肠襞,其为手术中辨认空肠起始处的标志结构。

(四)观察系膜

将大网膜、横结肠及其系膜翻向上,观察扇形的双层腹膜结构(即小肠系膜),将空肠、回肠固定于腹后壁,继而将小肠袢推向左侧,观察小肠系膜根自第2腰椎左侧斜向右下至右骶髂关节前方。

将回肠末段推向左侧,循大肠走向依次观察阑尾系膜、横结肠系膜及乙状结肠系膜的附着部位,升、降结肠被覆腹膜的情况,以及升、降结肠外侧的结肠旁沟。触摸辨认横结肠系膜根和乙状结肠系膜根的附着情况。

(五)观察腹膜的隐窝和陷凹

将手伸至右肾的上方,探查右肾与肝之间的肝肾隐窝,该处常有液体蓄积,是平卧位时腹膜腔的最低点。在十二指肠空肠曲、盲肠和乙状结肠系膜根附近,常形成隐窝,如在十二指肠空肠曲左侧的十二指肠空肠隐窝,在回肠与盲肠的连接处有位于回肠上、下方的回盲上、下隐窝和位于盲肠后方的盲肠后隐窝,在乙状结肠系膜根左侧的乙状结肠间隐窝等。在盆腔,腹前壁腹膜向腹后壁腹膜移行,男性在膀胱和直肠间形成直肠膀胱陷凹;女性则形成膀胱子宫陷凹和直肠子宫陷凹,后者较深,半坐位时是腹膜腔的最低点。

(六)观察腹前壁下部的腹膜皱襞和窝

观察腹前壁下部内表面,可见5条较明显的腹膜皱襞及3对浅凹,依次从正中线向两侧观察,分别为脐正中襞、成对的脐内侧襞和脐外侧襞(腹壁下动脉壁)及位于它们中间的成对的膀胱上窝、腹股沟内侧窝及位于脐外侧襞外侧的腹股沟外侧窝。

(七)观察腹膜腔分区,探查膈下间隙,注意它们的位置和通向

以横结肠及其系膜为界可将腹膜分成结肠上区、结肠下区。结肠上区位于膈与横结肠及其系膜之间,又称膈下间隙,包括肝上间隙和肝下间隙。肝上间隙被肝镰状韧带分为右肝上间隙和左肝上间隙;右肝间隙又被肝冠状韧带分为较大的右肝上前间隙和较小的右肝上后间隙。肝下间隙借肝圆韧带划分为右肝下间隙(肝肾陷窝)和左肝下间隙。左肝下间隙又可被胃及小网膜分为左肝下前间隙和左肝下后间隙(网膜囊)。将手伸入肝和膈之间,分别探查上述间隙的范围、境界与连通情况。

结肠下区包括左、右结肠旁(外侧)沟和左、右肠系膜窦,分别在小肠系膜根两侧及升、降结肠与腹侧壁之间探查它们的境界、范围与连通情况。

三、解剖结肠上区

(一)解剖胃的血管、淋巴结及神经

将肝前缘向右上方推,将胃向下拉,尽可能加大肝、胃之间距离,使肝胃韧带张紧。在胃小弯近贲门处撕去肝胃韧带前层,寻觅胃左动脉及与之伴行的胃冠状静脉。沿胃小弯向右追踪胃右动脉及与之伴行的胃右静脉,观察胃左、右动脉向胃前、后壁发出的胃支及沿血管排列的淋巴结。在贲门附近,寻找胃左动脉向左上方发出的食管支,再撕去腹后壁腹膜(网膜囊后壁)沿胃左动脉干追踪至其起始处(腹腔干)。仔细追踪胃冠状静脉至腹腔干前方,其与肝总动脉伴行入肝门静脉。经幽门上缘继续追踪胃右动脉至其起始处(肝固有动脉)。在解剖胃左动脉时,注意观察并分离沿食管前面下行至胃小弯的迷走神经前干及其发出的胃前支。撕去大网膜(胃结肠韧带)第一层,寻找胃网膜右动脉,沿胃大弯向左追踪并观察其向胃和网膜发出的分支。在胃大弯下方1 cm处,胃网膜右动脉下方剪开胃结肠韧带。胃短动脉在靠近脾门处发出,经胃脾韧带至胃,将胃脾韧带前层撕开即可看到。脾动脉在该处还发出胃网膜左动脉,行

经胃脾韧带进入胃结肠韧带，沿胃大弯右行，末端与胃网膜右动脉吻合。途中向胃和网膜分别发出分支。注意观察胃短动脉和胃网膜左动脉胃支的走行方向。

（二）解剖肝总动脉和肝门静脉

撕去肝十二指肠韧带前层的腹膜，寻找位于胆总管左侧的肝固有动脉，沿该动脉向左下方追踪，暴露肝总动脉。撕去网膜囊后壁的腹膜，继续向左追踪肝总动脉主干至其起于腹腔干处。在十二指肠上部剖验其分为肝固有动脉和胃十二指肠动脉两支。肝固有动脉在小网膜游离缘上升，至肝门分为左、右两支入肝。右支在胆囊三角处发出胆囊动脉至胆囊。注意观察胆囊动脉的支数和发出部位有无变异。

在肝十二指肠韧带游离缘内将前已解剖的肝固有动脉牵向左侧，将胆总管和肝总管推向右侧，在二者后方寻觅粗大的肝门静脉主干。沿主干向上追踪至肝门附近，可见其分为左支、右支入肝。胆囊静脉一般汇入右支。自主干向下追踪至胰，注意行程中有细小的胃左静脉和胃右静脉汇入。将胰头略向上方掀起，沿肠系膜上静脉向上追查，可见脾静脉与之汇合成肝门静脉。

（三）解剖胰、十二指肠和脾的血管

将胃向上翻起，暴露网膜后壁，注意勿损伤其深面的横结肠系膜，撕开腹后壁腹膜，在胰腺上缘处找到粗大迂曲的脾动脉。它沿胰腺上缘左行，经脾肾韧带到达脾门，分出几条脾支入脾，注意观察胰尾周围及脾门处的淋巴结。观察脾动脉发出脾支前在行程中向胰腺发出的胰支，其中较大者为胰背动脉和胰大动脉。在胰上缘的后方寻找与脾动脉伴行的脾静脉，追踪其至胰颈的后方，在此处脾静脉与肠系膜上静脉汇合成肝门静脉。注意保留可能注入脾静脉的肠系膜下静脉。

找出肝总动脉，清理出胃十二指肠动脉，它经十二指肠上部后面下行，至幽门下缘处，分为胃网膜右动脉和胰十二指肠上前动脉、胰十二指肠上后动脉。胰十二指肠上前动脉和胰十二指肠上后动脉分别行于胰和十二指肠前、后间沟内，可单独起始也可共干起始。

（四）解剖肝

在十二指肠上部后方切断肝门静脉、肝固有动脉和胆总管。将肝向前上方抬起，分别在腔静脉孔平面和尾状叶平面离断下腔静脉，注意勿将下腔静脉撕裂。在靠近腹前壁及膈下面剪断肝镰状韧带及肝圆韧带。将肝向下方拉，在膈与肝膈面之间切断肝冠状韧带前层及左、右三角韧带，并剥离肝裸区的结缔组织，再切断肝冠状韧带后层。剥离肝与右肾上腺间的结缔组织，将肝取出。

观察肝的外形及肝裂，解剖并观察第一肝门（肝左、右管，肝固有动脉左、右支，肝门静脉左、右支）。清理肝门诸结构，用镊子剥离 Glisson 系统（以肝门静脉系为主，注意观察肝门静脉、肝固有动脉和肝管三者的相互关系），追踪其在肝内的分布，直至各叶的分支。在第二肝门剥离肝右静脉、肝中静脉及肝左静脉，沿肝裂解剖并观察它们的主干行程与叶间结构的关系。

四、解剖结肠下区

（一）区分各段肠管

区别大、小肠：寻找结肠的结肠带、结肠袋和肠脂垂，以此区别大肠和小肠。确认十二指肠空肠曲：将横结肠向上提起，摸到脊柱，小肠袢固定于脊柱处的肠管即为十二指肠空肠曲。将其拉紧，其与脊柱间的腹膜皱襞为十二指肠悬韧带。区分空肠和回肠：以位置、管径大小和血管弓的多少等来区别。辨别大肠各部：在右髂窝，回肠末端连于盲肠；以盲肠的结肠带为标志，向下追踪可找到阑尾。依次辨别升结肠、横结肠、降结肠和乙状结肠。乙状结肠下接直肠、肛管。

（二）解剖肠系膜上血管

将横结肠向上翻起并将小肠袢推向左下方。使小肠系膜充分暴露于脊柱前方，可见自胰下缘行向回肠末端的凹向右上方的弧形隆线。沿隆线方向切开小肠系膜，找到经胰与十二指肠水平部之间穿出的肠系膜上动脉及居于其右侧的肠系膜上静脉，在血管上端沿胰下缘横向切开腹后壁腹膜，将胰体略提起，清理肠系膜上动脉的根部，向上追踪至腹主动脉。注意观察肠系膜上动脉根部周围覆盖的腹腔神经丛和肠系膜上淋巴结。

解剖并观察肠系膜上动脉的分支。在肠系膜上动脉左缘寻找并解剖空、回肠动脉及其血管弓；沿肠系膜上动脉右缘自上而下寻找并解剖中结肠动脉、右结肠动脉及回结肠动脉，同时注意观察其伴行的静脉。观察阑尾动脉的起止及其与阑尾系膜的关系。注意观察淋巴结和神经丛与血管的关系。

从十二指肠水平部的上缘，寻找胰十二指肠下动脉的前、后支，观察其与胰十二指肠上动脉前、后支的吻合情况，并追踪至肠系膜上动脉发起处。

（三）解剖肠系膜下血管

将小肠袢推向右侧，向上追踪肠系膜下静脉，多见其汇入脾静脉。平第 3 腰椎处，在腹后壁左下方透过腹后壁腹膜可见一条弧形隆起，沿隆起切开腹后壁腹膜，即暴露出肠系膜下动脉主干。肠系膜下动脉干上段无静脉伴行，根部周围有神经丛和淋巴结。在肠系膜下动脉左壁自上而下寻找并解剖左结肠动脉、乙状结肠动脉和直肠上动脉。切开乙状结肠系膜追踪乙状结肠动脉及其伴行静脉。沿肠系膜下动脉主干向下追踪直肠上动脉至小骨盆入口处。

五、解剖腹膜后间隙

（一）一般观察

显露并观察腹膜后间隙的境界、交通、内容及各结构的排列关系。观察腹膜后间隙介于腹后壁腹膜与腹内筋膜之间；显露腹后壁的结构。在脊柱的两侧辨认肾、肾上腺、输尿管；在脊柱的前方辨认腹主动脉、下腔静脉、肾血管和神经丛。

（二）解剖腹后壁的血管和淋巴结

将肠系膜下动脉推向左侧，将十二指肠水平部推向上，去除中线附近的肾筋膜，即可显露腹主动脉和下腔静脉。清理腹主动脉，向下追踪，其到平第 4 腰椎处分为左、右髂总动脉，在腹主动脉分叉处寻找骶正中动脉。清理左、右髂总静脉，二者在第 5 腰椎的右前方汇合成粗大的下腔静脉。在下腔静脉和腹主动脉周围，寻找腰淋巴结，其呈大小不等的椭圆形结构。在骶髂关节前方，寻找髂内、外动脉及其伴行静脉和周围的淋巴结。

将肠系膜翻向右上方，在肠系膜上动脉根部下方，平第 2 腰椎高度辨认肾动脉，追踪至肾门处。注意观察其发出的肾上腺下动脉，有无不经肾门而直接穿入肾实质的肾副动脉。在腰大肌前面寻找细长的睾丸（卵巢）静脉，并找出与之伴行的睾丸（卵巢）动脉，并向上、下追踪。

（三）解剖肾及其周围结构

找出已切开的肾前筋膜切口，向上切至肾上腺稍上方，观察肾前、后筋膜和深面的脂肪囊，将手伸入肾前筋膜深面，探查肾前、后筋膜的附着关系。将肾筋膜和脂肪囊去除，即可暴露肾，按顺序观察其形态、位置和毗邻。

暴露肾上腺，观察左、右肾上腺的差异。寻找发自腹主动脉的肾上腺中动脉，于肾上腺前面找出肾上腺静脉，沿此追踪至其注入下腔静脉和左肾静脉处。

清理肾蒂，观察肾动脉、肾静脉和肾盂三者的排列关系。肾盂向下延续为输尿管，暴露输尿管直至小骨盆上口处。观察输尿管的走行和毗邻。

（四）解剖腹腔神经丛、腰交感干和腰干

在腹腔干根部周围，小心清除疏松结缔组织，寻找并解剖腹腔神经节及内脏大、小神经。在腹主动脉周围进一步清理、解剖，并观察腹腔神经丛及其发出的副丛。在脊柱与腰大肌之间找到腰交感干，向上、下探查其延续，观察其行程与毗邻。在腹主动脉上部两侧的腰淋巴结中寻找并解剖出较大的淋巴管，将腹主动脉翻向左侧，沿淋巴管向上追查左、右腰干，在第1腰椎水平寻找左、右腰干汇合形成的乳糜池，并向上追踪至胸导管连接处。在腹腔干和肠系膜上动脉根部周围的淋巴结中寻找并解剖肠干，追踪其至注入乳糜池处。

（王　慧）

第五章　盆部与会阴

第一节　概　　述

一、境界与分区

盆部(pelvis)位于躯干的下部。骨盆构成盆部的支架，其内面有盆壁肌及其筋膜，骨盆下口有盆底肌及其筋膜封闭，骨与肌围成盆腔。盆腔借骨盆上口与腹腔相连通，消化系统、泌尿系统和生殖系统的器官位于盆腔内。活体直立时，整个骨盆向前上倾斜。耻骨联合上缘与两侧髂前上棘位于同一冠状面，尾骨尖与耻骨联合上缘在同一水平面上，骶骨岬与耻骨联合上缘在同一斜平面上，盆部在此斜平面的后下方。

会阴(perineum)是指盆膈以下封闭骨盆下口的全部软组织，亦即广义的会阴。会阴境界略呈菱形，耻骨联合下缘为前角，尾骨尖为后角，两侧角为坐骨结节，前外侧边为坐骨支和耻骨下支，后外侧边为骶结节韧带。两侧坐骨结节之间的假想连线将会阴分为前、后两个三角区，前方为尿生殖区(urogenital region)，后方为肛区(anal region)(图 5-1)。

狭义的会阴在男性系指阴囊根与肛门之间的软组织，在女性是指阴道前庭后端与肛门之间的软组织，又称为产科会阴。

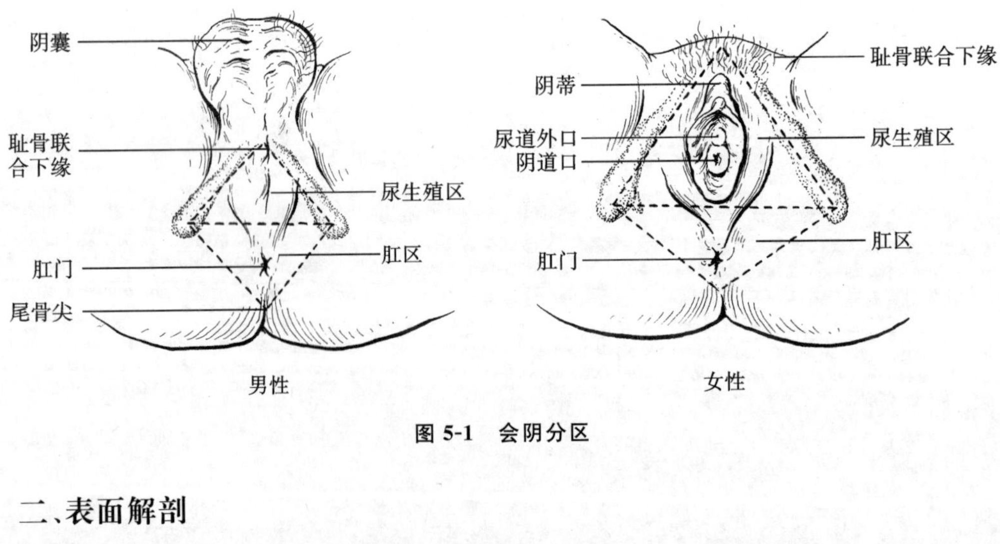

图 5-1　会阴分区

二、表面解剖

腹前正中线的下端可触及耻骨联合上缘，两侧的锐缘为耻骨嵴(pubic crest)。耻骨嵴的外侧端可触及耻骨结节(pubic tubercle)，耻骨结节与髂前上棘之间为腹股沟韧带。会阴部的耻骨弓(pubic arch)、坐骨结节(ischial tuberosity)及尾骨尖也可扪及，是产科常用的骨性标志。

第二节 盆　　部

一、盆壁

骨性盆壁由两侧的髋骨、后方的骶骨和尾骨，借助骨之间的连接而围成。骶骨的岬、骶翼前缘，髋骨的弓状线、耻骨梳，耻骨的耻骨结节、耻骨嵴和耻骨联合上缘共同连成一环状的界线（terminal line），将骨盆分为前上方的大骨盆（greater pelvis）和后下方的小骨盆（lesser pelvis）。大骨盆又被称作假骨盆，主要由髂翼围成，属腹腔的一部分。小骨盆又被称为真骨盆，其上界为骨盆上口（superior pelvic aperture）（即界线），下界为骨盆下口（inferior pelvic aperture）（即会阴的菱形周界）。骨盆上、下口之间的腔为骨盆腔，其前壁为耻骨、耻骨支和耻骨联合，后壁是凹陷的骶、尾骨前面，两侧壁为髂骨、坐骨、骶结节韧带及骶棘韧带。后两条韧带与坐骨大、小切迹围成坐骨大、小孔。骨盆的前外侧有闭孔，其周缘附着一层结缔组织膜，仅其前上方留有一管状裂隙，称闭膜管。

女性骨盆是胎儿正常分娩的通道，宽而短，上口近似圆形，下口较宽大。而男性骨盆窄而长，上口为心形，下口窄小。

二、盆壁的肌肉

覆盖骨性盆壁内面的肌肉有闭孔内肌和梨状肌。闭孔内肌位于盆侧壁的前份，肌束汇集成腱穿经坐骨小孔至臀区。梨状肌位于盆侧壁的后份，穿经坐骨大孔至臀区，它与坐骨大孔之间有梨状肌上孔和梨状肌下孔，允许神经、血管进出盆腔。

三、盆膈

盆膈（pelvic diaphragm）又称盆底，由肛提肌和尾骨肌及覆盖其上、下表面的筋膜共同构成（图 5-2）。其上表面的筋膜称为盆膈上筋膜（superior fascia of the pelvic diaphragm），下表面的筋膜称为盆膈下筋膜（inferior fascia of the pelvic diaphragm）。盆膈封闭骨盆下口的大部分，仅在其前方两侧肛提肌的前内侧缘之间留有一狭窄裂隙，称盆膈裂孔，由下方的尿生殖膈封闭。

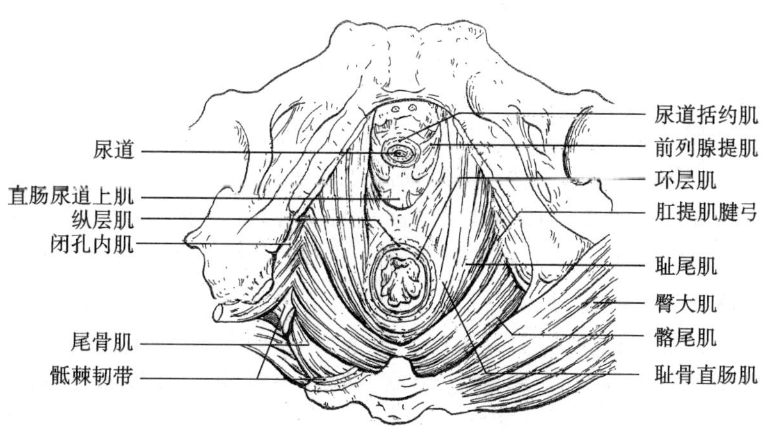

图 5-2　盆底肌（男性，下面观）

（一）肛提肌

肛提肌为一对四边形的薄扁肌，起于耻骨后面与坐骨棘之间的肛提肌腱弓（tendinous arch of levator ani），纤维向下、向后、向内止于会阴中心腱、直肠壁、尾骨和肛尾韧带，左右联合成漏斗状。按纤维起止及排列可将其分为四个部分：①前列腺提肌（levator prostatae）（女性为耻骨阴道肌），起自耻骨体后面和肛提肌腱弓的前份，纤维几乎水平向后，夹持前列腺尖的两侧，止于会阴中心腱，有固定前列腺的作用。女性耻骨阴道肌纤维向后夹持尿道及阴道两侧，并与尿道壁和阴道壁的肌纤维交织，在阴道后方两侧的肌纤维联合，止于会阴中心腱，有固定和收缩阴道的作用。②耻骨直肠肌（puborectalis），起自耻骨盆面和肛提肌腱弓的前份，肌纤维位于其他部分的上方，行向后，绕过直肠肛管交界处的两侧和后方，止于肛管侧壁、后壁及会阴中心腱，并与对侧的肌纤维连接，构成"U"形袢，还有部分纤维与肛门外括约肌深部的纤维相融合。此肌是肛直肠环的主要组成部分，具有重要的括约肛门的功能，又可拉直肠肛管交界处向前，阻止粪便由直肠进入肛管。肛瘘手术时，切勿伤及此肌束，以免引起大便失禁。③耻尾肌（pubococcygeus）和髂尾肌（iliococcygeus），分别起自耻骨盆面及肛提肌腱弓中份、后份和坐骨棘盆面，止于尾骨侧缘及肛尾韧带，都有固定直肠的作用。

（二）尾骨肌

尾骨肌（coccygeus）位于肛提肌的后方，呈三角形，紧贴骶棘韧带的上面，起自坐骨棘盆面，止于尾骨和骶骨下部的侧缘。

四、盆筋膜与筋膜间隙

（一）盆筋膜

盆筋膜（pelvic fascia）可分为以下两个部分。

1. 盆壁筋膜（parietal pelvic fascia） 也称盆筋膜壁层，上与腹内筋膜相延续。它覆盖盆壁肌的内表面和盆底肌的上表面。位于骶骨前方的部分为骶前筋膜，其与骶骨之间有丰富的静脉丛。覆盖梨状肌内表面的部分为梨状肌筋膜，而在闭孔内肌内表面的部分为闭孔筋膜。耻骨体盆腔面到坐骨棘的闭孔筋膜呈线形增厚，称为肛提肌腱弓，为肛提肌和盆膈上、下筋膜提供起点和附着处。覆盖肛提肌和尾骨肌上表面的盆膈上筋膜，在前方和两侧附着于肛提肌腱弓，后方与梨状肌筋膜、骶前筋膜相延续，在内脏器官穿经盆膈处与盆脏筋膜相融合。在耻骨体后面，两侧盆膈上筋膜内侧缘与耻骨前列腺韧带（puboprostatic ligament）（男性）或耻骨膀胱韧带（pubovesical ligament）（女性）相融合。男性的耻骨前列腺韧带张于耻骨体与前列腺鞘和膀胱颈之间，女性的耻骨膀胱韧带张于耻骨体与膀胱颈和尿道之间，是维持膀胱、前列腺和尿道位置的重要结构。

覆盖肛提肌和尾骨肌下表面的为盆膈下筋膜，它两侧也附着于肛提肌腱弓，向前下与尿生殖膈上筋膜相延续，后方与肛门外括约肌的筋膜融合。

2. 盆脏筋膜（visceral pelvic fascia） 也称盆筋膜脏层，在盆腔内脏器穿经盆膈和尿生殖膈时，由盆壁筋膜向上反折而成，呈鞘状包裹脏器。包裹前列腺的部分称为前列腺鞘或前列腺筋膜（prostatic fascia），鞘的前份和两侧部包裹前列腺静脉丛。前列腺鞘向上延续包裹膀胱，形成膀胱筋膜。膀胱筋膜比较薄弱，紧贴膀胱外表面，接近膀胱顶时，膀胱筋膜逐渐消失。包裹直肠的筋膜为直肠筋膜，同样比较薄弱，紧贴直肠外表面，不易从直肠表面剥离。

男性直肠与膀胱、前列腺、精囊及输精管壶腹之间（女性在直肠与阴道之间），有一冠状位的结缔组织隔，为盆筋膜的一部分，称直肠膀胱隔（rectovesical septum）（女性为直肠阴道隔）。上附于直肠膀胱陷凹（女性为直肠子宫陷凹），下达盆底，两侧附于盆侧壁。女性子宫颈和阴道上部的前方与膀胱底之间还有膀胱阴道隔。

盆筋膜也形成一些韧带，它们由血管、神经和周围的结缔组织形成，如子宫主韧带、子宫骶韧带、直肠侧韧带等，一端附于盆侧壁，另一端连接盆内脏器，有维持脏器位置的作用。

（二）盆筋膜间隙

盆壁筋膜与覆盖盆腔的腹膜之间，除盆脏筋膜、韧带外，脏器之间的疏松结缔组织还形成潜在的筋膜间隙。这些筋膜间隙有利于手术分离脏器，血液等也易于在间隙内聚集。重要的间隙如下。

1. 耻骨后隙(retropubic space) 也称膀胱前隙，位于耻骨联合后面与膀胱下外侧面之间，正常为大量的疏松结缔组织所占据。可利用此间隙做耻骨上切口到达膀胱，不累及腹膜。

2. 骨盆直肠间隙 位于直肠的周围，借直肠侧韧带分为前外侧部与后部，前外侧部宽大并充满结缔组织，直肠指检可扪及的直肠壶腹下份两侧，即相当于此间隙。其后部又常称为直肠后隙。

3. 直肠后隙(retrorectal space) 也称骶前间隙，间隙内为骶前筋膜与直肠筋膜之间的疏松结缔组织，其下界为盆膈，上方在骶岬处与腹膜后间隙相延续。此间隙的脓肿易向腹膜后间隙扩散。腹膜后间隙充气造影术即经尾骨旁进针，将空气注入直肠后隙然后上升到腹膜后间隙。手术分离直肠后方时，在此间隙之间做钝性分离，可避免损伤骶前静脉丛。

五、盆腔脏器

盆腔脏器包括泌尿器、生殖器及消化道的盆内部分。它们的配布关系如下：前方为膀胱及尿道，后方是直肠，中间为生殖器。在男性，膀胱、尿道与直肠之间为输精管、精囊及前列腺(图5-3)；在女性，膀胱、尿道与直肠之间为卵巢、输卵管、子宫及阴道(图 5-4)。输尿管盆部沿盆腔侧壁由后向前下行至膀胱底。输精管盆部在骨盆侧壁自腹股沟管内口向后下行。

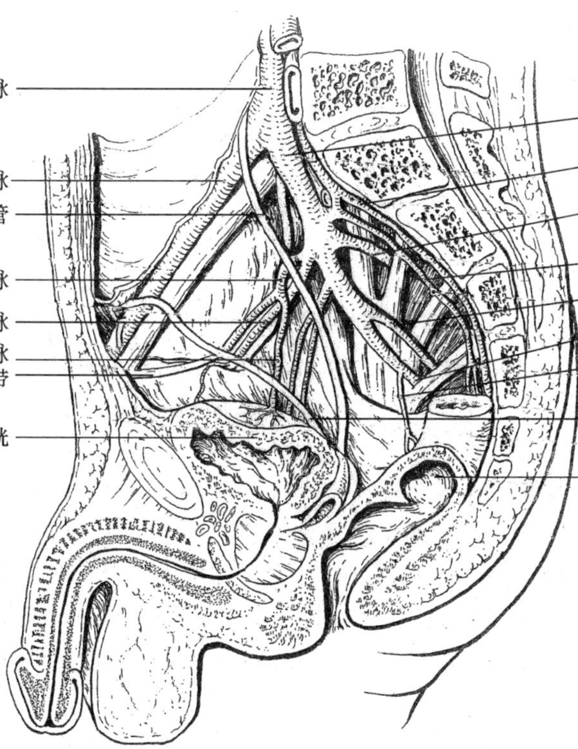

图 5-3 男性盆腔正中矢状面

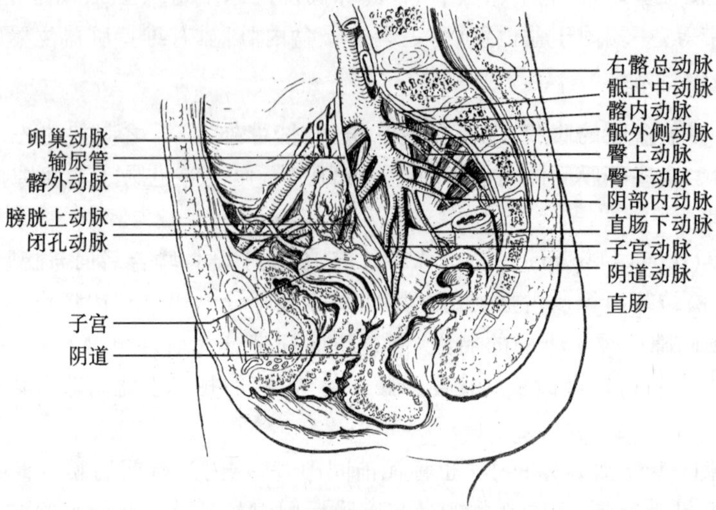

图 5-4　女性盆腔正中矢状面

（一）直肠

1. 位置和毗邻　直肠(rectum)位于盆腔后部,向上于第 3 骶椎平面接乙状结肠,向下穿盆膈延续为肛管。直肠在矢状面上有两个弯曲,上部的弯曲与骶骨的曲度一致,称骶曲(sacral flexure);下部绕尾骨尖时形成凸向前的会阴曲(perineal flexure)。在冠状面上,直肠还有 3 个侧曲,从上到下依次凸向右、左、右。直肠的上、下两端处于正中平面上。直肠腔内一般有 3 条由黏膜和环行平滑肌形成的半月形横向皱襞,称直肠横襞。横襞的位置与 3 个侧曲相对,上、中、下直肠横襞分别距肛门约 13 cm、11 cm 和 8 cm。在进行直肠或乙状结肠镜检查时,应注意直肠弯曲、横襞的位置和方向,缓慢推进,以免损伤肠壁。

直肠后面借疏松结缔组织与骶骨、尾骨和梨状肌邻接,在疏松结缔组织内有骶正中血管、骶外侧血管、骶静脉丛、骶丛、骶交感干和奇神经节等。直肠两侧的上部为腹膜腔的直肠旁窝,两侧下部与盆丛、直肠上血管、直肠下血管及肛提肌等邻贴。

男性、女性直肠前方的毗邻关系有很大的差别。在男性,腹膜反折线以上的直肠隔直肠膀胱陷凹与膀胱底上部和精囊相邻,反折线以下的直肠借直肠膀胱隔与膀胱底下部、前列腺、精囊、输精管壶腹及输尿管盆部相邻。在女性,腹膜反折线以上的直肠隔直肠子宫陷凹与子宫及阴道穹后部相邻,反折线以下的直肠借直肠阴道隔与阴道后壁相邻。

男性、女性的直肠与盆腔内结构有密切的毗邻关系,而这些盆腔内结构又在体表扪不到,因此临床上常采用直肠指检的方法以帮助诊断。如直肠膀胱陷凹或直肠子宫陷凹内有液体聚集时,可穿刺或切开直肠前壁进行引流。

2. 血管、淋巴引流和神经　直肠上有直肠上、下动脉及骶正中动脉分布,彼此间有吻合。直肠上动脉(superior rectal artery)为肠系膜下动脉的直接延续,行于乙状结肠系膜根内,经骶骨岬左前方下降至第 3 骶椎高度分为左、右两支,由直肠后面绕至两侧下行,分布于直肠。直肠下动脉(inferior rectal artery)多起自髂内动脉前干,行向内下,分布于直肠下部。骶正中动脉发出小分支经直肠后面分布于直肠后壁。上述各动脉均有同名静脉伴行。

直肠肌壁外有直肠旁淋巴结(pararectal lymph nodes),其上份的输出管沿直肠上血管至直肠上淋巴结、肠系膜下淋巴结;下份的输出管向两侧沿直肠下血管注入髂内淋巴结;部分输出管向后注入骶淋巴结;还有部分输出管穿过肛提肌至坐骨肛门窝,随肛血管、阴部内血管至髂内淋巴结。淋巴道转移是直肠癌主要的扩散途径,手术时要求彻底清除淋巴道。

支配直肠的交感神经来自肠系膜下丛和盆丛,副交感神经来自盆内脏神经,它们随直肠上、下血管到达直肠。

（二）膀胱

1. 位置和毗邻 膀胱（urinary bladder）空虚时呈三棱锥体状，位于盆腔前部，其上界约与骨盆上口相当。膀胱尖朝向前上，与腹壁内的脐正中韧带相连。膀胱底为三角形，朝向后下。男性膀胱底上部借直肠膀胱陷凹与直肠相邻，下部与精囊和输精管壶腹相贴。女性的膀胱底与子宫颈和阴道前壁直接相贴。男性膀胱与前列腺接触的部分为膀胱颈，女性膀胱颈与尿生殖膈相邻。膀胱尖与膀胱底之间的部分为膀胱体，其上面有腹膜覆盖，下外侧面紧贴耻骨后隙内的疏松结缔组织，以及肛提肌和闭孔内肌。

膀胱充盈时呈卵圆形，膀胱尖上升至耻骨联合以上，这时腹前壁折向膀胱的腹膜也随之上移，膀胱的下外侧面直接与腹前壁相贴。临床上常利用这种解剖关系，在耻骨联合上缘之上进行膀胱穿刺或做手术切口，以避免伤及腹膜。儿童的膀胱位置较高，上界超过骨盆上口，位于腹腔内，6 岁左右才逐渐降至盆腔内。

2. 血管、淋巴引流和神经 膀胱上动脉（superior vesical artery）起自髂内动脉的脐动脉，向下走行，分布于膀胱上、中部。膀胱下动脉（inferior vesical artery）起自髂内动脉前干，沿盆侧壁向下走行，分布于膀胱下部、精囊、前列腺及输尿管盆部等。膀胱的静脉在膀胱下部的周围形成膀胱静脉丛，最后汇集成与动脉同名的静脉，再汇入髂内静脉。

膀胱的淋巴管多注入髂外淋巴结，亦有少数膀胱的淋巴管注入髂内淋巴结和髂总淋巴结。

膀胱的交感神经来自 T11～T12 和 L1～L2 脊髓节段，经盆丛随血管分布至膀胱，使膀胱平滑肌松弛，尿道内括约肌收缩而储尿。副交感神经来自 S2～S4 脊髓节段，经盆内脏神经到达膀胱，支配膀胱逼尿肌，是与排尿有关的主要神经。膀胱排尿反射的传入纤维也通过盆内脏神经传入。

（三）输尿管盆部与壁内部

1. 盆部左、右输尿管 输尿管腹部在骨盆上口处分别越过左髂总动脉末段和右髂外动脉起始部的前面进入盆腔，与输尿管盆部相延续。

输尿管盆部位于盆侧壁的腹膜下，行经髂内血管、腰骶干和骶髂关节前方，向后下走行，继而经过脐动脉起始段和闭孔血管、神经的内侧，在坐骨棘平面，转向前内穿入膀胱底的外上角。男性输尿管盆部到达膀胱外上角之前有输精管在其前上方由外侧向内侧越过，然后输尿管经输精管壶腹与精囊之间到达膀胱底。女性输尿管盆部位于卵巢的后下方，在经子宫阔韧带基底部至子宫颈外侧约 2 cm 处（适对阴道穹侧部的上外方）时，有子宫动脉从前上方跨过，恰似“水在桥下流”。施行子宫切除术结扎子宫动脉时，慎勿损伤输尿管。

输尿管盆部的血液供应有不同的来源，接近膀胱处有来自膀胱下动脉的分支，在女性也有子宫动脉的分支分布。

2. 壁内部输尿管 输尿管行至膀胱底外上角处，向内下斜穿膀胱壁，开口于膀胱三角的输尿管口。此段长约 1.5 cm，即壁内部，是输尿管最狭窄处，也是常见的结石滞留部位。膀胱充盈时，压迫输尿管壁内部，可阻止膀胱内的尿液向输尿管逆流。

（四）前列腺

1. 位置与毗邻 前列腺（prostate）位于膀胱颈和尿生殖膈之间。前列腺底上接膀胱颈，前列腺尖的两侧有前列腺提肌绕过。前列腺体的前面有耻骨前列腺韧带，使前列腺鞘与耻骨盆面相连接；后面借直肠膀胱隔与直肠壶腹相邻。直肠指检时，向前可扪及前列腺。

2. 被膜 前列腺实质表面包裹一层薄的纤维肌性组织，称为前列腺囊。囊外有前列腺鞘。

3. 血管、淋巴引流和神经 前列腺的血液供应丰富，接受阴部内动脉、膀胱下动脉和直肠下动脉的分支。前列腺前方和两侧的鞘内有前列腺静脉丛。前列腺静脉丛接受阴茎背深静脉,并有交通支与膀胱静脉丛吻合,经膀胱下静脉汇入髂内静脉。前列腺的主要淋巴引流有三个途径:①髂外支:由基底部及后上部开始,至髂外淋巴结中组。②髂内支:沿前列腺动脉分布,止于下腹动脉淋巴结。③骶前支:由后面向前走行,止于骶前淋巴结。前列腺的主要淋巴引流通过上述三个途径最终可至腹主动脉旁、纵隔、锁骨上淋巴结。支配前列腺的神经来自盆丛,神经纤维与神经节形成前列腺神经丛,位于前列腺囊外。

(五) 输精管盆部、射精管和精囊

输精管盆部自腹股沟管深环处接腹股沟部,从外侧绕腹壁下动脉的起始部,急转向内下方,越过髂外动、静脉的前方进入盆腔。沿盆侧壁行向后下,跨过膀胱上血管和闭孔血管,然后从前内侧与输尿管交叉,继而转至膀胱底。输精管约在精囊上端平面以下膨大为输精管壶腹,行于精囊的内侧,其末端逐渐变细,且相互靠近,在前列腺底稍上方,与精囊的排泄管呈锐角汇合成射精管。射精管长约 2 cm,向前下穿前列腺底的后部,开口于尿道的前列腺部。

精囊(seminal vesicle)为一对长椭圆形的囊状腺体,位于前列腺底的后上方,输精管壶腹的外侧,前贴膀胱,后邻直肠。精囊肿大时,直肠指检可以扪及。

(六) 子宫

1. 位置和毗邻 子宫位于膀胱与直肠之间,其前面隔膀胱子宫陷凹与膀胱上面相邻,子宫颈阴道上部的前方借膀胱阴道隔与膀胱底部相邻,子宫后面借直肠子宫陷凹及直肠阴道隔与直肠相邻。

直立时,子宫体几乎与水平面平行,子宫底伏于膀胱的后上方,子宫颈保持在坐骨棘平面以上。成人正常的子宫呈轻度前倾、前屈姿势,前倾即子宫长轴与阴道长轴之间成向前开放的角度(约 90°角),前屈为子宫体与子宫颈之间形成的一个向前开放的钝角(约 170°角)。因子宫是可动的,它的位置可受周围器官的影响,如膀胱和直肠充盈、体位变动都可造成子宫位置发生生理性变化。若由于先天性发育不良,或炎症粘连、肿瘤压迫,子宫可发生病理性前屈、后倾或后屈。子宫经阴道脱出阴道口,为子宫脱垂。引起子宫脱垂的主要原因常为肛提肌、子宫的韧带、尿生殖膈及会阴中心腱等在分娩时受到损伤,使盆底对盆腔脏器的支持功能减弱或消失。

2. 子宫的韧带

(1) 子宫阔韧带(broad ligament of uterus):位于子宫两侧,为冠状位的双层腹膜皱襞,上缘游离,下缘和外侧缘分别与盆底和盆侧壁的腹膜移行。子宫阔韧带包裹卵巢、输卵管和子宫圆韧带,韧带内的血管、淋巴管、神经和大量疏松结缔组织,这些被称为子宫旁组织。子宫阔韧带可限制子宫向两侧移动。

(2) 子宫主韧带(cardinal ligament of uterus):又称子宫颈横韧带,位于子宫阔韧带基底部,由结缔组织和平滑肌纤维构成。其呈扇形连于子宫颈与盆侧壁之间,有固定子宫颈、维持子宫在坐骨棘平面以上的作用,损伤或牵拉造成该韧带松弛后,容易引起子宫脱垂。

(3) 子宫圆韧带(round ligament of uterus):呈圆索状,长 12～14 cm。起自子宫角、输卵管附着部的前下方,在子宫阔韧带内弯向盆侧壁,到腹壁下动脉外侧,经深环入腹股沟管,出浅环附着于阴阜及大阴唇皮下,是维持子宫前倾的主要结构。

(4) 骶子宫韧带:起自子宫颈后面,向后呈弓形绕过直肠外侧,附着于骶骨前面。其表面的腹膜为直肠子宫襞。该韧带向后上方牵引子宫颈,防止子宫前移,维持子宫前屈。

(5) 耻骨子宫韧带:起自子宫颈前面,向前呈弓形绕过膀胱外侧,附着于耻骨盆面,韧带表面的腹膜为膀胱子宫襞,有限制子宫后倾后屈的作用。

3. 血管、淋巴引流和神经 子宫动脉起自髂内动脉的前干,沿盆侧壁向前内下方走行,进

入子宫阔韧带基底部，在距子宫颈外侧约 2 cm 处，横向越过输尿管盆部的前上方，至子宫颈侧缘后，沿子宫两侧缘迂曲上行。主干行至子宫角处即分为输卵管支和卵巢支，后者与卵巢动脉分支吻合。子宫动脉在子宫颈外侧还向下发出阴道支，分布于阴道上部。

子宫静脉丛位于子宫两侧，该丛汇集成子宫静脉汇入髂内静脉。子宫静脉丛与膀胱静脉丛、直肠静脉丛和阴道静脉丛相续。

子宫底和子宫体上部的多数淋巴管沿卵巢血管上行，注入髂总淋巴结和腰淋巴结。子宫底两侧的一部分淋巴管沿子宫圆韧带注入腹股沟浅淋巴结。子宫体下部及子宫颈的淋巴管沿子宫血管注入髂内淋巴结或髂外淋巴结，一部分淋巴管向后沿骶子宫韧带注入骶淋巴结。盆内脏器的淋巴管之间均有直接或间接的吻合，因此，子宫颈癌患者常有盆腔内广泛的转移。

子宫的神经来自盆丛分出的子宫阴道丛，随血管分布于子宫和阴道上部。

（七）卵巢

卵巢位于髂内、外动脉分叉处的卵巢窝内，窝的前界为脐动脉，后界为髂内动脉和输尿管。卵巢的后缘游离，前缘中部血管、神经出入处称卵巢门，并借卵巢系膜连于子宫阔韧带的后叶。卵巢下端借卵巢固有韧带（proper ligament of ovary）与子宫角相连，其上端以卵巢悬韧带（suspensory ligament of ovary）（骨盆漏斗韧带）连于盆侧壁，此韧带为隆起的腹膜皱襞，内有卵巢血管、淋巴管及卵巢神经丛等。

（八）输卵管

输卵管位于子宫阔韧带的上缘内，长 8～12 cm。子宫底外侧短而细直的输卵管峡，为输卵管结扎的部位，炎症可能导致此部管腔堵塞。输卵管外侧端呈漏斗状膨大的输卵管漏斗有输卵管腹腔口，通向腹膜腔。借卵子的运送途径，女性腹膜腔经输卵管腹腔口、输卵管、子宫腔以及阴道与外界相通，故有感染的可能。

输卵管的子宫部和输卵管峡由子宫动脉的输卵管支供血，输卵管壶腹与输卵管漏斗则由卵巢动脉的分支供血，彼此间有广泛的吻合。同样，一部分输卵管静脉汇入卵巢静脉，一部分汇入子宫静脉。

（九）阴道

阴道上端环绕子宫颈，下端开口于阴道前庭。子宫颈与阴道壁之间形成的环形腔隙，称阴道穹（fornix of vagina）。阴道穹后部较深，与直肠子宫陷凹紧邻。腹膜腔内有脓液积存时，可经此部进行穿刺或切开引流。

阴道前壁短，长 6～7 cm，上部借膀胱阴道隔与膀胱底、颈相邻，下部与尿道后壁直接相贴，也有学者提出部分女性尿道完全包埋在阴道前壁内。阴道后壁较长，为 7.5～9 cm，上部与直肠子宫陷凹相邻，中部借直肠阴道隔与直肠壶腹相邻，下部与肛管之间有会阴中心腱。

六、盆部血管、淋巴引流与神经

（一）动脉

1. 髂总动脉（common iliac artery） 平第 4 腰椎下缘的左前方，腹主动脉分为左、右髂总动脉。髂总动脉沿腰大肌内侧斜向外下，至骶髂关节前方又分成髂内、外动脉。左髂总动脉的内后方有左髂总静脉伴行，右髂总动脉的后方与第 4、5 腰椎体之间有左、右髂总静脉的末段和下腔静脉起始段。

2. 髂外动脉（external iliac artery） 沿腰大肌内侧缘下行，穿血管腔隙至股部。在男性，髂外动脉外侧有睾丸血管和生殖股神经与之伴行，其末段前方有输精管越过。在女性，髂外动脉起始部的前方有卵巢血管越过，其末段的前上方有子宫圆韧带斜向越过。近腹股沟韧带处，髂外动脉发出腹壁下动脉和旋髂深动脉，后者向外上方贴髂窝走行，分布于髂肌和髂骨。

髂总动脉和髂外动脉的投影：自脐左下方 2 cm 处至髂前上棘与耻骨联合连线中点间的连线，此线的上 1/3 段为髂总动脉的投影，下 2/3 段为髂外动脉的投影。

3. 髂内动脉(internal iliac artery) 一短干，长约 4 cm，分出后斜向内下进入盆腔。其前方有输尿管，后方邻近腰骶干，髂内静脉和闭孔神经行于其内侧。主干行至坐骨大孔上缘处一般分为前、后两干，前干分支多至脏器，后干分支多至盆壁。按其分布，它的分支可分为壁支和脏支。

(1) 壁支如下：①髂腰动脉(iliolumbar artery)发自后干，向后外方斜行，分布于髂腰肌和腰方肌等。②骶外侧动脉(lateral sacral artery)发自后干，沿骶前孔内侧下行，分布于梨状肌、尾骨肌和肛提肌等。③臀上动脉(superior gluteal artery)为后干的延续，向下穿梨状肌上孔至臀部。④臀下动脉(inferior gluteal artery)为前干的终末支，向下穿梨状肌下孔至臀部。⑤闭孔动脉(obturator artery)发自前干，沿盆侧壁经闭膜管至股部。

(2) 脏支如下：膀胱上、下动脉，子宫动脉、直肠下动脉及阴部内动脉等。

(二) 静脉

髂内静脉(internal iliac vein)由盆部的静脉在坐骨大孔的稍上方汇合而成，在骨盆缘、骶髂关节前方与髂外静脉汇合成髂总静脉。髂内静脉的属支较多，可分为脏支和壁支。壁支的臀上、下静脉和闭孔静脉均起自骨盆外，骶外侧静脉位于骶骨前面，它们与同名动脉伴行。脏支起自盆内脏器周围的静脉丛，包括膀胱静脉丛、直肠静脉丛，以及男性前列腺静脉丛，女性的子宫静脉丛和阴道静脉丛。它们分别环绕在相应器官的周围，并各自汇合成干，注入髂内静脉。女性卵巢和输卵管附近的卵巢静脉丛汇集为卵巢静脉，伴随同名动脉上行注入左肾静脉和下腔静脉。

直肠静脉丛可分为内、外两个部分，直肠内静脉丛位于直肠和肛管黏膜上皮的深面，直肠外静脉丛位于肌层的外面，两丛之间有广泛的吻合。直肠内静脉丛主要汇入直肠上静脉，经肠系膜下静脉注入肝门静脉。直肠外静脉丛向下经直肠下静脉和肛静脉回流入髂内静脉，这样建立了肝门静脉系和腔静脉系之间的交通。

盆腔内静脉丛静脉腔内无瓣膜，各丛之间的吻合丰富，可自由交通，有利于血液的回流。

(三) 淋巴引流

盆腔内淋巴结一般沿血管排列，主要的淋巴结群如下。

1. 髂外淋巴结(external iliac lymph nodes) 沿髂外动脉排列，收纳腹股沟浅、深淋巴结的输出管，以及下肢和腹前壁下部、膀胱、前列腺和子宫等部位的淋巴。

2. 髂内淋巴结(internal iliac lymph nodes) 沿髂内动脉及其分支排列，收纳盆内所有脏器、会阴深部、臀部和股后部的淋巴。位于髂内、外动脉间的闭孔淋巴结还收纳子宫体下部及子宫颈的淋巴。患子宫颈癌时，该淋巴结累及较早。

3. 骶淋巴结(sacral lymph nodes) 沿骶正中动脉和骶外侧动脉排列，收纳盆后壁、直肠、子宫颈和前列腺的淋巴。

上述三组淋巴结的输出管注入沿髂总动脉排列的髂总淋巴结，髂总淋巴结的输出管注入左、右腰淋巴结。

(四) 神经

盆部的骶丛(sacral plexus)由腰骶干、第 1～4 骶神经前支组成，位于梨状肌前面，其分支经梨状肌上、下孔出盆，分布于臀部、会阴及下肢。

盆部的内脏神经如下。

1. 骶交感干(sacral sympathetic trunk) 由腰交感干延续而来，沿骶前孔内侧下降。至尾骨前方，两侧骶交感干连接在单一的奇神经节上，该节又称尾神经节。

2. 上腹下丛(superior hypogastric plexus) 又称骶前神经，由腹主动脉丛经第 5 腰椎体前面下降而来。此丛发出左、右腹下神经，行至第 3 骶椎高度，与同侧的盆内脏神经和骶交感节的节后纤维共同组成左、右下腹下丛（inferior hypogastric plexus），又称盆丛（pelvic plexus）。该丛位于直肠、精囊和前列腺（女性为子宫颈和阴道穹）的两侧，膀胱的后方。其纤维随髂内动脉的分支分别形成膀胱丛、前列腺丛、子宫阴道丛和直肠丛等，分布于盆内脏器。

3. 盆内脏神经(pelvic splanchnic nerve) 又称盆神经，较细小，共 3 支，由第 2～4 骶神经前支中的副交感神经节前纤维组成。此神经加入盆丛，与交感神经纤维一起走行至盆内脏器，在脏器附近或壁内的副交感神经节交换神经元，节后纤维分布于结肠左曲以下的消化道、盆内脏器及外阴等。

第三节　会　　阴

一、肛区

肛区又称为肛门三角，有肛管和坐骨肛门窝。

（一）肛管

1. 位置与形态 肛管（anal canal）长约 4 cm，上续于直肠，向后下绕尾骨尖止于肛门。

肛管内有 6～10 条纵向的黏膜皱襞，称肛柱。平肛柱上端的环状线为肛直肠线，相邻肛柱下端之间呈半月形的黏膜皱襞称肛瓣。肛瓣与相邻肛柱围成的小隐窝称肛窦。通过肛柱下端及肛瓣的边缘连成锯齿状的环状线，称齿状线。齿状线以下 1.5 cm 为一环形隆起，称肛梳或痔环，深层有直肠静脉丛和增厚的肛门内括约肌。肛梳下端为一窄而蜿蜒走行的带，称白线，又叫希尔顿白线。齿状线上、下覆盖的上皮、血液供应、淋巴引流以及神经支配完全不同，临床上有实用意义。

肛管黏膜及皮下的静脉丛可因血流不畅而淤积，以致曲张成痔。齿状线以上者为内痔，以下者为外痔，跨越齿状线上下者为混合痔。肛窦内常有粪屑滞留，感染后易致肛窦炎，严重者可形成肛瘘或坐骨肛门窝脓肿等。肛门为肛管末段的开口，约位于尾骨尖下 4 cm 处，在会阴中心腱的稍后方。肛门周围皮肤形成辐射状皱褶。

2. 血管、淋巴引流和神经 肛管齿状线上、下覆盖的上皮、血液供应、淋巴引流以及神经支配完全不同，直肠和肛管壁内有丰富的静脉丛，可分为内、外两丛，内静脉丛位于直肠和肛管黏膜上皮的深面，外静脉丛位于肠管肌层的外面，内、外静脉丛之间有广泛的吻合。内静脉丛主要汇入直肠上静脉，经肠系膜下静脉注入肝门静脉。外静脉丛向下经直肠下静脉和肛静脉回流入髂内静脉。这样在直肠壁内建立了肝门静脉系和腔静脉系之间的交通。齿状线以上动脉来源于直肠上、下动脉，静脉回流为直肠上静脉→肠系膜下静脉→肝门静脉系，直肠下静脉→髂内静脉；淋巴引流进入肠系膜下淋巴结、髂内淋巴结；神经为内脏神经。齿状线以下动脉来源于肛动脉；静脉回流为肛静脉→阴部内静脉→髂内静脉；淋巴引流进入腹股沟浅淋巴结；神经为躯体神经。

3. 肛门括约肌 位于肛管周围，包括肛门内括约肌和肛门外括约肌（图 5-5）。

（1）肛门内括约肌：为肛管壁内环行肌层明显增厚而形成，属不随意肌，有协助排便的作用，无括约肛门的功能。

（2）肛门外括约肌：为环绕肛门内括约肌周围的横纹肌（图 5-5），按其纤维的位置又可分为:①皮下部:位于肛管下端的皮下,肌束呈环形,前方附于会阴中心腱,后方附于肛尾韧带。②浅部:在皮下部深面,肌束围绕肛门内括约肌下部,前方附于会阴中心腱,后方附着于尾骨下部及肛尾韧带。③深部:肌束呈厚的环形带,围绕肛门内括约肌上部,其深层纤维与耻骨直肠肌混合而不能分隔,其前方的许多纤维交叉进入会阴浅横肌,后方的纤维多附着于肛尾韧带。

肛门内括约肌、肠壁的纵行肌,肛门外括约肌浅、深部和耻骨直肠肌在肛管直肠移行处形成的肌性环,称为肛直肠环。此环在肠管的两侧和后方发达,而在肠管前方纤维较少。若外科手术时不慎切断此环,可引起大便失禁。

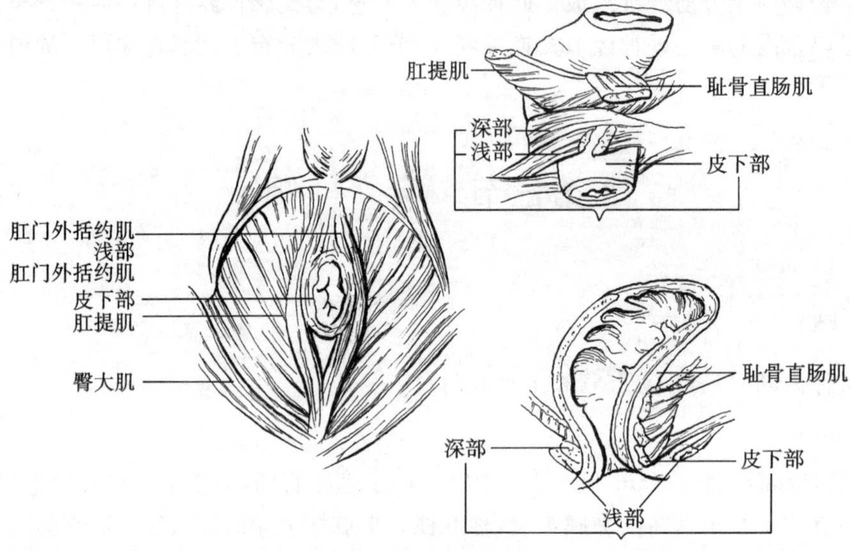

图 5-5 肛门外括约肌

(二) 坐骨肛门窝

坐骨肛门窝位于肛管的两侧,略似尖朝上、底朝下的锥形间隙(图 5-6)。窝尖由盆膈下筋膜与闭孔筋膜汇合而成,窝底为肛区的浅筋膜及皮肤。内侧壁的下部为肛门外括约肌,上部为肛提肌、尾骨肌以及覆盖它们的盆膈下筋膜。外侧壁的下份为坐骨结节内侧面,上份为闭孔内肌和筋膜。前壁为尿生殖膈,后壁为臀大肌下份及其筋膜和深部的骶结节韧带。坐骨肛门窝向前延伸到肛提肌与尿生殖膈会合处,形成前隐窝。向后延伸至臀大肌、骶结节韧带与尾骨肌之间,形成后隐窝。窝内有大量的脂肪组织,称坐骨肛门窝脂体。此体具有弹簧垫样作用,排便时允许肛门扩张。窝内脂肪的血供较差,感染时容易形成脓肿或瘘管。

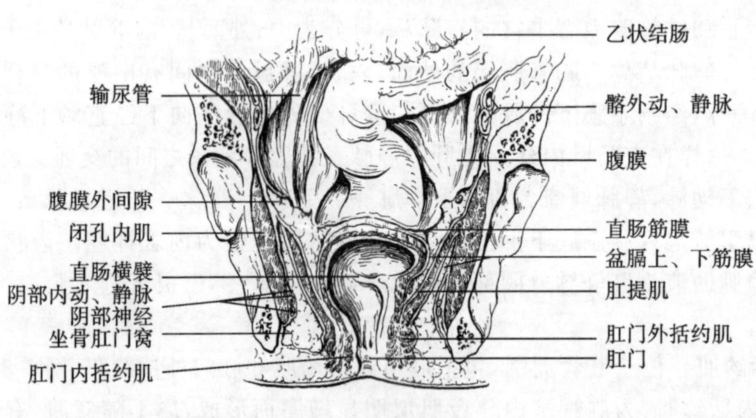

图 5-6 坐骨肛门窝

（三）血管、淋巴引流和神经

阴部内动脉(internal pudendal artery)为坐骨肛门窝内主要动脉，起自髂内动脉前干，经梨状肌下孔出盆，绕过坐骨棘后面，穿经坐骨小孔至坐骨肛门窝。主干沿此窝外侧壁上的阴部管(为阴部内血管和阴部神经穿经闭孔筋膜的裂隙，又称 Alcock 管)前行。在阴部管内阴部内动脉发出肛动脉，横过坐骨肛门窝脂体，分布于肛门周围的肌和皮肤。到达阴部管前端时，阴部内动脉分为会阴动脉和阴茎动脉(女性为阴蒂动脉)进入尿生殖区。阴部内静脉(internal pudendal vein)及其属支均与同名动脉伴行，阴部内静脉汇入髂内静脉。

阴部神经(pudendal nerve)由骶丛发出(图 5-7、图 5-8)，与阴部内血管伴行，在阴部管内、阴部管前端和尿生殖区内的行程、分支和分布皆与阴部内血管相同。由于阴部神经在行程中绕坐骨棘，故会阴手术时，常将麻药由坐骨棘与肛门连线的中点经皮注入坐骨棘下方，以进行阴部神经阻滞。

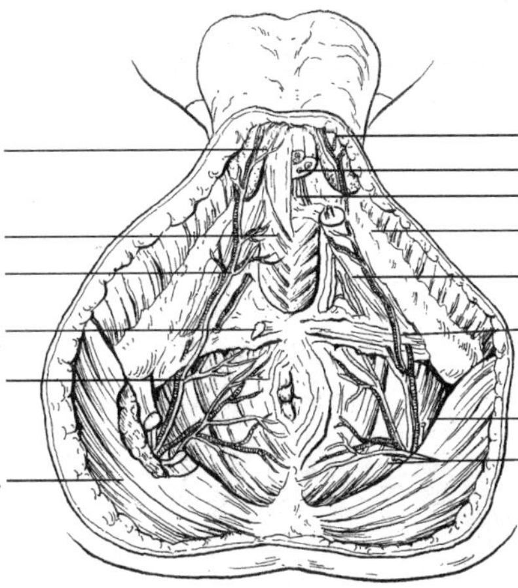

图 5-7 男性会阴的血管和神经

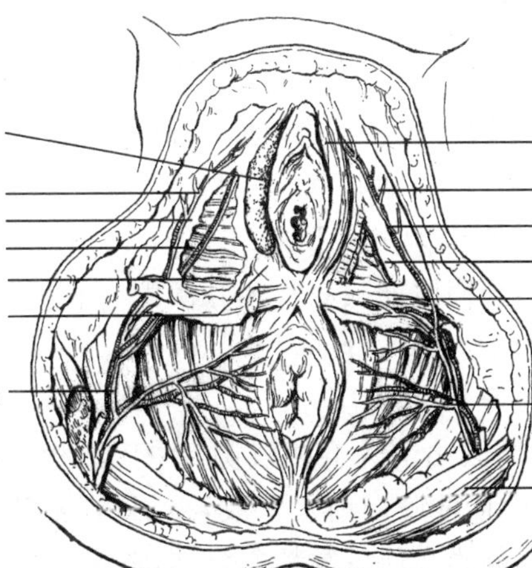

图 5-8 女性会阴的血管和神经

齿状线以上肠管的淋巴管，部分沿直肠上血管走行，进入直肠上淋巴结；部分穿过盆膈至坐骨肛门窝内，沿肛血管、阴部内血管行走，进入髂内淋巴结。齿状线以下肛管的淋巴及肛门外括约肌、肛门周围皮下的淋巴汇入腹股沟浅淋巴结，然后至髂外淋巴结。部分末段直肠的淋巴穿过盆膈至坐骨肛门窝内，沿肛血管、阴部内血管走行，入髂内淋巴结。

二、尿生殖区

尿生殖区又称尿生殖三角。会阴中心腱又称会阴体，男性的位于肛门与阴茎根之间，女性的位于肛门与阴道前庭后端之间。在矢状面上，尿生殖区呈楔形，尖朝上，底朝下，深 3～4 cm。于此处起止的肌有：肛门外括约肌、球海绵体肌、会阴浅横肌、会阴深横肌、尿道阴道括约肌（男性为尿道括约肌）、肛提肌。会阴中心腱具有加固盆底、承托盆内脏器的作用，分娩时此处受到很大的张力而易于破裂，所以在分娩时要注意保护会阴。此区的层次结构特点明显，具有临床意义。

（一）层次结构

1. 浅层结构 皮肤被以阴毛，富有汗腺和皮脂腺。此区浅筋膜与腹壁浅筋膜一样，可分为浅、深两层。浅层为脂肪层，但含脂肪很少，深层为膜层，又称为会阴浅筋膜（superficial fascia of perineum）或 Colles 筋膜（图 5-9）。会阴浅筋膜前接阴囊肉膜、阴茎浅筋膜及腹前壁的浅筋膜深层（Scarpa 筋膜），两侧附于耻骨弓和坐骨结节。此筋膜终止于坐骨结节的连线上，并与尿生殖膈下、上筋膜相互附着，正中线上还与会阴中心腱和男性尿道球中隔相附着。

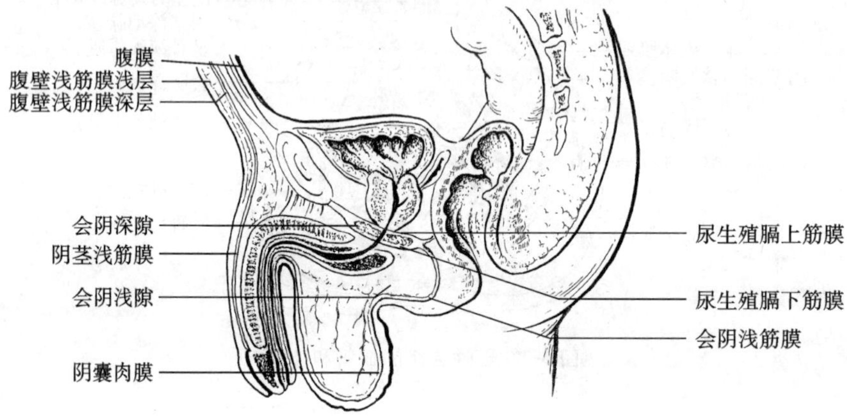

图 5-9 会阴筋膜矢状面模式图

2. 深层结构 包括深筋膜、会阴肌等。深筋膜可分为浅层的尿生殖膈下筋膜（inferior fascia of urogenital diaphragm）（又称会阴膜）和深层的尿生殖膈上筋膜（superior fascia of urogenital diaphragm）。两层筋膜皆为三角形，几乎呈水平位展开，两侧附于耻骨弓。它们的后缘止于耻骨结节连线上，并与会阴浅筋膜一起相互附着。它们的前缘在耻骨联合下相互附着，并增厚形成会阴横韧带（transverse perineal ligament）。会阴横韧带与耻骨弓状韧带之间有一裂隙，有阴茎（或阴蒂）背深静脉穿过。

会阴浅筋膜与尿生殖膈下筋膜之间为会阴浅隙，由于会阴浅筋膜与阴囊肉膜、阴茎浅筋膜、腹前壁浅筋膜深层相延续，会阴浅隙向前上开放，与阴囊、阴茎和腹壁相通。尿生殖膈下、上筋膜之间为会阴深隙，因两层筋膜在前后端都愈合，会阴深隙为一密闭的间隙。

(1) 会阴浅隙的结构：会阴浅隙（superficial perineal space）又称会阴浅袋。在会阴浅隙内，两侧坐骨支和耻骨下支的边缘上有阴茎海绵体左、右脚附着，脚表面覆盖有一对坐骨海绵体肌。尿道海绵体后端（尿道球）在正中线上贴附于尿生殖膈下筋膜的下表面，尿道球的下表面有球海绵体肌覆盖。一对狭细的会阴浅横肌（superficial transverse perineal muscle）位于会阴浅隙的后份，起自坐骨结节的内前份，横行向内止于会阴中心腱。此外，浅隙内还有会阴动脉（perineal artery）的两条分支：会阴横动脉和阴囊后动脉。会阴横动脉细小，在会阴浅横肌表面向内侧走行。阴囊后动脉一般为两支，分布于阴囊的皮肤和肉膜。

会阴神经(perineal nerve)伴行会阴动脉进入会阴浅隙，它发出的阴囊后神经与阴囊后动脉伴行，它的肌支除支配会阴浅隙内会阴浅横肌、球海绵体肌、坐骨海绵体肌之外，还支配会阴深隙内的会阴深横肌、尿道括约肌，以及肛门外括约肌和肛提肌(图 5-10)。

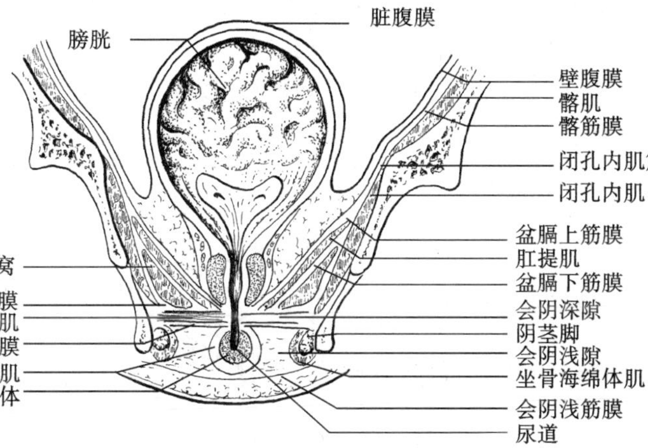

图 5-10 男性盆腔冠状切面模式图

(2) 会阴深隙的结构：会阴深隙(deep perineal space)又称会阴深袋。会阴深隙内的主要结构为一层扁肌，张于耻骨弓。前面的大部分围绕尿道膜部称为尿道括约肌，后面的纤维起自坐骨支内侧面，行向内附于会阴中心腱，称会阴深横肌(deep transverse perineal muscle)。尿道括约肌和会阴深横肌亦称为尿生殖三角肌，与覆盖它们上、下面的尿生殖膈上、下筋膜共同构成尿生殖膈 (urogenital diaphragm)。此外，会阴深隙内还有一对豌豆大小的尿道球腺，位于男性尿道膜部后外侧。

阴茎动脉进入会阴深隙后，分出：①尿道球动脉；②尿道动脉，穿尿生殖膈下筋膜，进入尿道海绵体；③阴茎背动脉，从会阴深隙进入会阴浅隙，行于阴茎的背面；④阴茎深动脉，由会阴深隙入会阴浅隙，穿入阴茎海绵体。与阴茎动脉和分支伴行的有阴茎静脉和属支，阴茎背神经也与阴茎背动脉伴行，至阴茎背面。

女性生殖器与男性生殖器具有胚胎发生的同源性。女性尿生殖区的层次结构基本与男性的相似，有会阴浅筋膜、尿生殖膈下筋膜和尿生殖膈上筋膜，浅、深层会阴肌，并形成会阴浅隙、会阴深隙两个间隙。但女性的两个间隙因有尿道和阴道通过，被不完全分隔开，故没有男性尿外渗那样的临床意义。前庭球和球海绵体肌也被尿道和阴道不完全分隔开，而且前庭大腺位于会阴浅隙内，不在会阴深隙内。

女性尿生殖区内血管神经的来源、行程和分布，以及淋巴回流也基本与男性的一致，仅阴茎和阴囊的血管神经变为阴蒂和阴唇的血管神经。

(二) 男性尿生殖区的器官

1. 睾丸和附睾 属于男性内生殖器官，位于阴囊内。睾丸呈微扁的卵圆形，表面光滑，有上下两端、前后两缘和内外两面。后缘有血管、神经和淋巴管出入，并与附睾和输精管睾丸部相连。附睾呈新月形，可分为上端膨大的附睾头、中部的附睾体和下端的附睾尾，紧贴睾丸的上端和后缘。附睾尾向上弯曲移行为输精管。

睾丸鞘膜由腹膜鞘突远侧部形成，覆盖于睾丸和附睾表面，分脏、壁两层。脏层紧贴睾丸及附睾的白膜，壁层贴附于精索内筋膜深面。脏、壁两层在睾丸后缘及附睾的后面互相移行，两层之间的腔隙称鞘膜腔，内有少许浆液称鞘膜液。鞘膜腔内睾丸和附睾之间形成的隐窝称附睾窦。

2. 精索(spermatic cord) 由输精管、睾丸动脉、蔓状静脉丛、淋巴管和神经组成。始于腹股沟管深环，止于睾丸后缘，其上部位于腹股沟管内，下部位于阴囊内。在阴囊侧壁近阴茎根部易于触及输精管，光滑坚韧，临床上做输精管结扎术时，常在此处进行。

3. 阴囊和精索的被膜 阴囊(scrotum)是容纳睾丸、附睾和精索下部的囊，悬于耻骨联合下方、两侧大腿前内侧之间。阴囊皮肤薄，有少量阴毛。阴囊的浅筋膜内缺乏脂肪，含有平滑肌纤维和致密结缔组织以及弹性纤维，称为肉膜(dartos coat)。肉膜与皮肤组成阴囊壁，并在正中线上发出阴囊中隔(scrotal septum)，将阴囊分成左、右两部。平滑肌纤维随外界温度变化而舒缩，以调节阴囊内的温度(图 5-11)。

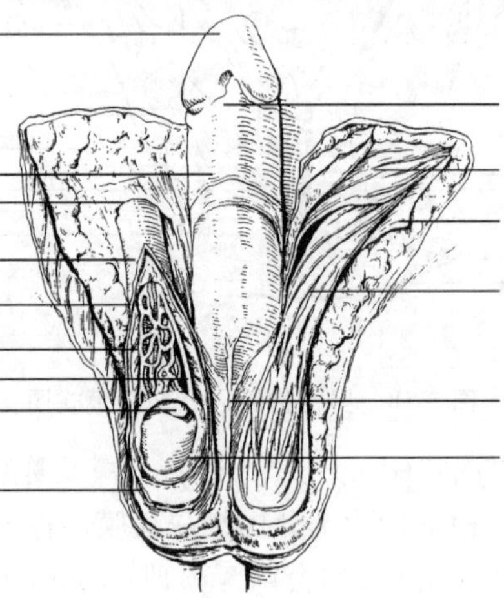

图 5-11 阴囊、睾丸和精索被膜

阴囊深面有包裹睾丸、附睾和精索下部的被膜，由外向内依次为：精索外筋膜(external spermatic fascia)，提睾肌(cremaster muscle)与提睾肌筋膜，精索内筋膜(internal spermatic fascia)，睾丸鞘膜(tunica vaginalis of testis)。睾丸鞘膜未包裹精索，可分脏层和壁层，脏层贴于睾丸和附睾的表面，在附睾后缘与壁层相移行，两层之间为鞘膜腔。

阴囊来自胚胎期腹壁突出形成的生殖隆起，阴囊内的鞘膜腔来自腹膜鞘突，因此精索被膜和阴囊层次与腹壁层次有连续性和相同性。

供应阴囊的动脉有：股动脉的阴部外浅、深动脉，阴部内动脉的阴囊后动脉和腹壁下动脉的精索外动脉，其分支组成致密的皮下丛。阴囊的静脉与动脉伴行，分别汇入股静脉、髂内静脉和髂外静脉。阴囊皮肤的淋巴注入腹股沟浅淋巴结。

到达阴囊的神经有：①髂腹股沟神经；②生殖股神经的生殖支，主要来自第 1 腰髓节段，支配阴囊的前 2/3；③会阴神经的阴囊后神经；④股后皮神经的会阴支，主要来自第 3 骶髓节段，支配阴囊的后 1/3。因此，脊髓麻醉必须在前 2/3 区更高的脊髓节段进行。

4. 阴茎 阴茎(penis)的根部被固定在会阴浅隙内。阴茎体和阴茎头为可动部，悬于耻骨联合前下方。阴茎体上面称阴茎背，下面称尿道面。尿道面正中有阴茎缝，与阴囊缝相接(图 5-12)。

(1) 皮肤：薄而柔软，有明显的伸缩性。

(2) 阴茎浅筋膜(superficial fascia of penis)：为阴茎的皮下组织，疏松无脂肪，内有阴茎背浅血管及淋巴管。该筋膜向四周分别移行于阴囊肉膜、会阴浅筋膜及腹前外侧壁的浅筋膜深层。

(3) 阴茎深筋膜(deep fascia of penis)：又称 Buck 筋膜，包裹阴茎的三条海绵体，其后端至阴茎根部上续腹白线，在耻骨联合前面有弹力纤维参加形成阴茎悬韧带。阴茎悬韧带对保持阴茎的位置甚为重要，如阴茎损伤则会下垂。在阴茎背正中线上，阴茎深筋膜与白膜之间有阴茎背深静脉，静脉两侧向外依次为阴茎背动脉和阴茎背神经。因此做阴茎手术时，可在阴茎

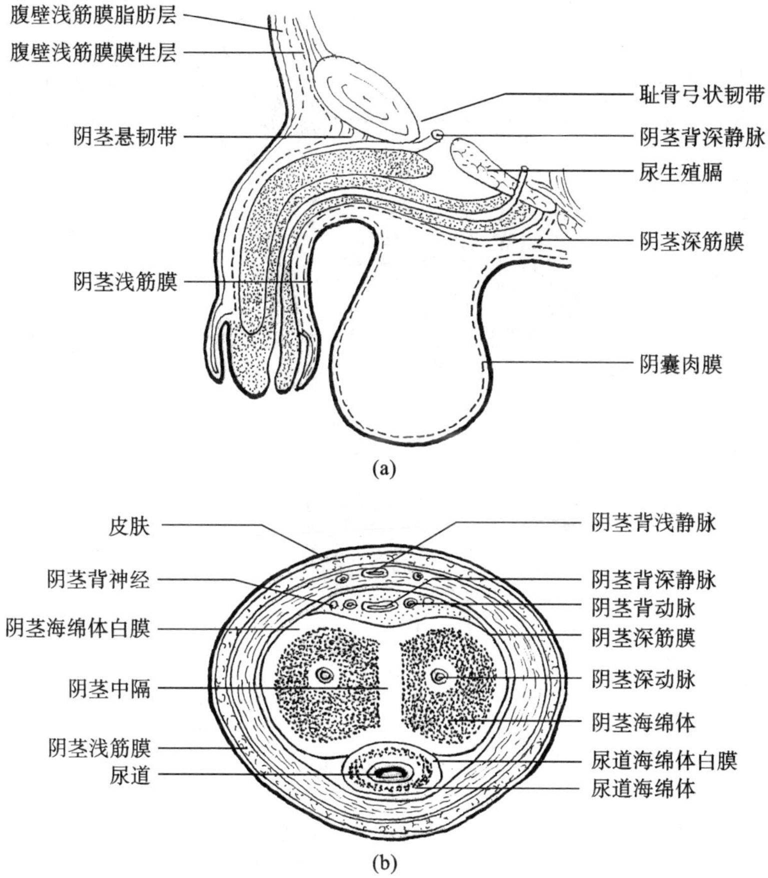

图 5-12　阴茎的层次结构

背面施行阴茎背神经阻滞麻醉。

(4) 白膜(albuginea):分别包裹三条海绵体,并在左、右阴茎海绵体之间形成阴茎中隔(septum of penis)。

阴茎的血供非常丰富,主要来自阴茎背动脉和阴茎深动脉,阴茎深动脉由阴茎脚进入阴茎海绵体。

阴茎的静脉有阴茎背浅静脉和阴茎背深静脉,前者收集阴茎包皮及皮下的小静脉,经阴部外浅静脉汇入大隐静脉;后者收集阴茎海绵体和阴茎头的静脉血,向后穿过耻骨弓状韧带与会阴横韧带之间进入盆腔,分左、右支汇入前列腺静脉丛。

阴茎的感觉神经主要为阴茎背神经,伴随阴茎背动脉至阴茎背,在阴茎背动脉外侧行向阴茎头。阴茎的内脏神经来自盆丛,其中副交感神经来自盆内脏神经,随血管分布于海绵体的勃起组织,为阴茎勃起的主要神经,故称为勃起神经(图 5-13)。

阴茎的淋巴管分浅、深两组。浅组与阴茎背浅静脉伴行,注入两侧的腹股沟浅淋巴结;深组与阴茎背深静脉伴行,注入腹股沟深淋巴结或直接注入髂内、外淋巴结。

5. 男性尿道　男性尿道(male urethra)分为前列腺部、膜部和海绵体部,分别穿过前列腺、尿生殖膈和尿道海绵体。临床上将海绵体部称为前尿道,膜部和前列腺部称为后尿道(图 5-14)。

尿道损伤因破裂的部位不同,尿外渗的范围也不同。如仅有尿道海绵体部破裂,阴茎深筋膜完好,渗出尿液可被局限在阴茎范围内。如阴茎深筋膜也破裂,尿液则可随阴茎浅筋膜蔓延到阴囊和腹前壁。若尿生殖膈下筋膜与尿道球连接的薄弱处破裂(如骑跨伤、会阴部受撞击引起尿道破裂),尿液可渗入会阴浅隙,再向前上进入阴囊、阴茎,并越过耻骨联合扩散到腹前壁。

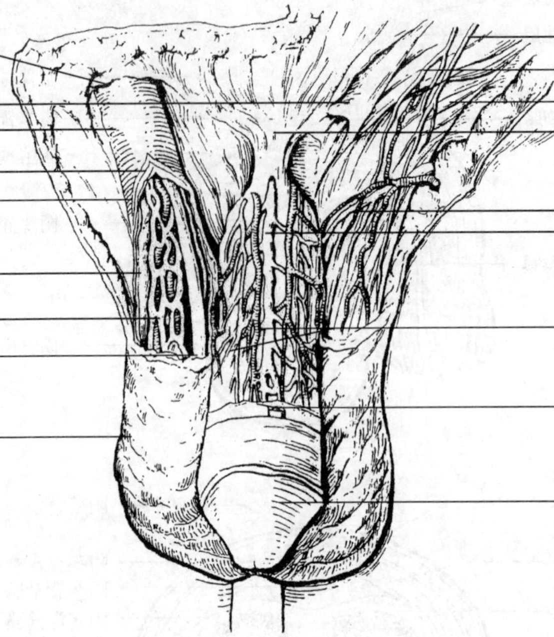

图 5-13　男性外生殖器的血管和神经

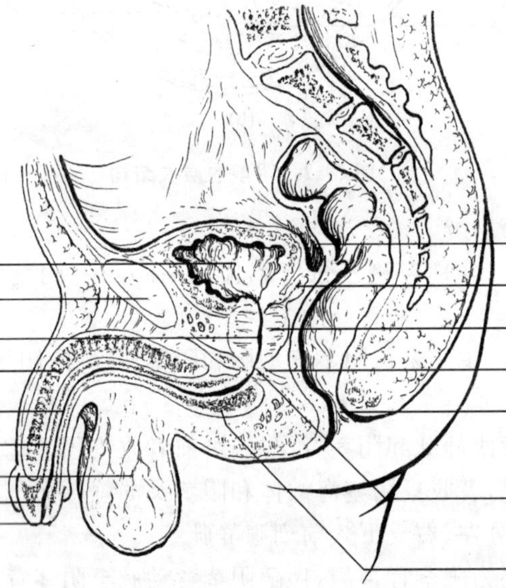

图 5-14　男性盆腔正中矢状切面

如尿道破裂在尿生殖膈以上，尿液将渗于盆腔的腹膜外间隙内。

（三）女性尿生殖区的器官

1. 女性外生殖器　女性耻骨联合前面的皮肤隆起为阴阜，阴阜向两侧后外延伸为大阴唇，其前端和后端左右互相连接，形成阴唇前、后联合。大阴唇之间的裂隙为阴裂，大阴唇内侧的皮肤皱襞为小阴唇。两侧小阴唇后端借阴唇系带连接，前端在阴蒂旁分叉，上层行于阴蒂上方，与对侧相连形成阴蒂包皮，下层在阴蒂下方与对侧连接形成阴蒂系带。阴蒂包皮内为阴蒂头。左、右小阴唇之间为阴道前庭，前庭中央有阴道口，口周围有处女膜或处女膜痕。阴道口后方与阴唇后联合之间有一陷窝，为阴道前庭窝。尿道外口位于阴道口的前方、阴蒂后方 2 cm 左右。

2. 女性尿道 女性尿道(female urethra)短而直,长 3～5 cm,直径为 0.6 cm,较男性尿道易于扩张。自尿道内口,向前下方穿过尿生殖膈,开口于阴道前庭。女性尿道在尿生殖膈以上,前面有阴部静脉丛,在尿生殖膈以下,前面与阴蒂脚汇合处相接触。尿道的后面为阴道,两者的壁紧贴在一起。分娩时若胎头在阴道内滞留时间过长,胎头嵌压在耻骨联合下,软产道组织可发生缺血性坏死,产后坏死组织脱落形成尿瘘,尿液自阴道流出。

第四节 盆腔解剖操作

一、盆腔脏器排列的观察

从男性和女性尸体的盆腔内移出有系膜的小肠和乙状结肠,可按相关章节的描述,透过腹膜辨认脏器,观察在正中矢状面上排列的脏器和位于冠状面的脏器。

二、盆腔脏器与腹膜的关系

观察盆腔内的腹膜与脏器的关系,辨认腹膜在脏器之间反折所形成的陷凹,以及腹膜形成的皱襞和系膜。观察完男性、女性盆腔内腹膜后,小心撕去盆侧壁的腹膜,暂时保留脏器表面的腹膜和子宫阔韧带的两层腹膜。

三、追查输尿管、输精管或子宫圆韧带

1. 输尿管 在左髂总动脉下段和右髂外动脉起始部的前方找到左、右输尿管,向下追踪至膀胱底。在男尸,观察输尿管与输精管盆部的位置关系;在女尸,追至子宫颈外侧时注意勿损伤其前方跨过的子宫动脉。

2. 输精管或子宫圆韧带的解剖 在腹股沟管深环处找到输精管(男尸)或子宫圆韧带(女尸),向后追踪输精管至膀胱底,追踪子宫圆韧带至子宫角。

四、锯切盆部

从乙状结肠与直肠交接处向上推挤内容物,间隔 1 cm 用线绳双重结扎乙状结肠的下段。于两结扎线之间切断乙状结肠,并切断乙状结肠系膜在盆腔内的附着,将乙状结肠推向上方。平第 4、5 腰椎间水平锯断躯干。

五、探查盆筋膜间隙

1. 耻骨后隙 将膀胱尖提起并拉向后,手指或刀柄插入膀胱与耻骨联合后面之间,探查两者之间有大量的疏松结缔组织、脂肪,此即潜在的耻骨后隙。

2. 直肠后隙 手指或刀柄伸入直肠与骶前筋膜之间,钝性分离直肠向前,查证两者之间有疏松结缔组织,此即潜在的耻骨后隙。

六、盆部血管、神经和淋巴结的解剖观察

1. 髂总血管和髂外血管的解剖 自腹主动脉分叉处起,向下沿血管走行修洁髂总血管和髂外血管至腹股沟管深环内侧,保留跨越髂外血管前面的输尿管、输精管、子宫圆韧带和卵巢血管。找到沿髂总血管和髂外血管排列的淋巴结后可除去。

2. 生殖腺血管的解剖 在髂外血管外侧找到睾丸血管,修洁它们直至深环。在女尸卵巢悬韧带的深面剖露出卵巢血管,向下追踪至卵巢和输卵管,再向上查看卵巢血管的起点和汇

入点。

3. 直肠上血管的解剖 在残余的乙状结肠系膜内修洁出直肠上血管，向下追踪到第3骶椎前方，证实其分为两支行向直肠两侧壁。

4. 骶正中血管的解剖 在骶骨前面正中线上，寻找并修洁细小的骶正中动脉及沿血管排列的骶淋巴结。

5. 髂内血管的解剖 自髂总动脉分叉为髂外动脉和髂内动脉处，向下清理髂内动脉至坐骨大孔上缘，再修洁其壁支和脏支。壁支有闭孔动脉、臀上动脉、臀下动脉、髂腰动脉和骶外侧动脉，脏支有脐动脉、膀胱下动脉、直肠下动脉和阴部动脉，女性还有子宫动脉。壁支清理至已剖出的远段接续，脏支清理至入脏器处。注意女尸子宫动脉与输尿管的交叉关系。髂内动脉分支常有变异，应细心辨认。各动脉的伴行静脉、脏器周围的静脉丛和髂内淋巴结可观察后结扎清除，注意保留神经丛。

6. 盆腔神经的解剖、观察 于腰大肌内侧缘与第5腰椎、骶岬之间的深面寻找腰骶干。沿腰骶干向下，清理出位于髂内动脉深面、梨状肌前面的骶丛，追踪参与此丛的骶神经前支至骶前孔。在腰大肌下部的内侧缘和外侧缘找出闭孔神经和股神经，前者追踪至闭膜管，后者追踪至肌腔隙。

在第5腰椎前方、中线两侧用尖镊分离出自腹主动脉丛向下延续的上腹下丛，向下跟踪至直肠两侧的盆丛(下腹下丛)。提起盆丛，清理观察第2～4骶神经前支各发一条细小的盆内脏神经，加入盆丛。在骶前孔内侧清理骶交感干和位于尾骨前方的奇神经节(可能已在对分盆腔时损坏)。

第五节　会阴解剖操作

男尸先进行阴茎和阴囊的解剖操作；女尸在对分盆部和会阴之前，可按女性外生殖器的描述，观察阴阜、大阴唇、小阴唇、阴蒂、阴道前庭、阴道口和尿道外口等。

一、解剖阴茎

1. 皮肤切口 从耻骨联合前方沿正中线向阴茎背做纵向切口至包皮，阴茎皮肤薄，切口不宜过深。

2. 剖查浅筋膜和阴茎背浅静脉 向两侧剥离皮片，观察阴茎浅筋膜包裹阴茎，并向上与腹壁浅筋膜层相延续。游离出浅筋膜内的阴茎背浅静脉，追踪其至汇入股部浅静脉。

3. 剖查深筋膜 沿皮肤切口切开浅筋膜并翻向两侧，观察阴茎深筋膜包裹阴茎的三条海绵体，并向上连于阴茎悬韧带。

4. 剖查阴茎背深静脉、阴茎背动脉和神经 同样沿皮肤切口切开深筋膜并翻向两侧，寻找阴茎背面正中线上的阴茎背深静脉，以及两侧的阴茎背动脉和神经。追踪阴茎背深静脉到其通过耻骨弓状韧带与会阴横韧带之间的间隙进入盆腔。同时证实血管、神经的深面为包裹海绵体的白膜。

5. 横断阴茎体 在阴茎体的中份，横向切断阴茎的三条海绵体，留尿道面的皮肤连接两端阴茎。在横断面上观察白膜、海绵样结构和尿道。将近侧端的尿道海绵体从阴茎海绵体上分离，证实阴茎海绵体被阴茎中隔紧密连接，不能分离。

二、解剖阴囊

(1) 切开皮肤和肉膜：自腹股沟浅环向下，沿阴囊前外侧做5～6 cm的纵向切口至阴囊底部,同时切开皮肤和肉膜,证实皮肤与肉膜紧密连接,不易分离。将皮肤和肉膜翻向切口两侧,沿肉膜的深面向正中线探查其发出的阴囊中隔。

(2) 解剖精索及被膜:依相同切口由浅入深依次切开精索的被膜:精索外筋膜、提睾肌及其筋膜和精索内筋膜,复习精索被膜与腹前壁的层次关系。分离查证精索的组成结构:输精管、蔓状静脉丛、睾丸动脉和神经等。触摸输精管,其质地坚实。

(3) 剖查睾丸鞘膜腔:纵向切开鞘膜的壁层,观察鞘膜的壁层和脏层,以及两层间的鞘膜腔,用手指探察证实两层在睾丸后缘相移行。

(4) 观察睾丸和附睾的位置和形态。

三、正中矢状面平分盆部和会阴

用刀背画膀胱、直肠、女尸子宫和骨盆的正中线;用粗细适当的金属探针自尿道外口插入尿道至膀胱内,标示阴茎,并作为男、女性尿道的正中线,沿正中线锯开盆部、会阴、阴囊和阴茎。清洗直肠和膀胱。

四、观察尿道

在尸体的正中矢状面上辨认男性尿道的分部、狭窄、膨大和弯曲,女性尿道的毗邻关系。

五、解剖肛区

1. 皮肤切口 绕肛门做弧形切口切开周围皮肤,从坐骨结节向内横向切开皮肤至锯断面,剥离坐骨结节连线后的残余皮肤。

2. 剖查坐骨肛门窝的血管和神经 钝性清除肛门外、坐骨结节内侧的脂肪组织,显露坐骨肛门窝,勿向前过多剥离,以免破坏尿生殖区结构。分离出横过此窝的肛血管和肛神经,追踪至肛门。在坐骨结节内侧面上方 2 cm 处,向前、后切开闭孔筋膜上的阴部管,分离出阴部管内走行的阴部内血管和阴部神经。向后追踪至坐骨小孔,向前分离至它们发出会阴支和阴茎(蒂)支。

3. 清理坐骨肛门窝的境界 保留已解剖出的血管神经,进一步清理窝内的脂肪,显露窝的各壁、尖和前后隐窝,观察肛提肌、尾骨肌下面的盆膈下筋膜。

4. 解剖肛门外括约肌 清除肛门外括约肌表面的筋膜,辨认其皮下部、浅部和深部。

六、解剖尿生殖区

1. 皮肤切口 绕阴囊(女性阴裂)做弧形切口,并清除会阴区残留的皮肤和皮下脂肪,暴露会阴浅筋膜。

2. 解剖会阴浅筋膜 男尸从阴囊前外侧皮肤和肉膜切口移出睾丸、附睾、精索和被膜,手指或刀柄深入切口的深面。女尸可将小指或刀柄从正中矢状面伸入会阴浅筋膜深面。向外侧、前方、后方探查会阴浅筋膜的附着和延续。

3. 剖查会阴浅隙 在尿生殖区后缘横向切开会阴浅筋膜,将会阴浅筋膜翻向外侧,在坐骨结节内侧分离出阴部内血管和阴部神经发出的会阴血管和神经,追踪它们的分支至阴囊(唇)。清除会阴浅隙内的结缔组织,显露覆盖两侧的坐骨海绵体肌、正中线上的球海绵体肌和后方的会阴浅横肌。剥离坐骨海绵体肌和球海绵体肌,暴露阴茎(蒂)脚和尿道球(前庭球和前庭大腺)。在尿生殖区的后缘中点清理会阴中心腱,观察附着此处的肌。

4. 显露尿生殖膈下筋膜 将尿道球(前庭球和前庭大腺)自附着处清除,将两阴茎(蒂)脚附着处切断。翻起时注意观察阴茎(蒂)深血管自深面进入阴茎(蒂)海绵体。清除会阴浅横肌后,显露深面的尿生殖膈下筋膜。

NOTE

5. 剖查会阴深隙结构 沿尿生殖膈下筋膜的后缘和前缘切开筋膜，翻筋膜向外。清理后份的会阴深横肌和前份的尿道括约肌（尿道阴道括约肌），在坐骨支附近寻找阴茎（蒂）背血管，在会阴深横肌浅面寻找尿道球腺。

6. 显露尿生殖膈上筋膜 清除部分尿道括约肌（尿道阴道括约肌）纤维，显露深面的尿生殖膈上筋膜。

（胡 哲 李艳伟）

第六章 脊 柱 区

第一节 概 述

一、境界与分区

脊柱区(vertebral region)也称背区，是指脊柱及其后方和两侧软组织所共同配布的区域，包括项区(nuchal region)、胸背区(thoracodorsal region)、腰区(lumbar region)和骶尾区(sacro-coccyx region)四个部分。

(一) 境界

上界为枕外隆凸和上项线，下至尾骨尖。两侧自上而下分别为斜方肌前缘、三角肌后缘、腋后襞与胸壁交界处、腋后线、髂嵴后份、髂后上棘至尾骨尖的连线。

(二) 分区

脊柱区自上而下可分为：项区、胸背区、腰区、骶尾区。项区上界为枕外隆凸和上项线，下界为第 7 颈椎棘突至肩峰的连线；胸背区上界为项区的下界，下界为第 12 胸椎棘突、第 12 肋下缘与第 11 肋前份的连线；腰区上界为胸背区下界，下界为两髂嵴后部与两髂后上棘的连线；骶尾区是两髂后上棘与尾骨尖三点连线所围成的三角区。

二、表面解剖

1. 棘突(spinous process) 在后正中线上可摸到大部分椎骨的棘突。第 7 颈椎棘突较长，末端不分叉，常作为确认椎骨序数的标志；胸椎棘突向后下倾斜，呈叠瓦状；腰椎棘突呈水平位，可摸到相邻棘突间较宽的间隙，临床上多在第 3、4 腰椎棘突间隙穿刺抽取脑脊液或做腰麻，第 4 腰椎棘突平两侧髂嵴的最高点；骶椎棘突融合成骶正中嵴(图 6-1)。

2. 骶管裂孔(sacral hiatus)和骶骨(sacrum) 骶正中嵴下端，第 4、5 骶椎背面的切迹与尾骨围成的骶管裂孔，是椎管的下口。骶管裂孔两侧向下的突起为骶角(sacral cornu)，易触及，常作为骶管麻醉的进针定位标志。骶正中嵴外侧的隆嵴为骶外侧嵴，是经骶后孔做骶神经阻滞麻醉的标志。

3. 尾骨(coccyx) 位于骶骨下方，肛门后方，由四块退化的尾椎融合而成，尾骨尖可在肛门后方 2.5 cm 处臀沟内扪及。

4. 髂嵴(iliac crest)和髂后上棘(posterior superior iliac spine) 髂嵴为髂骨翼的上缘，两侧髂嵴最高点的连线平对第 4 腰椎棘突，髂嵴后端的突起为髂后上棘，两侧髂后上棘的连线平第 2 骶椎棘突。左、右髂后上棘与第 5 腰椎棘突和尾骨尖的连线，构成一菱形区。当腰椎或骶、尾椎骨折或骨盆畸形时，菱形区会变形。

5. 第 12 肋 竖脊肌外侧可触及此肋，但有时甚短，易将第 11 肋误认为第 12 肋。在腰部做切口时尤其要注意，如切口过高有损伤胸膜的可能。

6. 脊肋角 竖脊肌外侧缘与第 12 肋的交角，肾位于该角深部。肾发生疾病时，该处常有叩击痛或压痛，也是肾囊封闭常用的进针部位。

7. 肩胛冈(spine of scapula) 肩胛骨背面高耸的骨嵴。两侧肩胛冈内侧端的连线平第 3 胸椎棘突，外侧肩峰是肩部的最高点。

8. 肩胛骨下角(inferior angle of scapula) 上肢下垂时，平对第 7 肋，易于触及，两侧肩胛骨下角的连线平对第 7 胸椎棘突。

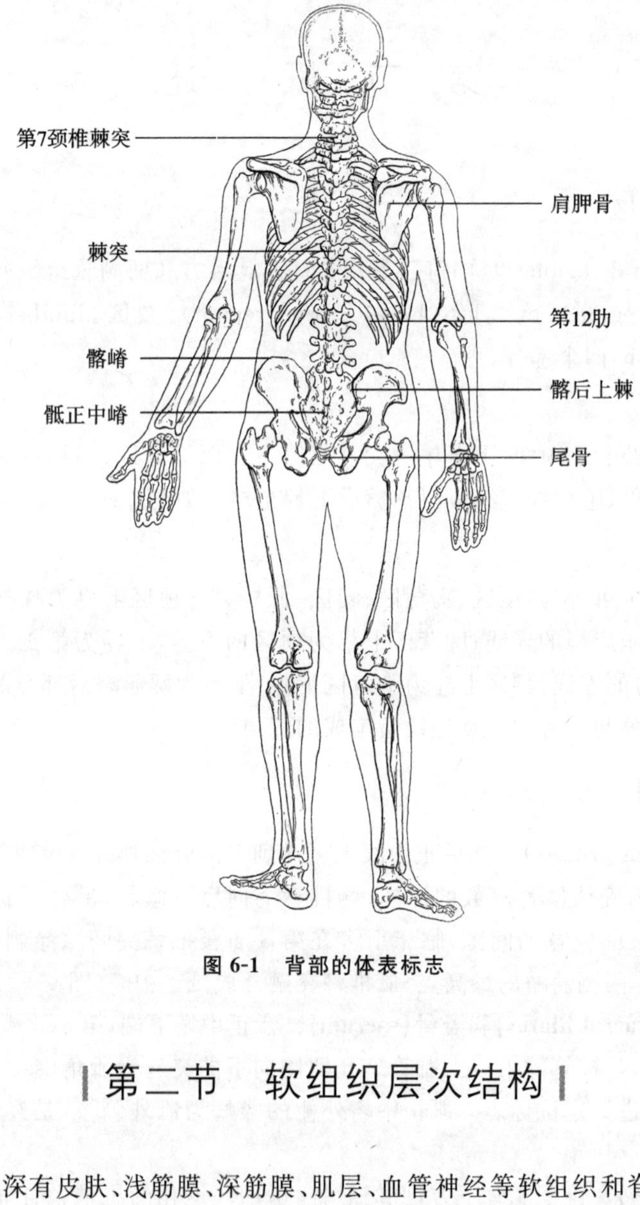

图 6-1 背部的体表标志

第二节 软组织层次结构

脊柱区由浅入深有皮肤、浅筋膜、深筋膜、肌层、血管神经等软组织和脊柱、椎管及其内容物等结构。

一、浅层结构

(一) 皮肤

脊柱区皮肤厚而致密，移动性小，有较丰富的毛囊和皮脂腺，是皮脂腺囊肿和疖肿的好发部位。

（二）浅筋膜

背部的浅筋膜与身体其他部位的浅筋膜相延续，但致密而厚实，含有较多脂肪，并有许多结缔组织纤维束与深筋膜相连。项区上部的浅筋膜含纤维较多，故特别坚韧，腰区的浅筋膜可分两层，其间含有丰富的脂肪组织。

（三）皮神经

脊柱区皮神经均来自脊神经后支，呈带状分布（图 6-2）。

1. 项区 颈神经后支较为粗大的皮支有枕大神经和第 3 枕神经。枕大神经（greater occipital nerve）是第 2 颈神经后支的分支，在斜方肌起点上项线下方浅出，伴枕动脉的分支上行，分布至枕部皮肤。第 3 枕神经（third occipital nerve）是第 3 颈神经后支的分支，穿斜方肌浅出，分布于项区上部的皮肤。

2. 胸背区和腰区 胸背区和腰区的皮神经是胸神经与腰神经后支的皮支，在棘突两侧浅出，上部皮神经几乎向外水平走行；下部分支斜向外下，分布至胸背区和腰区的皮肤。第 12 胸神经后支的分支可分布至臀区。第 1～3 腰神经后支的外侧分支组成臀上皮神经（superior clunial nerve），穿胸腰筋膜浅出，越过髂嵴分布于臀区上部。臀上皮神经在髂嵴上方浅出处比较集中，此部位在竖脊肌外侧缘附近。当急性腰扭伤时易损伤该神经，是腰腿痛的常见病因之一。

3. 骶尾区 骶、尾神经后支的分支，分别穿臀大肌起始部浅出，分布至骶尾区的皮肤。其中第 1～3 骶神经后支的皮支组成臀中皮神经。

（四）浅血管

项区的浅动脉主要为枕动脉、颈浅动脉和肩胛背动脉等的分支；胸背区为肋间后动脉、肩胛背动脉和胸背动脉等的分支；腰区为腰动脉的分支；骶尾区为臀上、下动脉等的分支。各动脉均有伴行的静脉，并多与上述皮神经伴行。

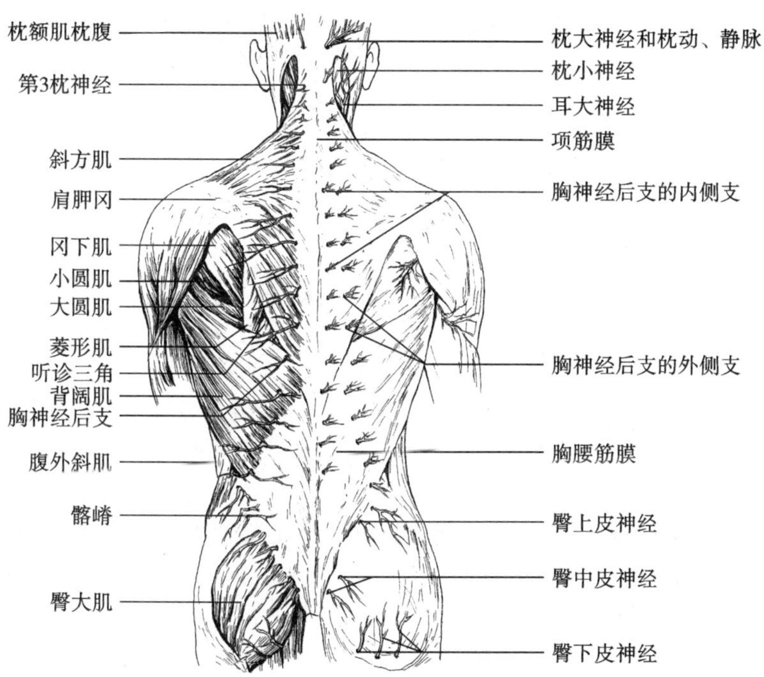

图 6-2 背肌及皮神经

二、深筋膜

脊柱区的深筋膜分浅、深两层。浅层薄弱，覆盖在斜方肌、背阔肌表面。深层很发达，在项区的为项筋膜(nuchal fascia)。

骶尾区的深筋膜与骶骨背面的骨膜相附着。第 12 肋与髂嵴之间的深筋膜增厚，并分为前、中、后三层(图 6-3)，被称为胸腰筋膜(thoracolumbar fascia)。

(一) 项筋膜

项筋膜深层，位于斜方肌深面，包裹夹肌和半棘肌，内附于项韧带，上附于上项线，下移行为胸腰筋膜后层。

(二) 胸腰筋膜

胸腰筋膜后层覆于竖脊肌的后面，与背阔肌和下后锯肌腱膜相附着，向上续于项筋膜，向下附于髂嵴，内侧附于腰椎棘突和棘上韧带，外侧在竖脊肌外侧缘与中层附着，形成竖脊肌鞘。胸腰筋膜中层位于竖脊肌与腰方肌之间，内侧附于腰椎横突尖和横突间韧带，外侧在腰方肌外侧缘与前层附着，形成腰方肌鞘，并作为腹横肌起始部的腱膜，向上附于第 12 肋下缘，向下附于髂嵴。中层上部张于第 12 肋与第 1 腰椎横突之间的部分，增厚形成腰肋韧带(lumbocostal ligament)。肾手术时，切断此韧带可加大第 12 肋的活动度，便于暴露肾脏。胸腰筋膜前层位于腰方肌前面，又称腰方肌筋膜，内侧附于腰椎横突尖，向下附于髂腰韧带和髂嵴后份，上部增厚形成内、外侧弓状韧带(图 6-3)。

在剧烈活动中，项筋膜和胸腰筋膜可被扭伤，尤以腰部的胸腰筋膜损伤更为多见，是腰背痛的原因之一。

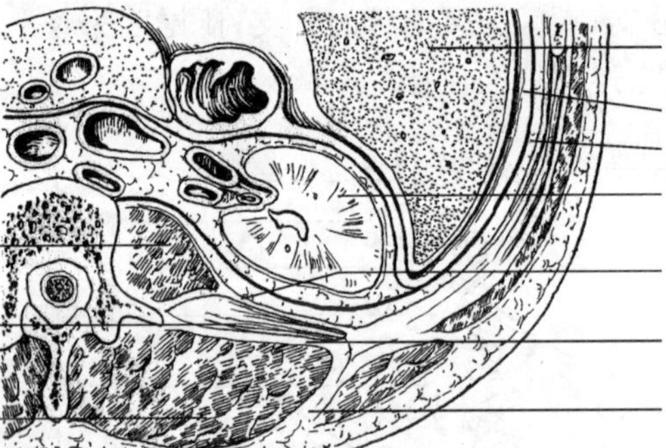

图 6-3 胸腰筋膜

三、肌层

脊柱区的肌可分为浅层肌、中层肌和深层肌。

(一) 斜方肌

斜方肌(trapezius)为浅层肌，是位于项区和胸背区上部宽大的扁肌，由副神经支配。肌的血供丰富，主要来自颈浅动脉和肩胛背动脉，其次来自枕动脉和节段性的肋间后动脉。该肌可作为肌瓣或者肌皮瓣进行移植。

(二) 背阔肌

背阔肌(latissimus dorsi)为浅层肌，是位于胸背区下部和腰区浅层较宽大的扁肌，由胸背神经支配。血液供应主要来自胸背动脉和节段性的肋间后动脉以及腰动脉的分支，以肩胛线为界，其外侧由胸背动脉分支供血，内侧由节段性动脉供血。在临床上，该肌可以胸背动脉为带，做成转移或游离肌瓣或者肌皮瓣。

（三）竖脊肌

竖脊肌（erector spinae）为深层肌，位于上后锯肌、下后锯肌和脊柱区深筋膜的深面，是背深肌中最长、最粗大的肌，以腰部和下胸部最为明显，由脊神经后支呈节段性支配。依照肌纤维的位置和起止点，竖脊肌可分为外侧的髂肋肌，中间的最长肌和内侧的棘肌（图 6-4）。

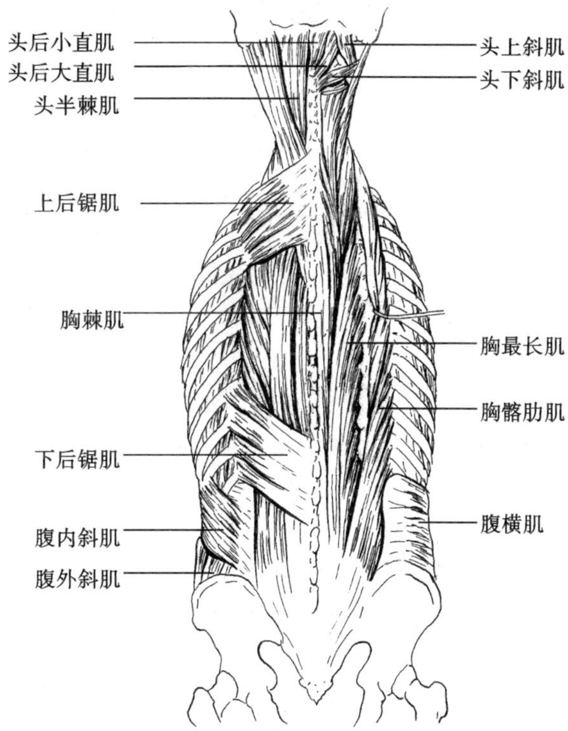

图 6-4　背部肌肉

（四）其他背肌及相关局部结构

背部还有浅层的腹外斜肌后部，中层的肩胛提肌、菱形肌、上后锯肌、下后锯肌及深层的夹肌、横突棘肌等。

由脊柱区的肌形成的重要三角有以下几个。

枕下三角（suboccipital triangle）是由枕下肌围成的三角。其内上界为头后大直肌，外上界为头上斜肌，外下界为头下斜肌（图 6-5）。枕下三角的底为寰枕后膜和寰椎后弓，浅面借致密结缔组织与夹肌和半棘肌相贴，枕大神经行走于其间。枕下三角内有枕下神经和椎动脉经过。椎动脉穿寰椎横突孔后转向内侧，行于寰椎后弓上面的椎动脉沟内，再穿寰枕后膜进入椎管，最后经枕骨大孔入颅。

颈椎的椎体钩发生骨质增生或枕下肌痉挛可压迫椎动脉，头部过分向后旋转也可延长椎动脉在枕下三角的行程，引起脑供血不足。枕下神经是第 1 颈神经的后支，在椎动脉与寰椎后弓之间穿出，行经枕下三角，支配枕下肌（图 6-5）。

听诊三角（triangle of auscultation）也称肩胛旁三角，位于斜方肌的外下缘和肩胛骨下角之间。其内上界为斜方肌外下缘，外侧界为肩胛骨脊柱缘，下界为背阔肌上缘（图 6-2）。底为薄层脂肪组织、深筋膜和第 6 肋间隙，表面覆以皮肤和浅筋膜，是胸背区听诊呼吸音最清晰的部位。当肩胛骨向前外移位时，该三角的范围会扩大。

腰上三角（superior lumbar triangle）位于背阔肌深面、第 12 肋与竖脊肌的夹角内，其内侧

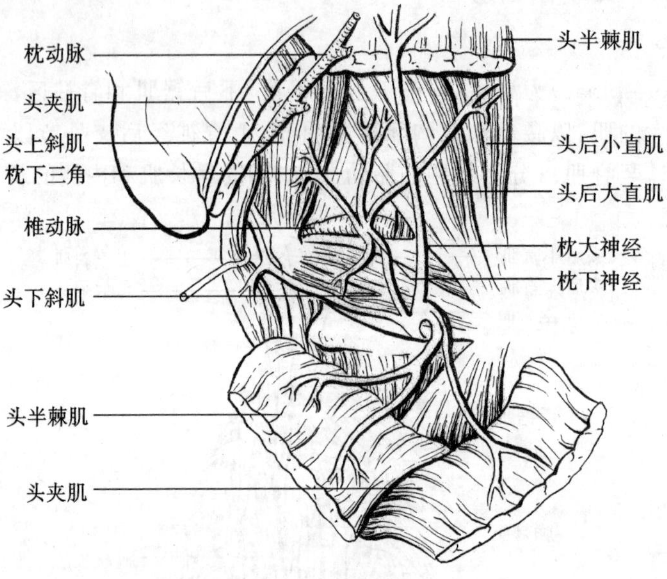

图 6-5　枕下三角

界为竖脊肌外侧缘，上界为第 12 肋下缘，外下界为腹内斜肌后缘。有时由于下后锯肌在第 12 肋的附着处与腹内斜肌后缘较近，则下后锯肌也参与构成一个边，共同围成一个四边形的间隙。腰上三角的底为腹横肌起始部的腱膜，腱膜深面有 3 条与第 12 肋平行排列的神经。自上而下为肋下神经（subcostal nerve）、髂腹下神经（iliohypogastric nerve）和髂腹股沟神经（ilioinguinal nerve）（图 6-6）。腱膜的前方有肾和腰方肌。腰上三角为肾手术的腹膜外入路，手术时应注意保护上述 3 条神经。第 12 肋前方与胸膜腔相邻，为扩大手术野，常需切断腰肋韧带，将第 12 肋拉向上方，此时应注意保护好胸膜，以免损伤造成气胸。腰上三角是腹后壁的薄弱区之一，腹腔器官若经腰上三角向后突出，则形成腰疝，肾周围脓肿可在此切开引流。

腰下三角（inferior lumbar triangle）位于腰区下部，由髂嵴、腹外斜肌后缘和背阔肌前下缘围成（图 6-6）。其表面覆有皮肤和浅筋膜。腰下三角的底为腹内斜肌。腰下三角为腹后壁的一个薄弱区，亦可形成腰疝。在右侧，腰下三角前方与阑尾和盲肠相对应，当机体出现盲肠后位阑尾炎时，此三角区有明显压痛。

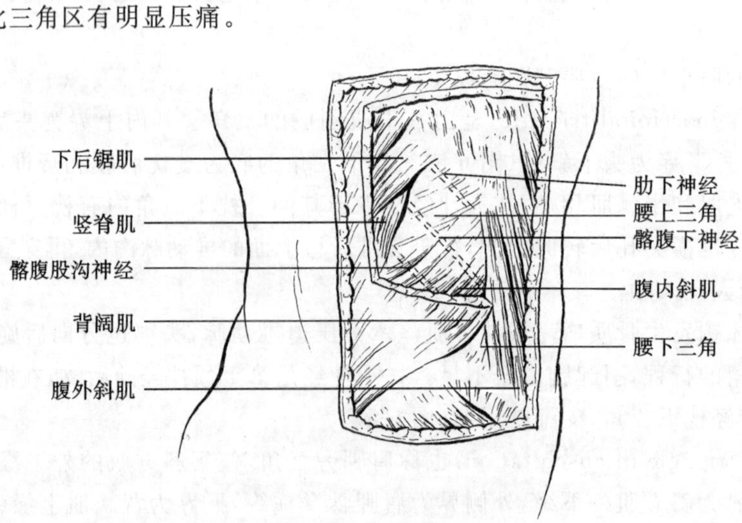

图 6-6　腰上三角、腰下三角

四、深部血管与神经

（一）动脉

项区主要由椎动脉、肩胛背动脉和枕动脉等供血；胸背区由肋间后动脉、胸背动脉和肩胛背动脉等供血；腰区由腰动脉和肋下动脉等供血；骶尾区由臀上、下动脉等供血。

1. 椎动脉(vertebral artery) 锁骨下动脉的分支，全程可分四段。第 1 段由起始处至穿第 6 颈椎横突孔以前，见于颈部；第 2 段穿经第 6 至第 1 颈椎横突孔，有椎静脉丛伴行；第 3 段经枕下三角和枕骨大孔入颅；第 4 段为颅内段(图 6-7)。

椎动脉旁有丰富的交感神经丛。颈椎骨质增生可导致第 2 段椎动脉受压迫，引起颅内供血不足，即所谓的椎动脉型颈椎病。

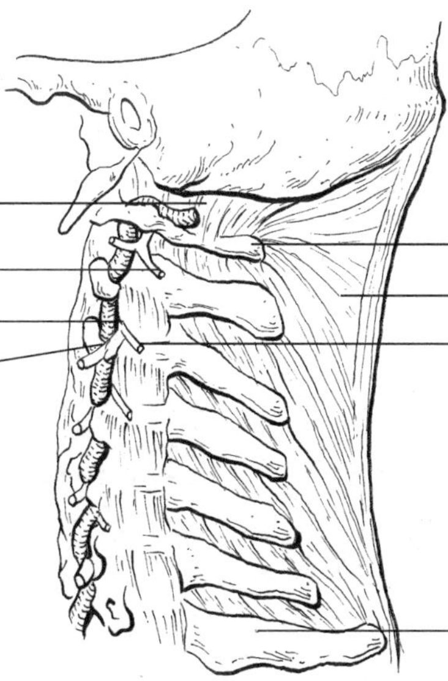

图 6-7 椎动脉

2. 枕动脉(occipital artery) 颈外动脉的分支，向后上经乳突内面进入项区，在夹肌深面和半棘肌外侧缘处，越过枕下三角分出数支。本干继续向上至上项线高度，在斜方肌与胸锁乳突肌止点之间浅出，与枕大神经伴行，分布至枕部。分支中有一较大的降支，向下分布至项区诸肌，并与椎动脉和肩胛背动脉等分支相互吻合，形成动脉网。

3. 肩胛背动脉(dorsal scapular artery) 起自锁骨下动脉或甲状颈干，向外侧穿过或越过臂丛，经中斜角肌前方至肩胛提肌深面，与同名神经伴行转向内下，在菱形肌深面下行，分布至项肌、背肌和肩带肌，并参与形成肩胛动脉网。

有时肩胛背动脉与颈浅动脉共干起自甲状颈干，该共干称颈横动脉(transverse cervical artery)。

4. 胸背动脉(thoracodorsal artery) 肩胛下动脉的终支之一，沿肩胛骨外侧缘在背阔肌和前锯肌之间下行，支配邻近的肌。

5. 颈深动脉 锁骨下动脉肋颈干的分支，经第 7 颈椎横突与第 1 肋颈之间达项部，在头半棘肌深面上行，与枕动脉的降支吻合。

（二）静脉

脊柱区深部静脉与动脉伴行。项区静脉汇入椎静脉、颈内静脉或锁骨下静脉；胸背区静脉经肋间后静脉汇入奇静脉，部分汇入锁骨下静脉或腋静脉；腰区静脉经腰静脉汇入下腔静脉；

骶尾区静脉经臀区静脉汇入髂内静脉。脊柱区深静脉可通过椎静脉丛，广泛与椎管内外、颅内以及盆部等处的深静脉相交通。

（三）神经

脊柱区神经主要来自31对脊神经后支、副神经、胸背神经和肩胛背神经。

脊神经后支(posterior ramus of spinal nerve)较前支细小，自椎间孔处出来后，分为后内侧支和后外侧支，支配脊柱区皮肤和深层肌(图6-8)，脊神经后支分布的节段性明显，故手术中横断背深层肌时，不会引起肌肉瘫痪。

第1、2、3颈神经后支分别为枕下神经、枕大神经、第3枕神经，此三支神经已在前面论述。

腰神经后支向后行，绕下位椎骨下关节突外侧，经腰神经后支骨纤维孔至横突间肌内侧缘，分为后内侧支和后外侧支。后内侧支在下位椎骨上关节突根部的外侧斜向后下，经腰神经后内侧支骨纤维管至椎弓板后面转向下行，分布至背深肌和脊柱的关节突关节等。第5腰神经后内侧支经第5腰椎下关节突的下方向内下行；后外侧支在下位横突背面进入竖脊肌，然后两支在肌的不同部位穿胸腰筋膜浅出，斜向外下行。第1～3腰神经的后外侧支参与组成臀上皮神经，跨越髂嵴后部达臀区上部。

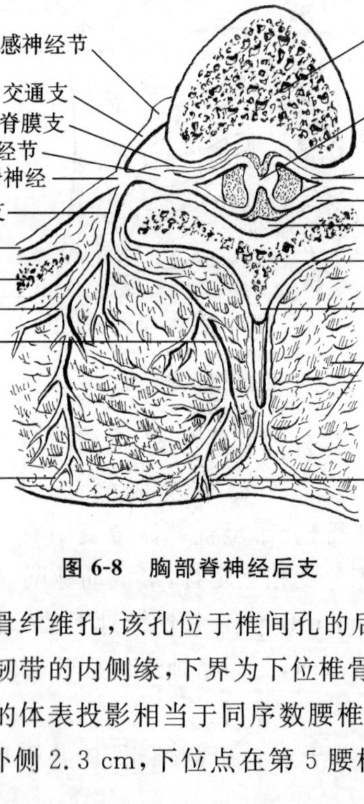

图6-8　胸部脊神经后支

骨纤维孔又称腰神经后支骨纤维孔，该孔位于椎间孔的后外方，开口向后，与椎间孔的方向垂直。其上外侧界为横突间韧带的内侧缘，下界为下位椎骨横突的上缘，内侧界为下位椎骨上关节突的外侧缘。骨纤维孔的体表投影相当于同序数腰椎棘突外侧下述两点的连线上：上位点在第1腰椎平面后正中线外侧2.3 cm，下位点在第5腰椎平面后正中线外侧3.2 cm，骨纤维孔内有脊神经后支通过。

骨纤维管又称腰神经后内侧支骨纤维管，该管位于腰椎乳突与副突间的骨沟处，自外上斜向内下，由前、后、上、下四壁构成。前壁为乳突副突间沟，后壁为上关节突副突韧带，上壁为乳突，下壁为副突。管的前、上、下壁为骨质，后壁为韧带，故称为骨纤维管。但有时后壁韧带骨化，则形成完全的骨管。骨纤维管的体表投影在同序数腰椎棘突下外方的两点连线上：上位点在第1腰椎平面后正中线外侧约2.1 cm，下位点在第5腰椎平面后正中线外侧约2.5 cm，管内有腰神经后内侧支通过。

第三节 椎管及其内容物

一、椎管

椎管(vertebral canal)是由椎骨的椎孔和骶骨的骶管借骨连结形成的骨纤维性管道，上续于枕骨大孔与颅腔相通，下达骶管裂孔。椎管的前壁由椎体后面、椎间盘后缘和后纵韧带构成；后壁为椎弓板、黄韧带和关节突关节；两侧壁为椎弓根和椎间孔(图 6-9)。椎管骶段由融合的骶椎椎孔连成，所以完全是骨性管道。

在横断面上，各段椎管腔的形态和大小不完全相同。颈段上部近似圆形，往下逐渐演变为三角形；胸段大致呈椭圆形；腰段上、中部由椭圆形逐渐演变为三角形；腰段下部椎管的外侧部逐渐出现侧隐窝，使椎管呈三叶草形；骶段呈扁三角形。构成椎管壁的任何结构发生病变，如椎体骨质增生、椎间盘突出等，都可使椎管腔变形或变窄，压迫其内容物而引起一系列症状。

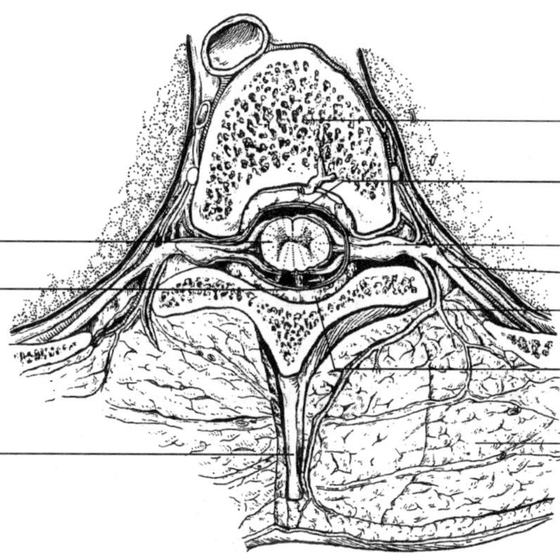

图 6-9 椎管及内容物(上面观)

二、脊髓的被膜和脊膜腔

脊髓表面覆有三层被膜，由外向内分别为硬脊膜、脊髓蛛网膜和软脊膜(图 6-10)。各层被膜间及硬脊膜与椎管骨膜间均存在腔隙，由外向内依次是硬膜外隙、硬膜下隙和蛛网膜下隙。

(一) 被膜

1. 硬脊膜(spinal dura mater) 由致密结缔组织构成，厚而坚韧，形成一长筒状的硬脊膜囊。上方附于枕骨大孔边缘，与硬脑膜内层相续；向下在第 2 骶椎高度形成盲端，并借终丝附于尾骨。硬脊膜囊内有脊髓、马尾和 31 对脊神经根，硬脊膜在脊神经根表面延续形成神经外膜，并与椎间孔周围的结缔组织紧密相连，起固定作用。

2. 脊髓蛛网膜(spinal arachnoid mater) 薄而半透明，向上与脑蛛网膜相续，向下平第 2 骶椎高度成一盲端，有终丝通过。此膜发出许多结缔组织小梁与软脊膜相连(图 6-11)。

3. 软脊膜(spinal pia mater) 紧贴脊髓表面，柔软并富含血管，向上与软脑膜相续，向下

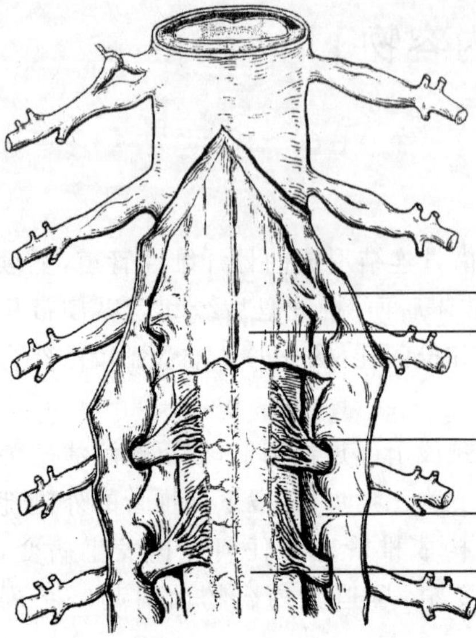

图 6-10 脊髓的被膜

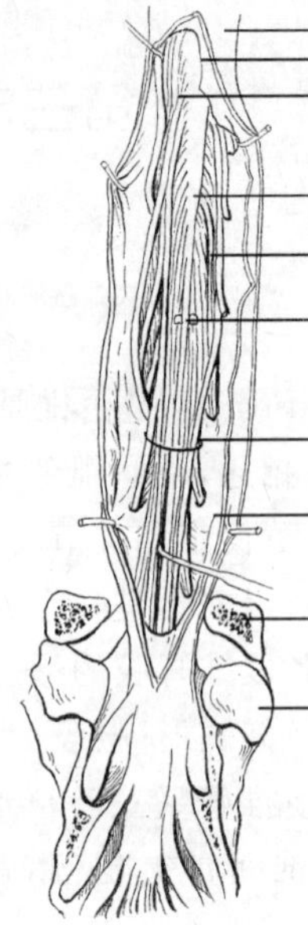

图 6-11 脊髓蛛网膜下端

在脊髓下端延为终丝。在脊髓两侧，软脊膜增厚并向外突，形成齿状韧带（denticulate ligament）。齿状韧带为软脊膜向两侧伸出的三角形结构，介于脊神经前、后根之间（图 6-10）。其外侧缘形成三角形齿尖，与硬脊膜相连，有维持脊髓正常位置的作用。

（二）脊膜腔

1. 硬膜外隙(epidural space) 位于椎管骨膜与硬脊膜之间的窄隙，其内填有脂肪组织、椎内静脉丛、脊神经脊膜支和淋巴管等，并有脊神经根及其伴行血管通过，正常时呈负压（图 6-9）。此隙上端起自枕骨大孔，下端止于骶管裂孔。由于硬脊膜紧密附着于枕骨大孔边缘，故此隙与颅内腔隙并不交通。临床硬膜外麻醉即将药物注入此隙，以阻滞硬膜外隙内的脊神经根。

硬膜外隙被脊神经根分为前隙、后隙。前隙窄小，后隙较大，内有脂肪、静脉丛和脊神经根等结构。在中线上，前隙有疏松结缔组织连于硬脊膜与后纵韧带之间，后隙有纤维隔连于椎弓板与硬脊膜后面。这些纤维结构在颈段和上胸段出现率较高，有时较致密，可能是导致硬膜外麻醉出现单侧麻醉或麻醉不全的解剖学因素。

骶段硬膜外隙上大下小，前宽后窄，硬脊膜紧靠骶管后壁，间距仅为 0.10～0.15 cm，故骶管麻醉时应注意进针的角度。硬脊膜囊平第 2 骶椎高度变细，裹以终丝，其前、后有结缔组织纤维索将其连于骶管前、后壁，且结合较紧，似有中隔作用，而且间隙内充满脂肪，这可能是骶管麻醉有时也会出现单侧麻醉的解剖学因素。

在骶管内，骶神经（根）位于硬膜外隙内，包被由硬脊膜延伸而成的神经鞘（图 6-12）。第1～3 骶神经鞘较厚，周围脂肪较多，可能是骶神经麻醉不全的解剖学因素。骶管裂孔至终池下端的距离平均为 5.7 cm。

椎静脉丛（vertebral venous plexus）分椎内静脉丛和椎外静脉丛（图 6-13）。椎内静脉丛位于椎骨骨膜与硬脊膜之间。椎外静脉丛位于椎体的前方、椎弓及其突起的后方，在寰椎与枕骨之间较为发达，为枕下静脉丛。椎内静脉丛和椎外静脉丛互相吻合，无瓣膜，收集脊柱、脊髓以及附近肌的静脉血注入椎静脉、肋间后静脉、腰静脉和骶外侧静脉。向上与颅内的横窦、乙状窦等相通，向下与盆腔的静脉广泛吻合。由于椎静脉丛沟通广泛，因此某些盆腔、腹腔和胸腔感染可通过椎静脉丛侵入颅内。

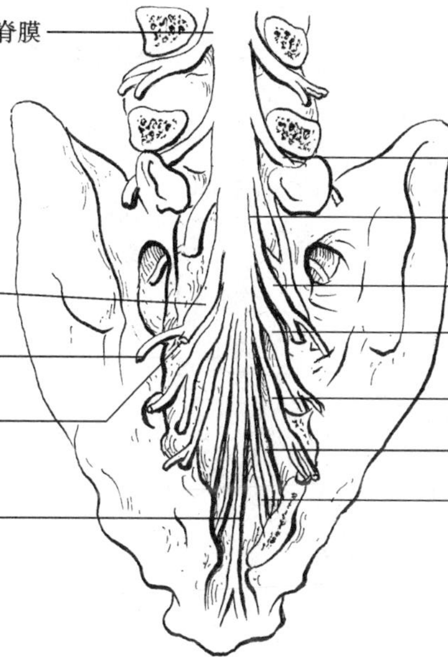

图 6-12　骶管及内容物

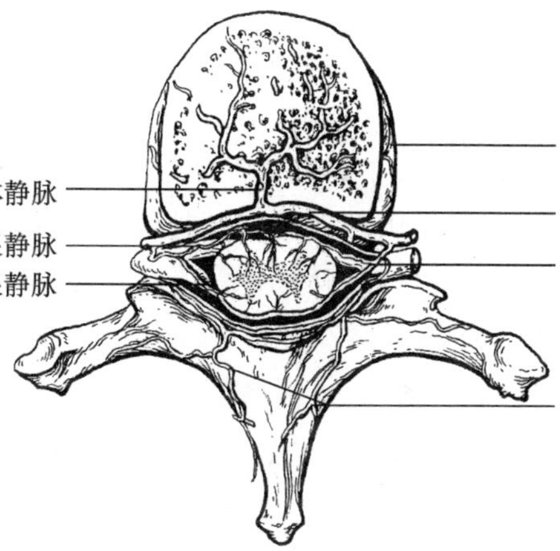

图 6-13　椎静脉丛

2. 硬膜下隙(subdural space)　位于硬脊膜与脊髓蛛网膜之间的潜在腔隙，内有少量液体，与脊神经周围的淋巴隙相通。

3. 蛛网膜下隙(subarachnoid space)　位于脊髓蛛网膜与软脊膜之间。蛛网膜下隙内充满脑脊液，向上经枕骨大孔与颅内蛛网膜下隙相通，向下达第 2 骶椎高度。脊髓蛛网膜向两侧包裹脊神经根形成含有脑脊液的脊神经周围隙。蛛网膜下隙在第 1 腰椎至第 2 骶椎高度扩大，形成终池(terminal cistern)，池内有马尾(cauda equina)和终丝(filum terminale)。

成人脊髓下端大约平第 1 腰椎下缘，而马尾浸泡在终池的脑脊液中，故在第 3～4 或第4～5 腰椎间进行腰椎穿刺或麻醉，将针穿至终池，一般不会损伤脊髓和马尾(图 6-14)。

小脑延髓池(cerebellomedullary cistern)属颅内的蛛网膜下隙。临床进行穿刺是在项部后正中线上，从枕骨下方或第 2 颈椎棘突上方进针，经皮肤、浅筋膜、深筋膜、项韧带、寰枕后膜、硬脊膜和蛛网膜而到达该池。成人皮肤至寰枕后膜的距离为 4～5 cm。穿刺针穿经寰枕后膜时有阻挡感，当出现落空感时，表明穿刺针已进入小脑延髓池，此时有脑脊液流出；穿刺时应注意进针的深度，以免损伤延髓。

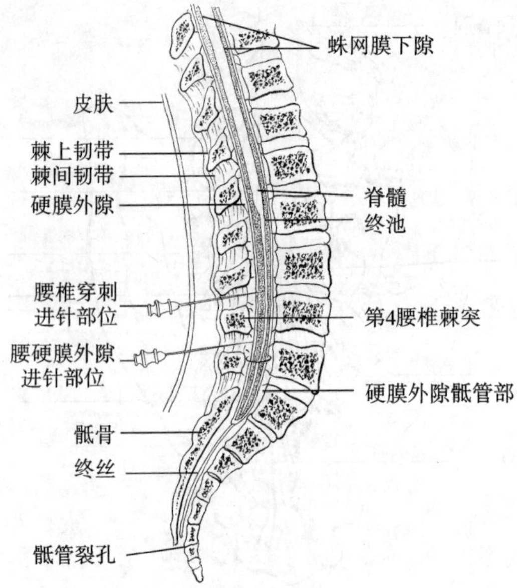

图 6-14　腰椎穿刺部位

三、脊神经根

(一) 行程和分段

脊神经根丝离开脊髓后，即横行或斜行于蛛网膜下隙，到达相应的椎骨平面汇成脊神经前根和后根，穿蛛网膜囊和硬脊膜囊，行于硬膜外隙中。脊神经前根和后根在椎间孔处合成为脊神经。脊神经根在硬脊膜囊以内的一段，为蛛网膜下隙段；穿出硬脊膜囊的一段，为硬膜外段。

(二) 脊神经根与脊髓被膜的关系

脊神经根离开脊髓时被覆以软脊膜，当穿脊髓蛛网膜和硬脊膜时，便带出此二膜，形成蛛网膜鞘和硬脊膜鞘。此三层被膜向外达椎间孔处，与脊神经外膜、神经束膜和神经内膜相延续。蛛网膜下隙可在神经根周围向外侧延伸，至脊神经节近端附近，一般即逐步封闭消失。有时可继续沿神经根延伸，如果此时进行脊柱旁注射，药液就可能由此进入蛛网膜下隙的脑脊液内。

(三) 脊神经根与椎间孔、椎间盘的关系

脊神经根的硬膜外段较短，借硬脊膜鞘紧密连于椎间孔周围，以固定硬脊膜囊和保护鞘内的神经根不受牵拉。此段在椎间孔处最易受压。下腰部的脊神经根先在椎管的侧隐窝内斜向下方走行一段距离后，才紧贴椎间孔的上半出孔，临床上椎间盘向后外侧突出、黄韧带肥厚、椎体边缘及关节突骨质增生是造成椎间管或神经根管狭窄，压迫脊神经根的最常见原因，临床手术减压主要针对这些因素。

椎间盘突出时，为了减轻受压脊神经根的刺激，患者常常处于强迫的脊柱侧弯体位。此时脊柱侧弯的方向，取决于椎间盘突出的部位与受压脊神经根的关系。当椎间盘突出从内侧压迫脊神经根时，脊柱将弯向患侧；如果椎间盘突出从外侧压迫脊神经根时，脊柱将弯向健侧。有时，椎间盘突出患者会出现左右交替性脊柱侧弯现象，其原因可能是突出椎间盘组织的顶点正巧压迫脊神经根。对于这样的患者，脊柱侧弯无论弯向何方，均可暂时缓解突出椎间盘对脊神经根的压迫(图 6-15)。

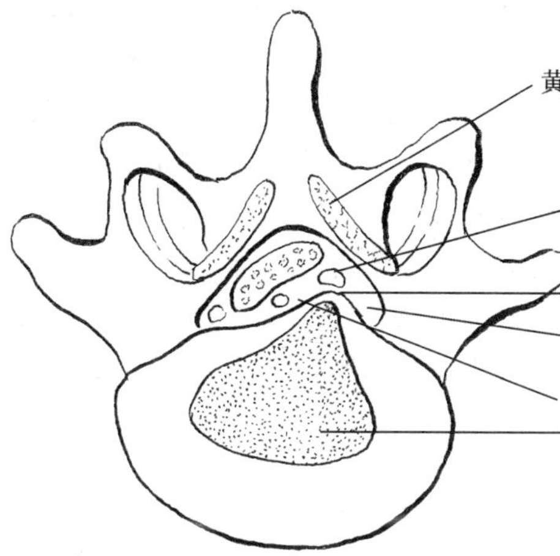

图 6-15 椎间盘突出与交替性脊柱侧弯

四、脊髓的血管

（一）动脉

脊髓的动脉有两个来源，即起自椎动脉的脊髓前、后动脉和起自节段性动脉（如颈升动脉、肋间后动脉、腰动脉等）的根动脉（图 6-16）。

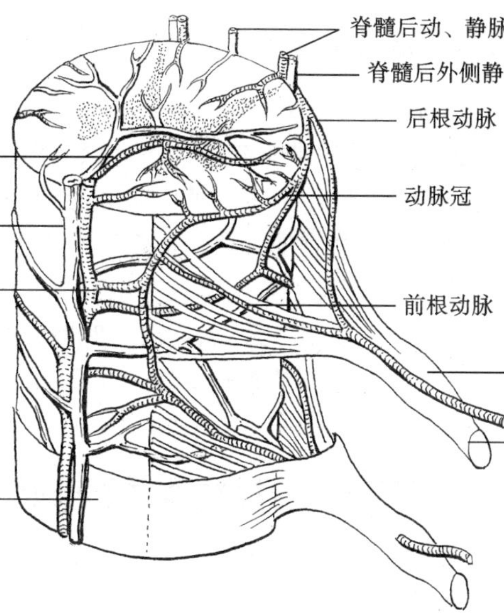

图 6-16 脊髓血管

1. 脊髓前动脉（anterior spinal artery） 由椎动脉末段发出，向内下行一小段距离后在延髓腹侧合为一干，沿前正中裂下行至脊髓下端，沿途发出分支营养脊髓灰质（后角后部除外）和侧索、前索的深部。行程中常有狭窄甚至中断，其供应范围主要是第 1～4 颈节，第 5 颈节以下则由节段性动脉发出分支营养。脊髓前动脉在脊髓下端变细，于脊髓圆锥高度向侧方发出圆锥吻合动脉，向后与脊髓后动脉吻合。圆锥吻合动脉在脊髓动脉造影时是确定脊髓圆锥平面的标志之一。

2. 脊髓后动脉（posterior spinal artery） 起自椎动脉颅内段，斜向后内下，经枕骨大孔出颅后沿脊髓后外侧沟下行，有时在下行中两动脉合为一干行走一段，沿途发出分支，互相吻合成网，营养脊髓后角的后部和后索。

3. 根动脉(radicular artery) 起自节段性动脉的脊支。根动脉颈段主要来自椎动脉颈段和颈升动脉等；根动脉胸段来自肋间后动脉和肋下动脉；根动脉腰段来自腰动脉；根动脉骶、尾段来自骶外侧动脉。根动脉随脊神经穿椎间孔入椎管，分为前、后根动脉和脊膜支。

前根动脉沿脊神经前根至脊髓，发出分支与脊髓前动脉吻合，并分出升支、降支与相邻的前根动脉相连。前根动脉主要供应下颈节以下脊髓的腹侧 2/3 区域，其数量不等，少于后根动脉，较多出现在下颈节、上胸节、下胸节和上腰节，其中有两支较粗大：一支出现在第 5～8 颈节和第 1～6 胸节，称颈膨大动脉，供应第 5 颈节至第 6 胸节的脊髓；另一支出现在第 8～12 胸节和第 1 腰节，以第 11 胸节为多见，称腰骶膨大动脉，主要营养第 7 胸节以下的脊髓。在暴露肾动脉以上的降主动脉或行肋间后动脉起始部的手术时，应注意保护这些血管，以免影响脊髓的血供。在行主动脉造影时，如造影剂进入腰骶膨大动脉，可能阻断该部脊髓的血液循环，有导致截瘫的可能。

后根动脉沿脊神经后根至脊髓，与脊髓后动脉吻合，发出分支营养脊髓侧索的后部。

脊髓表面有连接脊髓前、后动脉，前、后根动脉和两条脊髓后动脉的环状动脉血管，称动脉冠，由动脉冠再发出分支营养脊髓的周边部。营养脊髓的动脉吻合，在第 1～4 胸节和第 1 腰节动脉吻合薄弱，血液供应不够充分，易发生血液循环障碍。

(二) 静脉

脊髓表面有 6 条纵行静脉，行于前正中裂、后正中沟和前、后外侧沟内。纵行静脉之间有许多交通支互相吻合，并穿硬脊膜与椎内静脉丛相交通。

五、脊髓节段及其与椎体的对应关系

成人的脊髓长度与椎管的长度不一致，所以各个节段的脊髓与相应的椎骨不在同一个高度。成人的第 1～4 颈节大致平对同序数椎骨，第 5～8 颈节和第 1～4 胸节约平对同序数椎骨的上 1 块椎骨，第 5～8 胸节约平对同序数椎骨的上 2 块椎骨，第 9～12 胸节约平对同序数椎骨的上 3 块椎骨，腰节平对第 10～12 胸椎，骶节、尾节约平对第 1 腰椎。了解脊髓节段与椎骨的对应关系，对判断脊髓损伤的平面及手术定位具有重要的临床意义。

儿童由于脊髓与椎管的生长速度不一致，因此出生时胎儿的脊髓的下端平对第 3 腰椎，成年后才会达到第 1 腰椎下缘。故在腰椎穿刺时要注意儿童和成人的差别，以免损伤脊髓。

第四节　脊柱区解剖操作

一、皮肤切口

尸体俯卧，颈下垫一木枕。

(1) 自枕外隆凸沿上项线至耳廓后方做横切口。

(2) 自枕外隆凸至第 5 腰椎棘突高度沿正中线做纵切口。

(3) 自第 7 颈椎棘突向肩峰做水平切口。

(4) 自正中切口下端至髂前上棘沿髂嵴做弧形切口。

(5) 自约平第 12 胸椎棘突高度向外上方斜切至腋后皱襞。

(6) 自腋后皱襞切至臂中上部，然后沿臂背侧向外做横切口，与胸部解剖时沿腋前皱襞部的切口错开 1 cm 左右。

将三块皮片分别向外侧充分剥离翻起。

二、操作步骤

（一）浅层结构

（1）在项部皮神经中寻认较粗大的第 2 颈神经后支——枕大神经，它自斜方肌上份的肌腱穿出深筋膜，行于枕动脉的内侧，可在枕外隆凸外侧 2～3 cm 处寻找并修洁追踪至颅后部皮肤。

（2）背部皮神经：上六对胸神经后支的内侧支，在中线外 3～4 cm 处穿出深层分布于皮下，沿肩胛冈追寻特别长的第 2 胸神经后支；下六对胸神经后支的外侧支与对侧者成“八”字形从深层穿出，斜向外下方分布。各找 2～3 支即可。

（3）在腰部有第 1、2、3 腰神经后支的外侧支，于骶棘肌的外侧缘穿腰背筋膜至浅层，越过髂嵴，分布于臀部称为臀上皮神经，不必向下追寻。

（4）在三角肌后缘中部于浅筋膜中寻认腋神经发出的臂外侧上皮神经。在保留皮神经的原则下去除浅筋膜。

（二）深层结构

1. 解剖斜方肌及其神经血管 修洁斜方肌，观察其形态位置及起止点。观察位于肩胛骨脊柱缘、斜方肌外下缘和背阔肌上缘之间的听诊三角。将斜方肌自起点切断，向外侧翻起，注意勿损伤深面的菱形肌。剥离至肩胛冈时要注意在该处寻认滑膜囊。翻至相当程度，因其上部有血管神经进入其深面不能再翻，即可停止。检查支配斜方肌的副神经和第 3、4 颈神经，假如这些神经互相吻合成丛状时，即所谓斜方肌下丛。寻认和检查与神经分布大致相同的颈横动脉浅支。

2. 解剖背阔肌及神经血管 剥除背阔肌表面的筋膜（切勿将腰背筋膜浅层一并去除），用刀柄或手伸入该肌深面，检查其在肋骨及肩胛骨下角的起点情况。注意观察位于腹外斜肌后缘、背阔肌起始部前缘和髂嵴之间的腰下三角，此部为腹后壁薄弱区。在第 12 肋附近沿背阔肌外下缘钝性分离该肌至竖脊肌外侧缘，在第 12 肋水平做一垂直于背阔肌肌纤维的切口，向两侧翻起，注意勿损伤深面的下后锯肌。于肩胛骨下角水平处、背阔肌深面检查分布于此肌的胸背神经和胸背血管。观察位于下后锯肌下缘、竖脊肌外侧缘和腹内斜肌后上缘之间的腰上三角，如有第 12 肋加入则成为四边形，观察修洁穿经此区的肋下神经、髂腹下神经和髂腹股沟神经。

3. 解剖胸腰筋膜及竖脊肌 在腰部自正中线旁开 3 cm 处纵向切开胸腰筋膜浅层，切口长 10～12 cm，将切开的浅层向内外拉开，以暴露竖脊肌。把竖脊肌拉向内侧，观察胸腰筋膜中层，它包绕竖脊肌。胸腰筋膜的深层为腰方肌筋膜，是腹内筋膜的一部分，不解剖。

4. 解剖肩胛提肌及神经血管 清除肩胛提肌的筋膜，在肩胛提肌的前缘向其深面寻认和检查肩胛背神经及颈横动脉的深支。要注意观察其来源、行程、毗邻、分布以及分支等。

5. 解剖菱形肌及神经血管 在肩胛骨与椎骨棘突之间，检查四边形的菱形肌，自起点切断菱形肌，向外侧翻起。在靠近肩胛骨内侧缘处，试寻找颈横动脉深支。寻认行经肩胛提肌深面或穿肩胛提肌进入菱形肌深面而支配该肌的肩胛背神经，以及与其伴行而居其外侧的颈横动脉深支。

（廖家万）

第七章 上 肢

第一节 概 述

一、境界与分区

上肢通过肩部与颈部、胸部和脊柱区相接。其中与颈部的界线是锁骨上缘外 1/3 和肩峰至第 7 颈椎棘突的连线。与胸部、脊柱区的分界分别为三角肌前、后缘上端与腋前、后襞下缘中点的连线。上肢分为肩、臂、肘、前臂、腕和手 6 部,各部之间相互移行并又分为若干区。上肢为人类灵活的劳动器官,损伤较常见。其中执行重要触觉功能的手,能完成多种精细动作,结构更为复杂。因此在治疗中要注意保持上肢整复后运动的灵活性和手功能的完整性。

二、表面解剖

1. 体表标志

(1) 肩部:骨性标志有肩峰、锁骨、肩胛冈和喙突。肩峰(acromion)位于肩关节上方,是肩部最突出的骨性标志。沿肩峰向后内可触及的骨性嵴是肩胛冈(spine of scapula),向前内可触及锁骨(clavicle)。在锁骨中、外 1/3 交界处的下方可触及喙突(coracoid process)。在上肢下垂时平对第 7 肋可摸到肩胛骨下角(inferior angle of scapula)。肱骨大结节突出于肩峰的外下方,是肩部最外侧的骨性标志。三角肌(deltoid)覆盖于肩峰及肱骨头的表面,使肩部呈圆形。腋前襞为腋窝前壁下缘的皮肤皱襞,其深面有胸大肌下缘。腋后襞为腋窝后壁下缘的皮肤皱襞,其深面有大圆肌和背阔肌下缘。

(2) 臂部:肌性标志有肱二头肌。肱二头肌内、外侧沟是位于肱二头肌内、外侧缘的肌性沟。

(3) 肘部:骨性标志有肱骨内上髁、肱骨外上髁、尺骨鹰嘴和肘后内侧沟。肘后内侧沟是在肱骨内上髁与尺骨鹰嘴之间可触及的深沟,其深面为肱骨的尺神经沟。在肘关节的前方易触到肱二头肌腱。

(4) 腕部:桡骨茎突(styloid process of radius)是腕部桡侧的骨性突起。在腕后区中点外侧可触及向后突出的桡骨背侧结节(Lister 结节),拇长伸肌腱绕过其外侧。尺骨头(head of ulna)为腕后区尺骨下端的骨性隆起,近似圆形,其后内侧下方的骨性突起为尺骨茎突(styloid process of ulna)。

腕前区表面有 3 条皮纹,即腕近侧纹、腕中间纹、腕远侧纹。在腕远侧纹的外侧端可触及舟骨结节,稍远侧有大多角骨结节,两者构成腕掌面桡侧的隆起。在腕远侧纹的内侧端可触及豌豆骨和钩骨,两者构成腕掌面尺侧的隆起。

握拳屈腕时,腕前区有 3 条隆起的肌腱,近中线者为掌长肌腱(tendon of palmaris longus),其深面有正中神经通过;桡侧腕屈肌腱(tendon of flexor carpi radialis)位于桡侧,与桡骨茎突之间有桡动脉通过,是临床上常用的切脉点;尺侧腕屈肌腱(tendon of flexor carpi ulnaris)位于尺侧。

鼻烟窝是腕后区外侧的三角形凹窝，外侧界为拇长展肌腱和拇短伸肌腱，内侧界为拇长伸肌腱。窝内有桡动脉通过，可扪及其搏动。

(5) 手部：骨性标志有桡骨茎突、尺骨茎突和尺骨头等。掌心指手掌中部尖端向上的三角形凹陷区。鱼际是手掌桡侧的肌性隆起。小鱼际是手掌尺侧的肌性隆起，比鱼际小。

在手指与手掌交界处及各指骨间关节处的皮肤有指掌侧横纹。指端掌面为指腹，有丰富的神经末梢。指腹皮肤上有细密的沟、嵴，排列成弧形或旋涡状的纹理，称为指纹(finger print)。指纹的形状终生不变，个体差异明显，常作为个体鉴定的标志。指端的背面有指甲(nail)，为皮肤的衍生物。其露在外面的部分为甲体，后端隐蔽在皮内的部分为甲根。甲体深面的真皮称甲床(nail bed)。甲根部的表皮基底层是指甲的生长点，手术时应注意保护。围绕甲根和甲体两侧的皮肤皱襞为甲襞(nail fold)，常因损伤后感染引起甲沟炎。

2. 对比关系 在肩部，肩峰、肱骨大结节和喙突之间形成一个等腰三角形。在肘部，屈肘时肱骨内上髁、肱骨外上髁和尺骨鹰嘴之间形成一个等腰三角形。当肩、肘关节脱位时，这种正常比例关系即发生改变。

3. 提携角 正常时，臂轴与前臂轴的延长线构成向外开放的角，为165°～170°，其补角为10°～15°，称为提携角。提携角在0°～10°之间时为直肘，小于10°为肘内翻，大于20°为肘外翻。上述三种情况均属肘畸形(图7-1)。

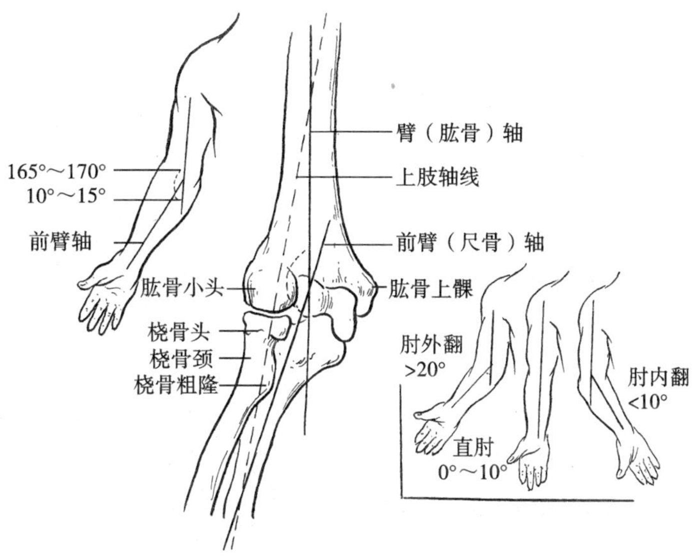

图7-1 提携角

4. 体表投影

(1) 腋动脉和肱动脉：在锁骨中点至肘前横纹中点远侧2 cm处的连线上，大圆肌下缘为腋动脉和肱动脉的分界(图7-2)。

(2) 桡动脉和尺动脉：肘前横纹中点远侧2 cm处至桡骨茎突的连线为桡动脉的投影，至豌豆骨桡侧的连线为尺动脉的投影(图7-2)。

(3) 正中神经：在臂部与肱动脉一致，在前臂位于从肱骨内上髁与肱二头肌腱连线的中点，至腕前部横纹中点略偏外的连线上。

(4) 尺神经：在臂部位于从腋窝顶至肘后内侧沟的连线上，在前臂位于从肘后内侧沟至豌豆骨桡侧的连线上(图7-2)。

(5) 桡神经：在臂部位于从腋后襞下缘外侧端至臂外侧中、下1/3交接处，再至肱骨外上髁的斜行连线上。在前臂,桡神经浅支位于自肱骨外上髁至桡骨茎突的连线上,桡神经深支位于肱骨外上髁至前臂背面中线的中、下1/3交点处的连线上(图7-2)。

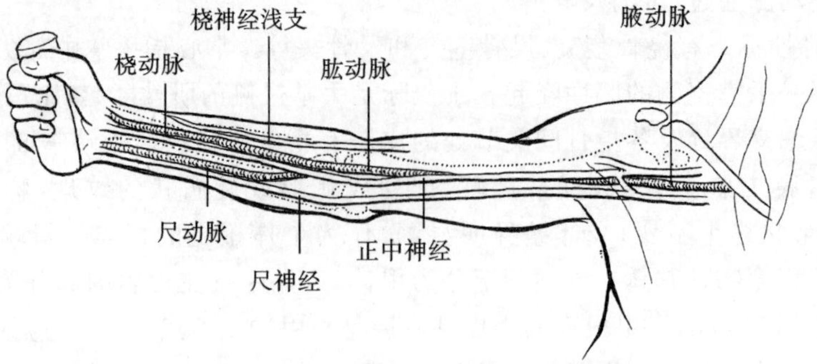

图 7-2　上肢动脉干和神经干的体表投影

第二节　肩　部

肩部包括腋区、三角肌区、肩胛区。

一、腋区

腋区又名腋窝。表面皮肤较薄,内含大量的皮脂腺和汗腺。

(一) 腋窝的构成

腋窝由一顶、一底和四壁构成(图7-3)。

1. 顶　由锁骨中1/3部、第1肋外缘和肩胛骨上缘围成,是腋窝的上口,向上通颈根部。

2. 底　由皮肤、浅筋膜和腋(深)筋膜共同构成。腋筋膜有皮神经、血管和淋巴管等穿过,使其呈筛状,故又名筛状筋膜。

3. 四壁　有内侧壁、外侧壁、前壁和后壁。内侧壁由前锯肌、上位4条肋骨及肋间隙构成。外侧壁由肱骨的结节间沟,肱二头肌长、短头和喙肱肌组成。前壁由胸大肌、胸小肌、锁骨下肌和锁胸筋膜构成。锁胸筋膜是连于喙突、锁骨下肌和胸小肌上缘之间的深筋膜,有头静脉、胸肩峰动脉、胸肩峰静脉和胸外侧神经穿过(图7-4)。后壁由肩胛下肌、大圆肌、背阔肌和肩胛骨构成。

4. 三边孔和四边孔　肱三头肌长头在大圆肌的后方和小圆肌的前方之间穿过,形成2个肌间隙。内侧者称为三边孔,其上界为小圆肌、肩胛下肌、肩胛骨外缘和肩关节囊,下界为大圆肌,外侧界为肱三头肌长头,内有旋肩胛动、静脉通过。外侧者称为四边孔,其上、下界与三边孔相同,内侧界是肱三头肌长头,外侧界是肱骨外科颈,内有旋肱后动、静脉和腋神经通过(图7-5)。

(二) 腋窝的内容

有腋动脉及其分支、腋静脉及其属支、臂丛及其分支、腋淋巴结群和疏松结缔组织(图7-6)。

1. 腋动脉　腋动脉以胸小肌为界分为三段。第一段自第1肋外缘至胸小肌上缘,第二段被胸小肌覆盖,第三段自胸小肌下缘至大圆肌腱和背阔肌的下缘。腋动脉的毗邻:各段的毗邻关系不完全相同。前方:腋动脉第一、二、三段的前方均有胸大肌,第二段前方还有胸小肌;后

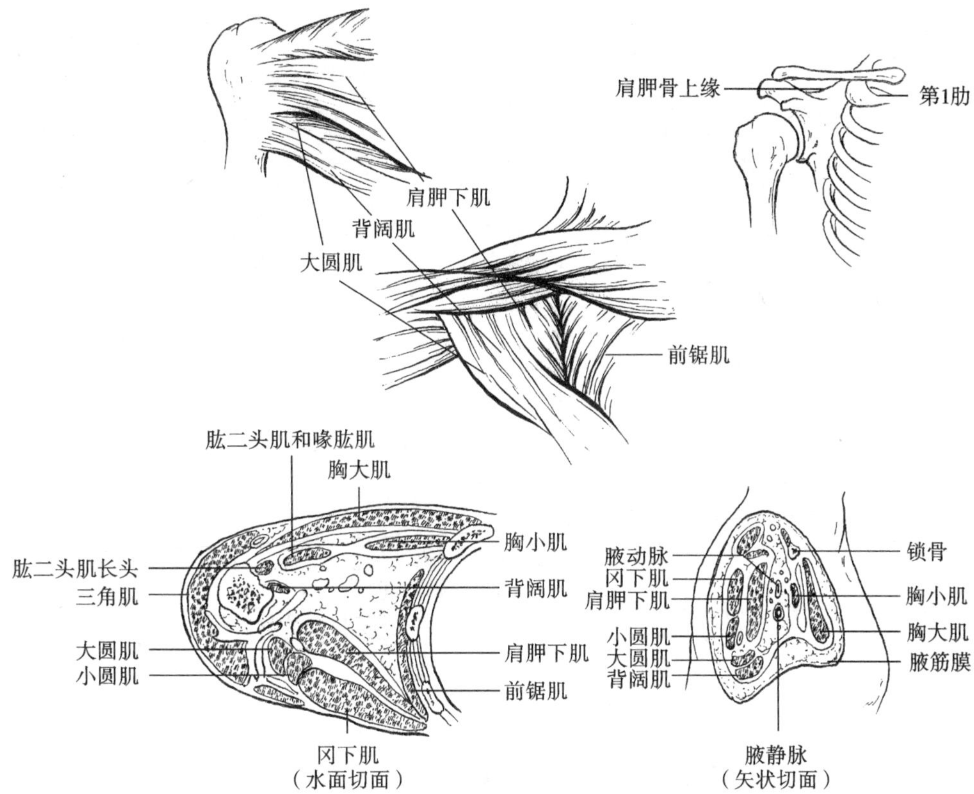

图 7-3 腋窝的构成

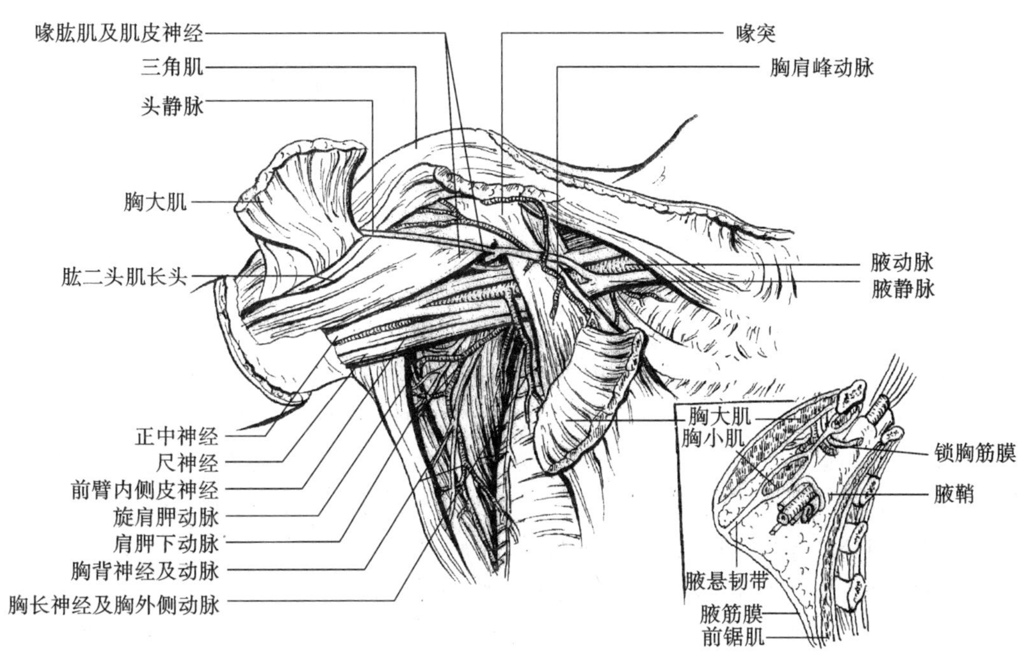

图 7-4 腋窝前壁的层次及内容

方：第一段为臂丛内侧束和胸长神经，第二段为臂丛后束，第三段为腋神经和桡神经；内侧：三段内侧均有腋静脉，第二段还有臂丛内侧束，第三段还有尺神经；外侧：第一段外侧有臂丛外侧束和后束，第二段外侧为臂丛外侧束，第三段外侧有正中神经外侧根、肌皮神经。腋动脉的末段位置最表浅，仅有皮肤、浅筋膜、深筋膜覆盖。腋动脉的分支较多，恒定的有 6 条，即胸上动

NOTE

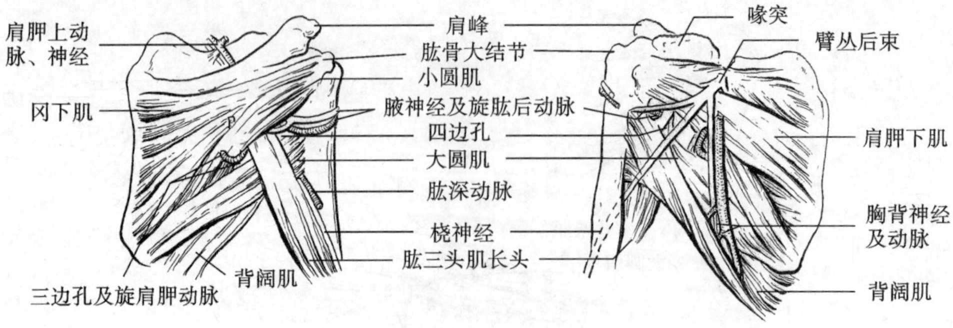

(a)前面观　　(b)后面观

图 7-5　三边孔和四边孔

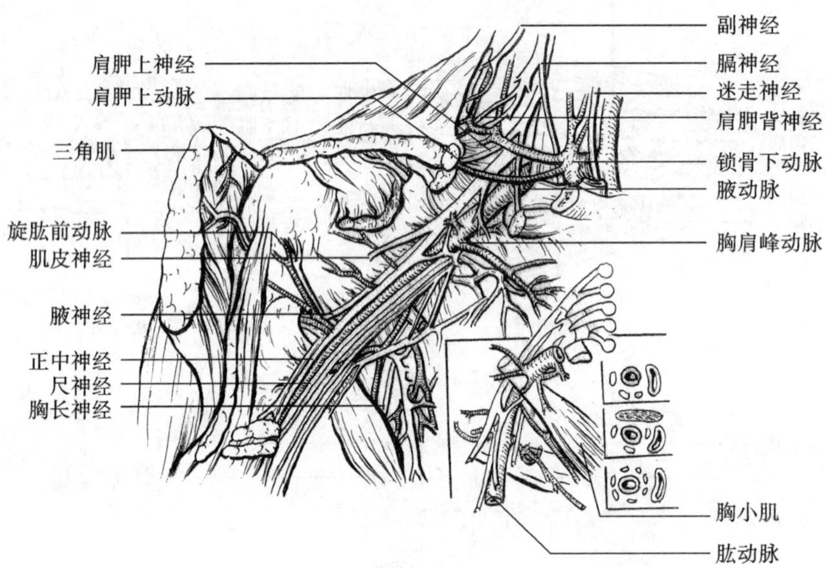

图 7-6　腋窝内容

脉、胸肩峰动脉、胸外侧动脉、肩胛下动脉、旋肱前动脉、旋肱后动脉(图 7-4、图 7-6)。

2. 腋静脉　外侧为腋动脉,两者之间为臂丛内侧束、前臂内侧皮神经及尺神经等,内侧有臂内侧皮神经,远端有腋淋巴结外侧群,近端有腋淋巴结尖群。

3. 臂丛　位于腋窝内的部分为臂丛的锁骨下部,围绕在腋动脉周围,形成内、外侧束和后束。在腋动脉的第一段,内侧束位于腋动脉后方,外侧束和后束位于腋动脉的外侧;在腋动脉的第二段,内、外侧束及后束分别相应地位于腋动脉的内侧、外侧和后方;在腋动脉的第三段,臂丛的各束发出分支。主要分支有 5 条:肌皮神经(musculocutaneous nerve)(C5～C7)自外侧束发出,位于腋动脉的外侧,向外斜穿喙肱肌,在肱二头肌与肱肌间下行,发出肌支支配这些肌肉。但该神经尚未穿入喙肱肌时,已先发出支配该肌的肌支。正中神经(median nerve)(C6～T1)以内、外侧根分别起自内、外侧束,在腋动脉的前方或外侧,两根会合成 1 条较粗大的神经干下行。尺神经(ulnar nerve)(C8、T1)起于内侧束,先在腋动、静脉之间下行,继而行向动脉内侧。腋神经(axillary nerve)(C5～C6)起自后束,初位于桡神经的外侧、腋动脉的后方,向外下方走行,伴旋肱后血管穿四边孔,绕肱骨外科颈向后进入三角肌区。由于腋神经和旋肱后血管环绕肱骨外科颈走行,故当肱骨外科颈骨折时,骨折断端极易损伤腋神经,致使三角肌瘫痪,肩关节外展困难。若骨折断端损伤血管,则可致局部血肿。桡神经(radial nerve)(C5～T1)起自后束,在腋动脉后方,经肩胛下肌、背阔肌及大圆肌的前面下行,至臂后部进入肱骨肌管。桡神经在腋窝内发出肌支支配肱三头肌长头。另外，臂丛的分支还有胸内侧神经、胸外侧神经、臂内侧皮神经、前臂内侧皮神经、胸长神经、胸背神经和肩胛下神经(图 7-6)。

臂丛在行经锁骨与第 1 肋骨之间时与腋动脉一起被锁胸筋膜固定，任何使胸廓上口缩小的外力都可引起臂丛的损伤。当肩部受到较大的向下的外力，而头部又向对侧强力侧屈时，可导致臂丛上干受损。臂丛上干主要由第 5、第 6 颈神经前支构成，发出肩胛上神经、肌皮神经、正中神经外侧根、腋神经、桡神经等。上肢在过度外展、外旋位受到暴力牵拉时，往往损伤臂丛下干。臂丛下干主要由第 8 颈神经和第 1 胸神经前支构成，主要发出尺神经和正中神经内侧根。因此臂丛上干、下干损伤受累的神经不同，临床表现不同。实际上单纯的臂丛上干或下干损伤并不多见，多呈现不完全型或混合型损伤。

4. 腋淋巴结的分群、位置、收纳范围及回流 腋淋巴结分 5 群。外侧淋巴结：沿腋静脉远端排列，收纳上肢的淋巴。胸肌淋巴结：在胸小肌下缘，沿胸外侧血管排列，收纳胸前外侧壁、乳房外侧部的淋巴。肩胛下淋巴结：沿肩胛下血管和神经排列，收纳背部、肩部及胸后壁的淋巴。中央淋巴结：位于腋窝底的脂肪组织中，收纳上述 3 群淋巴结的输出管，其输出管注入尖淋巴结。尖淋巴结：沿腋静脉近端排列，收纳中央群及其他各群淋巴结的输出管，以及乳房上部的淋巴。其输出管合成锁骨下干，左侧注入胸导管，右侧注入右淋巴导管(图 7-7)。

乳房的淋巴有 75%回流至腋淋巴结。因此，腋淋巴结是乳腺癌转移的重要途径。乳腺癌手术在清除腋淋巴结时，需要保护腋窝内的血管和神经。依乳房的淋巴引流情况，胸肌淋巴结、中央淋巴结和尖淋巴结最易受累。尖淋巴结与腋动脉第一段毗邻，位置较深，前方为锁胸筋膜及穿经该筋膜的胸肩峰动脉和胸外侧神经，后方有臂丛内侧束、胸长神经和胸背神经，术中注意保护这些结构。

腋淋巴结在临床应用上常分为 3 站，即胸小肌上缘以上、腋静脉周围淋巴结为第三站，胸小肌后方的淋巴结为第二站，胸小肌下缘以外的淋巴结为第一站。尖淋巴结相当于第三站淋巴结，中央淋巴结相当于第二站，其余相当于第一站。哨位淋巴结(sentinel lymph node，SLN)(临床通常称为前哨淋巴结)为癌细胞首先转移的淋巴结。乳腺癌的前哨淋巴结与癌的位置有关，多数位于第一站淋巴结，少数位于胸骨旁淋巴结(临床称内乳淋巴结)。目前一些医院在乳腺癌的临床治疗中已经应用前哨淋巴结活检，若前哨淋巴结活检阴性则可免于腋淋巴结清扫，从而减少由此给患者带来的上肢疼痛、麻木及淋巴水肿。

5. 腋鞘及腋窝蜂窝组织 包裹腋动脉、腋静脉和臂丛周围的结缔组织膜称为腋鞘，也称颈腋管，与颈部椎前筋膜相延续。腋窝内的大量疏松结缔组织，称为腋窝蜂窝组织。腋窝内的感染沿着蜂窝组织间隙和腋鞘，向上可蔓延至颈根部，向下可达臂部，向后经三边孔和四边孔蔓延至肩胛区、三角肌区，向前可至胸肌间隙。临床上做锁骨下臂丛麻醉时，可将药液注入腋鞘内，达到麻醉上肢的目的(图 7-4)。

二、三角肌区及肩胛区

(一) 三角肌区

三角肌区即三角肌所在的区域。该区内三角肌从前方、后方和外侧包绕肩关节。三角肌的深面有腋神经，分前、后 2 支进入该肌。肱骨外科颈骨折时，可损伤腋神经，致三角肌瘫痪，肩不能外展，肌萎缩出现“方肩”。旋肱后动、静脉及腋神经从四边孔穿出后分布于三角肌、肩关节和肱骨等。旋肱后动脉绕肱骨外科颈与旋肱前动脉吻合。在临床上，肱骨外科颈骨折时可损伤腋神经和旋肱前、后血管，造成三角肌瘫痪和深部血肿(图 7-8)。

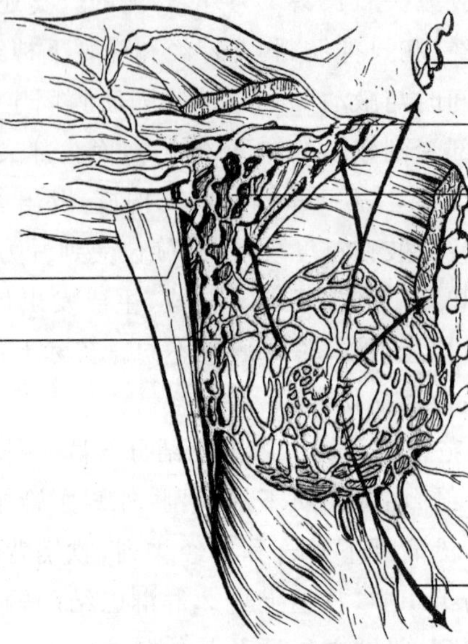

图 7-7　腋淋巴结和乳房淋巴引流

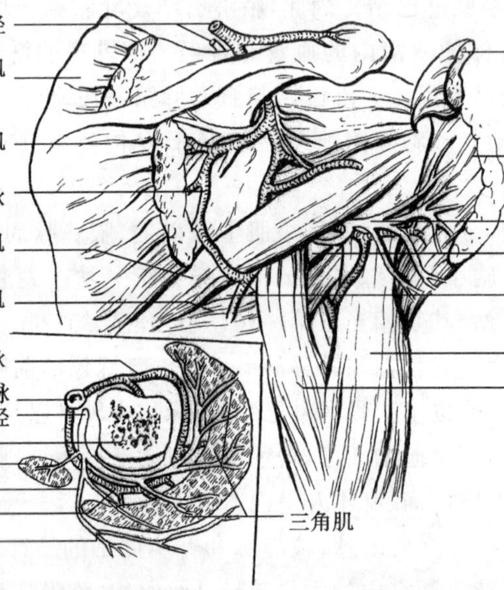

图 7-8　三角肌区及肩胛区的结构

(二) 肩胛区

肩胛区指肩胛骨后面的区域。肌层结构为斜方肌，其深面为冈上肌、冈下肌和大圆肌，肌肉的深面为肩胛骨。肩胛上动脉经肩胛上横韧带的上方进入肩胛区，分布于冈上肌、冈下肌。肩胛上神经在该韧带的下方进入肩胛区，支配冈上肌、冈下肌。旋肩胛动脉经三边孔穿出后，与肩胛上动脉吻合(图 7-8)。

(三) 肩胛动脉网

肩胛动脉网由锁骨下动脉的分支肩胛上动脉和肩胛背动脉与腋动脉的分支肩胛下动脉吻合而成，该动脉网是肩部血液的重要侧支循环途径，当腋动脉血流受阻时，可维持上肢的血供(图 7-9)。

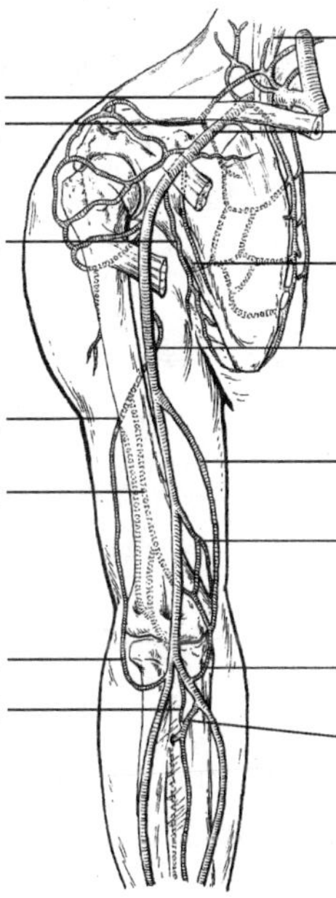

图 7-9　肩胛动脉网

三、肩关节和肌腱袖

（一）关节囊和韧带

肩关节的关节囊薄而松弛。关节囊的纤维层被肌腱袖加强。此外，其前壁有盂肱韧带、上部有喙肱韧带加强。下壁最为薄弱。肩关节脱位时，肱骨头常从下壁脱出。关节囊内有肱二头肌长头腱通过。

在肩关节的上方，喙肩韧带与喙突、肩峰共同形成一弓状骨韧带结构，称为喙肩弓。该弓与喙肱韧带共同防止肱骨头向上脱位。

（二）血液供应与神经支配

肩关节的血液供应主要来自肩胛上动脉和旋肱前、后动脉的分支；神经分布来自肩胛上神经和腋神经的分支。

（三）肌腱袖

肩带肌中的冈上肌、冈下肌、小圆肌和肩胛下肌的肌腱经过肩关节周围时，与关节囊附着，围绕肩关节形成一近环形的腱板，称为肌腱袖，也称肩袖。肌腱袖加强了肩关节稳定性。当肩关节扭伤或脱位时，肌腱袖可被撕裂（图 7-10）。

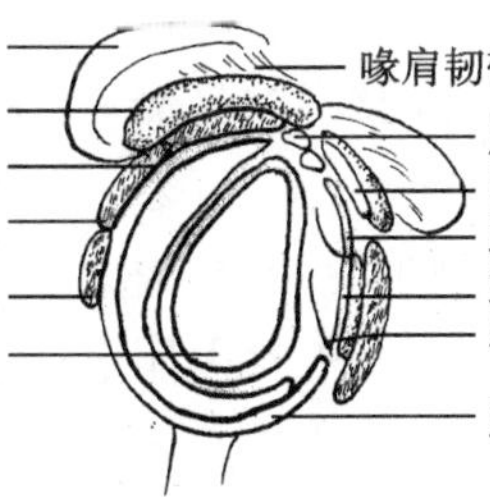

图 7-10　肌腱袖

肩关节脱位占全身关节脱位的 40%以上，这是由肩关节的结构特点及关节囊的松弛、薄弱所决定的。肩关节周围的韧带和肌肉在关节的上方、前方和后方起到了强大的保护作用。因此，肩关节脱位以肱骨头向下方脱位最为多见。此时在腋窝内可触及肱骨头，肱骨头可压迫或牵拉臂丛的分支，引起相应区域的功能障碍。因三角肌和胸大肌的牵拉作用，肩关节有明显的外展内旋畸形，致使肩峰特别突出，形成方肩。

第三节　臂　　部

臂部被肱骨内、外侧肌间隔分为臂前区和臂后区。

一、臂前区

（一）浅层结构

1. 皮肤与浅筋膜　臂前区(anterior brachial region)的皮肤薄、弹性好，浅筋膜薄而松弛。

2. 浅静脉　主要为头静脉和贵要静脉(图 7-11)。

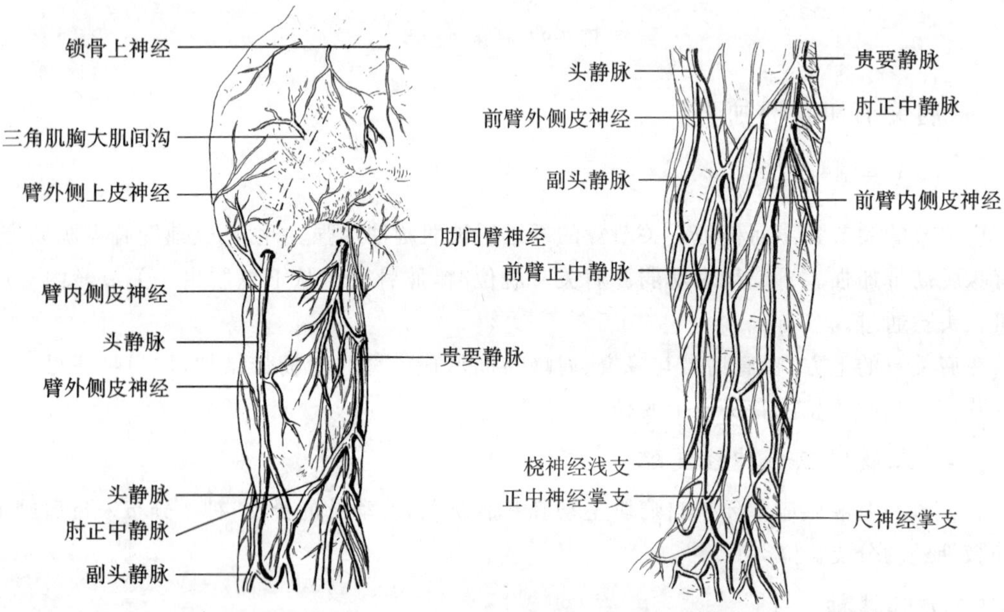

图 7-11　上肢浅静脉及皮神经

(1) 头静脉(cephalic vein)：起自手背静脉网的桡侧，经前臂外侧至臂前区，行于肱二头肌外侧沟内，经三角肌胸大肌间沟，穿锁胸筋膜注入腋静脉或锁骨下静脉，末端有时借吻合支连于颈外静脉。

(2) 贵要静脉(basilic vein)：起自手背静脉网的尺侧，行于肱二头肌下端的内侧，穿臂筋膜注入肱静脉或腋静脉。

3. 皮神经　臂外侧上皮神经和臂外侧下皮神经(桡神经的分支)分别分布于臂外侧上部和下部皮肤。肋间臂神经和臂内侧皮神经分布于臂内侧上、下部的皮肤，前臂内侧皮神经在臂下部与贵要静脉伴行至前臂内侧。

（二）深层结构

臂(深)筋膜与臂部内、外侧肌间隔和肱骨围成前骨筋膜鞘。内有肱二头肌、喙肱肌、肱肌和穿经臂前区的血管神经等。其中血管有肱动脉及其分支，还有伴行于肱动脉的 2 条肱静脉。肱动脉沿肱二头肌内侧沟下行至肘窝。肱动脉在臂上份位于肱骨内侧，中份位于前内方，下份位于前方。肱动脉的分支有：肱深动脉（伴行桡神经进入肱骨肌管，发出分支分布于肱三头肌和肱肌），尺侧上、下副动脉（参与肘关节网的构成）。臂前区的神经有正中神经（伴肱动脉下行至肘窝）、尺神经（行于肱动脉内侧，至臂中点向后穿过肌间隔，进入臂后区）、桡神经（先行于肱动脉后方，继而伴肱深动脉进入肱骨肌管至臂后区）、肌皮神经（在肱二头肌与肱肌之间行向外下方，行程中发出肌支支配臂肌前群，其终末支为前臂外侧皮神经）（图 7-12）。

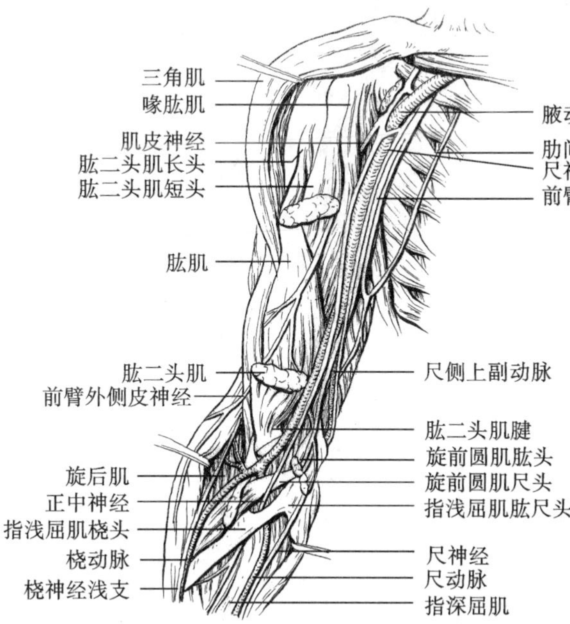

图 7-12 臂前区深层结构

二、臂后区

（一）浅层结构

1. 皮肤与浅筋膜 臂后区（posterior brachial region）皮肤较臂前区厚，浅筋膜也较致密。

2. 浅静脉 一般为较小的浅静脉，从臂内侧或外侧转向前面，注入贵要静脉或头静脉。

3. 皮神经 臂外侧上皮神经，发自腋神经，分布于三角肌区和臂外侧上部皮肤。臂外侧下皮神经，起自桡神经，分布于臂后区外下部的皮肤。臂后皮神经（posterior brachial cutaneous nerve），为桡神经的皮支，分布于臂后区中部皮肤。肋间臂神经和臂内侧皮神经，分布于臂后区内侧上、下部的皮肤。前臂后皮神经（posterior antebrachial cutaneous nerve），发自桡神经的皮支，经臂后区外下部穿出，发出小分支分布于臂后区外下部的部分皮肤。其主干下行分布于前臂后区皮肤。

（二）深层结构

臂后区深筋膜、内侧肌间隔、外侧肌间隔和肱骨围成后骨筋膜鞘，内有肱三头肌和血管神经等。肱三头肌与肱骨的桡神经沟之间围成肱骨肌管。管的下口约在肱骨中、下 1/3 交界处，管内有桡神经及伴行的肱深动、静脉通过，又名桡神经管。臂后区的内下侧有尺神经与尺侧上副动脉下行（图 7-13）。

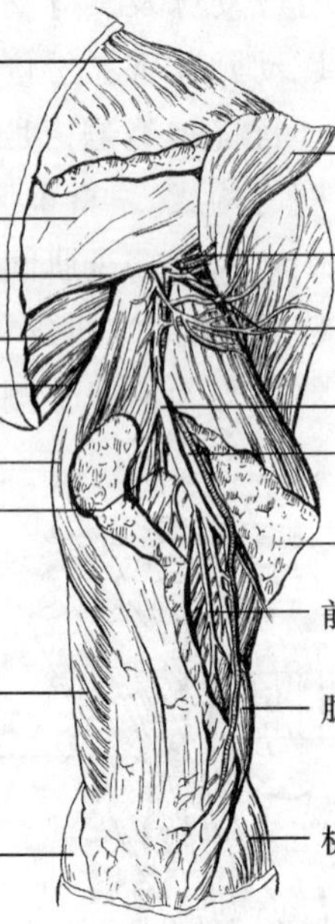

图 7-13　臂后区深层结构

第四节　肘　　部

一、肘前区

（一）浅层结构

1. 皮肤与浅筋膜　肘前区(anterior cubital region)皮肤薄而柔软,浅筋膜疏松。

2. 浅静脉　头静脉和贵要静脉分别行于肱二头肌腱的外侧和内侧。肘正中静脉(median cubital vein)由头静脉分出,斜向内上方注入贵要静脉。有时可见前臂正中静脉,常分两支,分别注入贵要静脉和头静脉(图 7-11)。肘前区的浅静脉,特别是肘正中静脉是临床静脉取血的常用静脉。

3. 皮神经　前臂内侧皮神经与贵要静脉伴行,前臂外侧皮神经在肱二头肌腱的外侧穿出深筋膜,进入肘前区外侧,伴行于头静脉的后内侧。

4. 肘浅淋巴结　位于肱骨内上髁上方、贵要静脉附近,又称滑车上淋巴结,收纳手和前臂尺侧半的浅淋巴管,其输出淋巴管伴行肱静脉,注入腋淋巴结。

（二）深层结构

1. 肘窝的境界和内容物　肘窝的上界为肱骨内、外上髁的连线,下外侧界为肱桡肌,下内侧界为旋前圆肌。内容物:主要有 3 条动脉(肱动脉、桡动脉和尺动脉)和 3 条神经(正中神经、尺神经和桡神经)。肱二头肌腱在肘窝中心,是寻找神经血管的标志性结构。肱动脉位于肱二头肌腱的内侧,至桡骨颈水平分为桡动脉和尺动脉。2 条肱静脉伴行肱动脉。肱动脉的内侧为正中神经。前臂外侧皮神经位于肱二头肌腱的外侧,皮神经的外侧为桡神经的浅、深 2 支,浅支经肱桡肌深面达前臂,深支经旋后肌至前臂后区。桡侧副动脉与桡神经伴行。肘深淋巴结位于肱动脉分叉处。

2. 触及肱动脉搏动和测量血压的听诊部位　位于肱二头肌腱与腱膜的交角处。

二、肘后区

（一）浅层结构

肘后区皮肤厚，但很松弛，浅筋膜不甚发达。在皮肤与鹰嘴之间有滑液囊，称鹰嘴皮下囊，这些结构的特点是适应于肘关节运动。有炎症或出血时滑液囊可肿大。

（二）深层结构

1. 内容物 主要包括肱三头肌腱、血管和尺神经等结构。尺神经走行于肱骨内上髁后下方的尺神经沟内，紧邻鹰嘴，贴近皮肤，故尺神经在此处极易受损。

2. 肘后三角 肘关节屈曲成直角时，肱骨内上髁、肱骨外上髁和尺骨鹰嘴 3 点构成等腰三角形，称肘后三角。当肘关节伸直时，上述 3 点成一条直线。肘关节脱位或肱骨内、外上髁骨折时，三者的等腰三角形关系发生改变。但肱骨其他部位的骨折，不会影响它们的三角形和直线关系。

3. 肘外侧三角 肘关节屈曲 90°时，从桡侧观察肱骨外上髁、桡骨头与尺骨鹰嘴尖端构成一等腰二角形，称肘外侧三角。三角形的尖端指向前方，其中心点可作为肘关节穿刺的进针点。

4. 肘后窝 肘关节伸直时，在尺骨鹰嘴、桡骨头和肱骨小头之间形成一个小的凹陷，称肘后窝。窝的深面正对肱桡关节，并可触及桡骨头。可经此做肘关节穿刺。当肘关节积液时，此窝可因肿胀而消失。

三、肘关节动脉网

肘关节动脉网也称肘关节网。由肱动脉与桡动脉、尺动脉的 9 条分支相互吻合而成。由肱动脉发出的分支有桡侧副动脉、中副动脉、尺侧上副动脉、尺侧下副动脉（2 支）；桡动脉的分支有桡侧返动脉；尺动脉的分支有尺侧返动脉（2 支）、骨间返动脉。此网位于肘关节周围，在关节的背侧发育较好（图 7-14）。

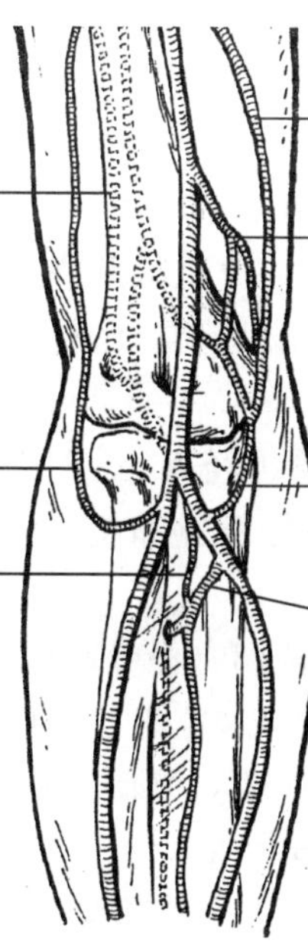

图 7-14　肘关节动脉网

第五节　前　臂　部

一、前臂前区

前臂前区指位于尺、桡骨和前臂骨间膜以前的部分。包括前臂肌前群和血管、神经等结构。

（一）浅层结构

前臂前区皮肤较薄，移动度大。浅筋膜中有较多的浅静脉和皮神经。透过皮肤可见浅静脉，呈微青色。

1. 头静脉　位于前臂桡侧，在前臂上半部转至前面。头静脉外侧有时有副头静脉由背面转至前面注入头静脉。

2. 贵要静脉　位于前臂尺侧，在肘窝下方由背面转向前面。贵要静脉的内侧有可能出现副贵要静脉上行注入贵要静脉(图 7-11)。

3. 前臂正中静脉　行于前臂前面，其管径和支数不甚恒定，常注入肘正中静脉或贵要静脉。常被用作静脉点滴通路。

4. 前臂外侧皮神经　经肘正中静脉和头静脉的后方，沿前臂外侧下行，并分布于前臂外侧皮肤。

5. 前臂内侧皮神经　在前臂分成前、后两支。前支分布于前臂前内侧部皮肤，后支分布于前臂后内侧部皮肤。

（二）深层结构

1. 前骨筋膜鞘　由前臂前区的深筋膜，内、外侧肌间隔，尺、桡骨及前臂骨间膜共同围成。鞘内有前臂的前群肌 9 块，桡、尺侧血管神经束，骨间前血管神经束和正中血管神经束等。

2. 前臂屈肌后间隙　位于前臂远侧 1/4 段，在指深屈肌和拇长屈肌腱的后方，旋前方肌的前方，其内侧界为尺侧腕屈肌和前臂筋膜，外侧界为桡侧腕屈肌和前臂筋膜。向远侧经腕管可与掌中间隙相通。当前臂远段或手掌间隙感染时，炎症可经此间隙互相蔓延。

3. 前群肌　共分 4 层。第一层 5 块，从桡侧向尺侧依次为肱桡肌、旋前圆肌、桡侧腕屈肌、掌长肌和尺侧腕屈肌；第二层 1 块，为指浅屈肌；第三层 2 块，为桡侧的拇长屈肌和尺侧的指深屈肌；第四层 1 块，为旋前方肌。前臂前群肌除肱桡肌和旋前方肌外，大多起自肱骨内上髁和前臂深筋膜，深层的拇长屈肌和指深屈肌起自尺、桡骨及其骨间膜的前面，止点则以其功能的不同而不同。

4. 血管神经束　前臂前区有 4 个血管神经束(图 7-15)。

1) 桡血管神经束　由桡动脉及其伴行静脉和桡神经浅支组成。走行于肱桡肌内侧或深面。

(1) 桡动脉(radial artery)：桡动脉的两侧有桡静脉伴行，行经肱桡肌内侧。在前臂上部，动脉位于肱桡肌与旋前圆肌之间；在前臂下部，位于肱桡肌腱和桡侧腕屈肌腱之间，此处位置表浅，仅覆以皮肤和浅、深筋膜，能摸到桡动脉的搏动。桡动脉在近侧端分出桡侧返动脉。在腕前区分出掌浅支，经鱼际表面或穿鱼际至手掌。

(2) 桡静脉(radial vein)：有 2 条，伴行于桡动脉两侧。

(3) 桡神经浅支(superficial branch of radial nerve)：为桡神经发出的皮支，在肱桡肌深面沿桡动脉外侧下行。在前臂近侧 1/3 段，该神经与桡动脉相距较远，中 1/3 段，两者紧密相伴，继而两者分离，桡神经浅支经肱桡肌腱深面转至前臂后区，下行至手背桡侧半和外侧两个半手

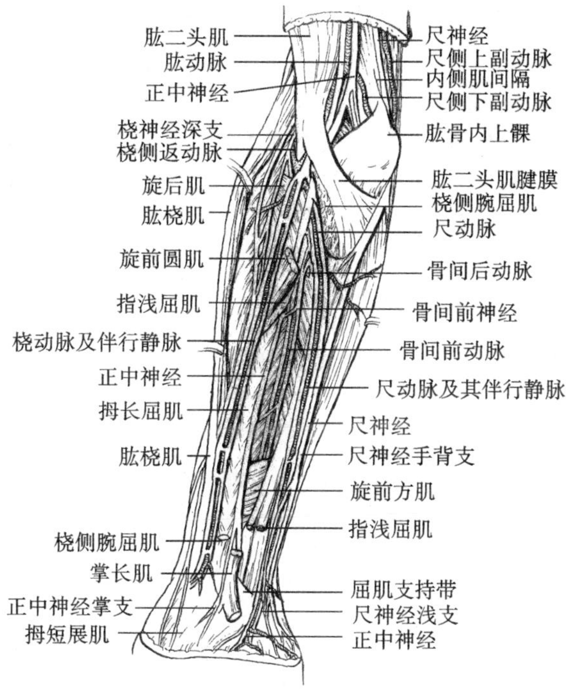

图 7-15 前臂前区深层结构

指背部的皮肤。

2）尺侧血管神经束 由尺动、静脉及尺神经组成。

(1) 尺动脉(ulnar artery)：经旋前圆肌深面，进入前臂前区。在前臂上 1/3 段，行于指浅屈肌深面，至下 2/3 段则位于尺侧腕屈肌与指浅屈肌之间。尺动脉起始部发出骨间总动脉，粗而短，随即又分为骨间前动脉和骨间后动脉。二者分别沿前臂骨间膜的前面和后面下行。

(2) 尺静脉(ulnar vein)：有两条，与尺动脉伴行。

(3) 尺神经(ulnar nerve)：经尺神经沟向下穿尺侧腕屈肌两头之间进入前臂前区，沿尺动、静脉的尺侧下行。在前臂上部，位于指深屈肌与尺侧腕屈肌之间，与尺动、静脉相距较远。在前臂下部，位于尺侧腕屈肌桡侧，并靠近尺动、静脉，随后与之紧密伴行。在腕前面，尺神经由腕尺侧管进入手掌。尺神经发出肌支支配尺侧腕屈肌和指深屈肌尺侧半，其手背支自桡腕关节上方约 5 cm 处发出，经尺侧腕屈肌腱与尺骨之间转向背侧，下行至手背。

3）正中血管神经束 由正中神经及其伴行血管组成。

(1) 正中神经(median nerve)：从旋前圆肌的两头之间穿过，进入指浅屈肌深面。在神经穿肌处，肌的腱膜形成腱弓，对正中神经有保护作用。在前臂中 1/3 段，正中神经位于指浅、深屈肌之间；至前臂下 1/3 段，位置表浅，位于桡侧腕屈肌腱和掌长肌腱之间，表面仅覆盖皮肤和浅、深筋膜。在前臂，正中神经发出肌支支配旋前圆肌、桡侧腕屈肌、掌长肌、指浅屈肌。

(2) 正中动脉(median artery)：常缺如，发自骨间前动脉。为细小的分支，与同名静脉伴行，随正中神经下降。

4）骨间前血管神经束 由骨间前血管和神经组成。

(1) 骨间前神经(anterior interosseous nerve)：发自正中神经干的背面，发出部位通常在正中神经穿旋前圆肌两头之间处。沿前臂骨间膜前方、拇长屈肌和指深屈肌之间下行，至旋前方肌深面进入并支配该肌，还发出分支支配拇长屈肌和指深屈肌桡侧半。

(2) 骨间前动脉(anterior interosseous artery)：自骨间总动脉分出，有两条同名静脉伴行，在拇长屈肌和指深屈肌之间，沿骨间膜前面下行，行程中与骨间前神经紧密相关。

二、前臂后区

（一）浅层结构

前臂后区皮肤较前区稍厚，移动度小，浅静脉不发达。可见头静脉和贵要静脉的远侧段及其属支。有三条皮神经：前臂后皮神经，分布于前臂后区中间部皮肤；前臂内侧皮神经、外侧皮神经分别分布于前臂后区内、外侧皮肤。

（二）深层结构

1. 深筋膜 前臂后区深筋膜厚而坚韧，近侧部有肱三头肌腱膜参与，尤为强韧，远侧部在腕背侧增厚，形成腕背侧韧带。前臂后骨筋膜鞘内有前臂肌后群诸肌和骨间后血管神经束等（图 7-16）。

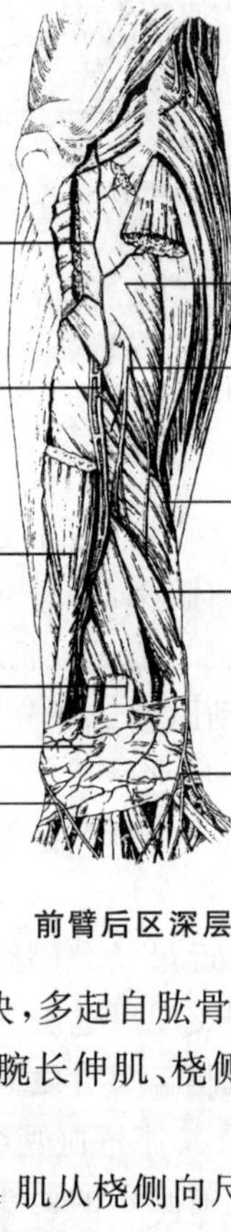

图 7-16 前臂后区深层结构

2. 前臂肌后群 分两层，每层各 5 块，多起自肱骨外上髁。

(1) 浅层：自桡侧向尺侧依次为桡侧腕长伸肌、桡侧腕短伸肌、指伸肌、小指伸肌和尺侧腕伸肌。

(2) 深层：旋后肌位于上外侧，其余 4 肌从桡侧向尺侧依次为拇长展肌、拇短伸肌、拇长伸肌和示指伸肌。拇长伸肌、拇长展肌、拇短展肌从深层浅出，从而将浅层肌又分为两组：外侧组包括桡侧腕长伸肌、桡侧腕短伸肌及肱桡肌，由桡神经主干末端的分支或桡神经的两个终支（深支和浅支）起始部的分支支配；内侧组包括指伸肌、小指伸肌和尺侧腕伸肌，由骨间后神经支配。两组肌之间无神经，是前臂后区手术的安全入路。

3. 前臂后骨筋膜鞘 由前臂后区深筋膜，内、外侧肌间隔，尺骨、桡骨和前臂骨间膜共同围成，其内有前臂后群肌 10 块和骨间后血管神经束等。

4. 骨间后血管神经束 由骨间后血管和神经组成，通常较细小。位于前臂后肌群的浅层（内侧组）和深层之间。

(1) 桡神经深支和骨间后神经：二者为一条神经。桡神经在穿过臂外侧肌间隔后，先发出肌支支配肱桡肌和桡侧腕长伸肌。随后在肘窝外缘，肱骨外上髁前方分为深支和浅支。其中桡神经浅支已在前臂前区中叙述。桡神经深支（deep branch of radial nerve）先发出肌支至桡侧腕短伸肌和旋后肌，然后穿入旋后肌，并在桡骨头下方 5～7 cm 处穿出该肌，改称为骨间后神经，下行于前臂后群的浅层（内侧组）和深层之间，分支至前臂肌后群除浅层外侧组（三块）以外诸肌。

（2）骨间后动脉：骨间总动脉的分支，与同名静脉伴行，穿前臂骨间膜上缘上方，进入前臂后区。在前臂后区，骨间后动脉初位于旋后肌深面，后从该肌下缘与拇长展肌起始部上缘间穿出，行于前臂后群浅、深层肌之间，发出分支营养邻近各肌（图 7-16）。

第六节　腕　和　手

腕的上界为尺、桡骨茎突近侧 2 横指的环行线，下界相当于屈肌支持带的下缘水平。手分为手掌、手背和手指 3 个部分。

一、腕

腕是前臂的屈、伸肌腱和血管、神经到达手的通路，可分为腕前区与腕后区。

（一）腕前区

1. 浅层结构　皮肤薄而松弛，形成三条皮肤横纹，即腕近侧纹、腕中间纹和腕远侧纹。近侧纹约平尺骨头，腕中间纹不恒定，腕远侧纹平对屈肌支持带近侧缘。浅筋膜疏松，内有前臂内、外侧皮神经的分支分布，有数条浅静脉和浅淋巴管上行进入前臂。

2. 深层结构

（1）腕掌侧韧带：前臂深筋膜在腕前区增厚形成腕掌侧韧带，对前臂屈肌腱有固定、保护和支持作用。

（2）屈肌支持带：位于腕掌侧韧带的远侧深面，又名腕横韧带，是厚而坚韧的结缔组织带，其尺侧端附于豌豆骨和钩骨，桡侧端附于手舟骨和大多角骨。屈肌支持带桡侧端分两层附着于手舟骨和大多角骨，其间的间隙形成腕桡侧管，内有桡侧腕屈肌腱及其腱鞘通过。屈肌支持带尺侧端与腕掌侧韧带的远侧部分之间的间隙称为腕尺侧管，内有尺神经和尺动、静脉通过。尺神经在腕部表浅，易受损伤。

（3）腕管：由屈肌支持带与腕骨沟共同围成。管内有 9 条肌腱、1 条神经通过，即 4 条指浅屈肌腱、4 条指深屈肌腱及屈肌总腱鞘、1 条拇长屈肌腱及其腱鞘和 1 条正中神经通过。腕骨骨折时可压迫正中神经，导致腕管综合征（图 7-17）。

（4）腕前结构的排列：通过屈肌支持带浅层的结构，由桡侧至尺侧依次是桡动脉及其伴行的静脉→桡侧腕屈肌腱→掌长肌腱→尺动脉及其伴行的静脉→尺神经。通过屈肌支持带深层的结构即是通过腕管的结构，有指浅屈肌腱、指深屈肌腱和拇长屈肌腱等 9 条肌腱和 1 条正中神经。

（二）腕后区

1. 浅层结构　腕后区皮肤比腕前区厚，浅筋膜薄，内有浅静脉及皮神经。在腕背部可触及桡骨背侧结节，又称 Lister 结节。当桡骨下端骨折需要做髓内针固定时，此结节可作为进针标志。解剖学“鼻烟窝”：位于腕和手背桡侧。其桡侧界为拇长展肌腱和拇短伸肌腱，尺侧为拇长伸肌腱，近侧界为桡骨茎突。窝底由手舟骨和大多角骨组成，在此处可摸到桡动脉的搏动。手舟骨骨折时，“鼻烟窝”可因肿胀而消失，且可有压痛。此处也是切开拇伸肌腱鞘、结扎桡动脉的合理途径。头静脉和贵要静脉分别起始于腕后区桡侧和尺侧的浅筋膜内。桡神经浅支与头静脉伴行，越过腕背侧韧带（伸肌支持带）的浅面下行，在“鼻烟窝”附近分为 4～5 支指背神

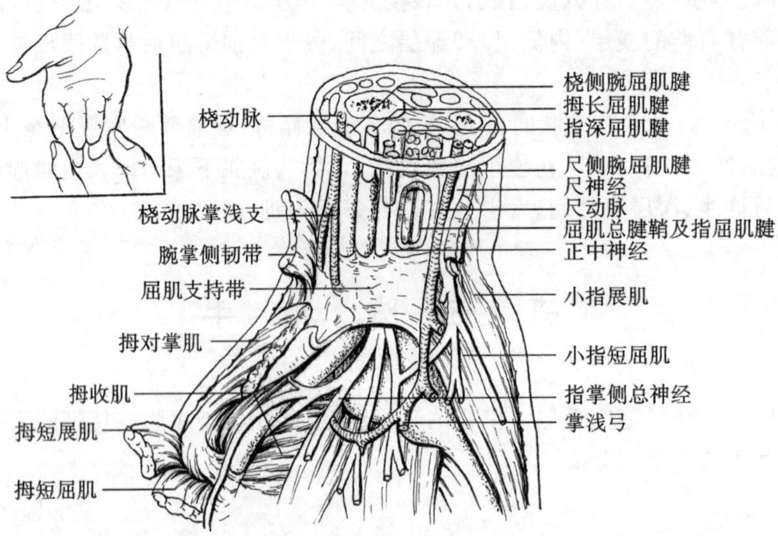

图 7-17 腕前区深层结构

经。在腕后区正中部有前臂后皮神经的终末支分布。

2. 深层结构

(1) 伸肌支持带：由腕背部深筋膜增厚形成，又名腕背侧韧带，其内侧附于尺骨和三角骨，外侧附于桡骨。伸肌支持带向深面发出 5 个纤维隔，附于尺、桡骨的背面，将腕后区分成 6 个骨纤维性管道，9 块前臂后群肌的肌腱及腱鞘在管内通过。

(2) 腕伸肌腱及腱鞘：从桡侧向尺侧排列，依次通过各骨纤维管的肌腱及腱鞘为：①拇长展肌腱和拇短伸肌腱及腱鞘；②桡侧腕长伸肌腱与桡侧腕短伸肌腱及腱鞘；③拇长伸肌腱及腱鞘；④指伸肌腱和示指伸肌腱及腱鞘；⑤小指伸肌腱及腱鞘；⑥尺侧腕伸肌腱及腱鞘(图 7-18)。

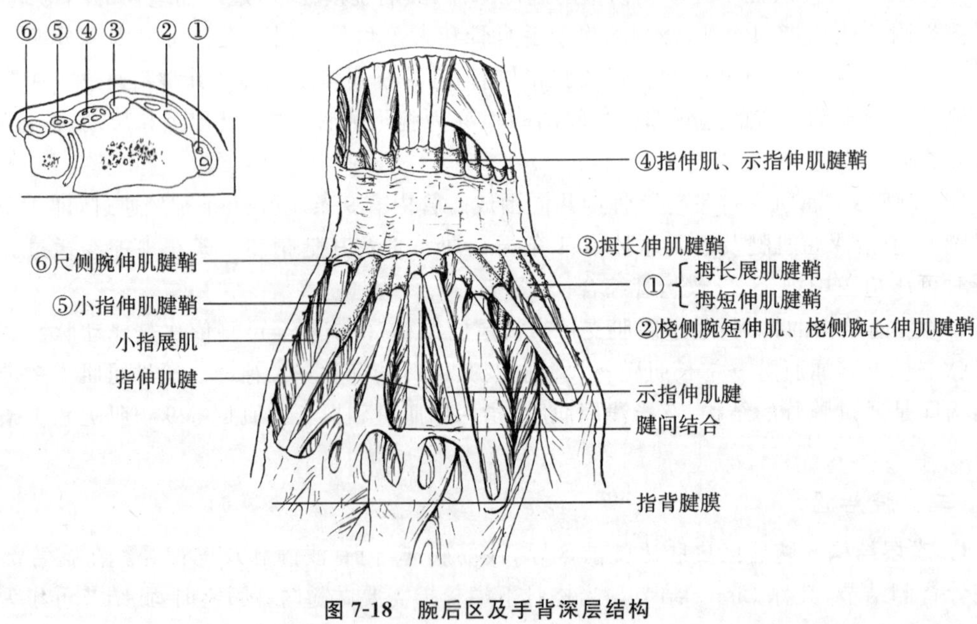

图 7-18 腕后区及手背深层结构

二、手掌

(一) 浅层结构

皮肤厚而坚韧，弹性低，无毛囊和皮脂腺，但有丰富的汗腺。浅筋膜在鱼际处较疏松，在掌心部非常致密，有许多纤维穿行，将皮肤与掌腱膜紧密连接，并将浅筋膜分隔成无数小格。浅血管、淋巴管及皮神经行于其内。

1. 尺神经掌支 尺神经的细小皮支，经腕掌侧韧带浅面降至手掌，分布于小鱼际皮肤。

2. 正中神经掌支 发自正中神经的细小皮支，在腕掌侧韧带上缘穿出深筋膜，经掌腱膜表面进入手掌，分布于手掌中部及鱼际的皮肤。

3. 掌短肌 属于退化的皮肌，多为薄弱的肌束，但个别肌束可较发达，形成小型片状肌。位于小鱼际近侧部的浅筋膜内，收缩时对浅筋膜有固定作用，并可保护其深面的尺神经和尺血管。

（二）深层结构

1. 深筋膜 浅层覆盖于鱼际肌、小鱼际肌和掌心指屈肌腱的浅面，分为鱼际筋膜、小鱼际筋膜和掌腱膜（图 7-19）。在掌骨头处，掌腱膜深层的横行纤维与其向远端发出的 4 束纵行纤维之间，围成 3 个纤维间隙，称指蹼间隙。内含大量脂肪和从手掌到手指的血管、神经，是手掌、手背和手指三者之间互相交通的渠道。深筋膜深层：包括骨间掌侧筋膜和拇收肌筋膜，较浅层薄弱。骨间掌侧筋膜覆盖于骨间掌侧肌和掌骨的表面，位于指深屈肌腱的深面。骨间掌侧筋膜在第 3 掌骨前面向桡侧分出一部分，覆盖在拇收肌表面，称拇收肌筋膜。

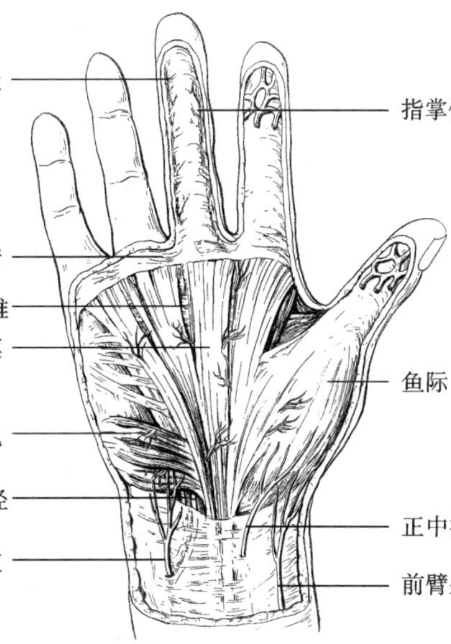

图 7-19　掌腱膜

2. 骨筋膜鞘 从掌腱膜的外侧缘发出掌外侧肌间隔，向深层附于第 1 掌骨。从掌腱膜的内侧缘发出掌内侧肌间隔，向深部附于第 5 掌骨。如此，在手掌形成 3 个骨筋膜鞘，即外侧鞘、中间鞘和内侧鞘（图 7-20）。

（1）外侧鞘：又名鱼际鞘，位于掌外侧肌间隔的外侧。由鱼际筋膜、掌外侧肌间隔和第 1 掌骨围成。内有除拇收肌以外的鱼际诸肌，拇长屈肌腱及其腱鞘，以及至拇指的血管、神经等。

（2）中间鞘：位于掌内、外侧肌间隔之间。由掌腱膜，掌内、外侧肌间隔，骨间掌侧筋膜内侧半及拇收肌筋膜共同围成。其内有指浅、深屈肌的 8 条肌腱，4 块蚓状肌、屈肌总腱鞘、掌浅弓及其分支和神经等。

（3）内侧鞘：又名小鱼际鞘，位于掌内侧肌间隔的内侧。由小鱼际筋膜、掌内侧肌间隔和第 5 掌骨围成。其内有除掌短肌外的小鱼际肌和至小指的血管、神经等。

除以上 3 个骨筋膜鞘外，在中间鞘的后方外侧半还有拇收肌鞘，由拇收肌筋膜、骨间掌侧

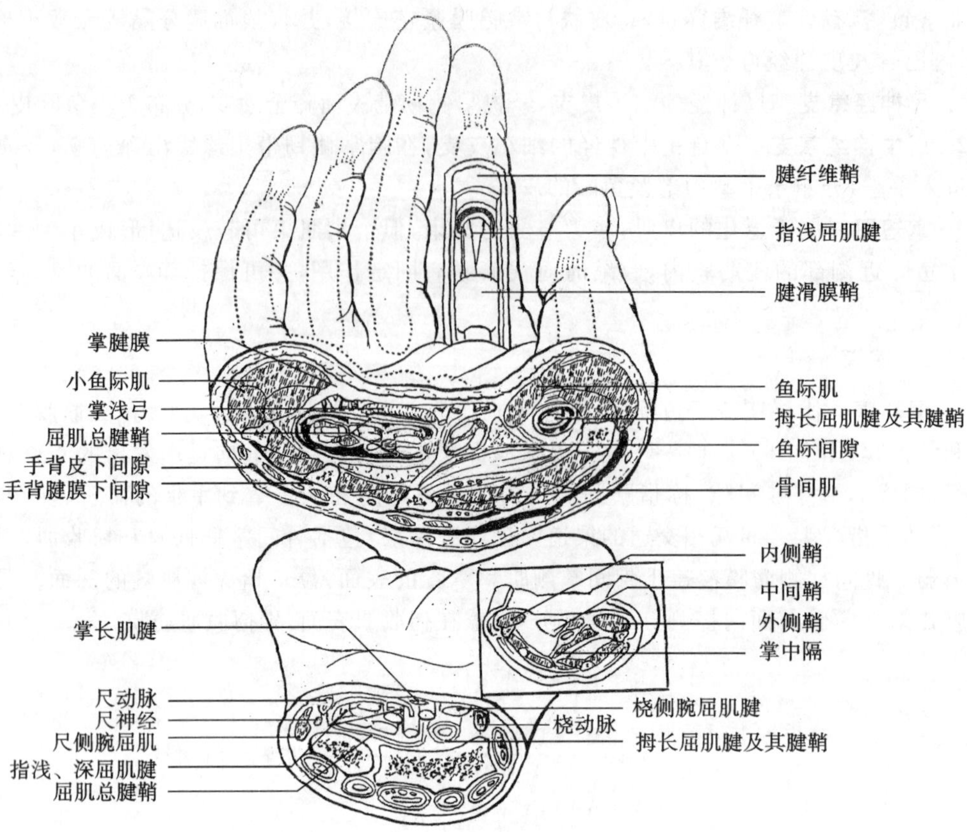

图 7-20　骨筋膜鞘及其内容

筋膜、第 1 掌骨和第 3 掌骨共同围成，包绕拇收肌。拇收肌与骨间掌侧筋膜之间有潜在的腔隙，称拇收肌后间隙。

3. 筋膜间隙　位于中间鞘内，包括外侧的鱼际间隙和内侧的掌中间隙（图 7-20、图 7-21）。两间隙被掌中隔分开。掌中隔是连接于掌腱膜与骨间掌侧筋膜之间的纤维组织。

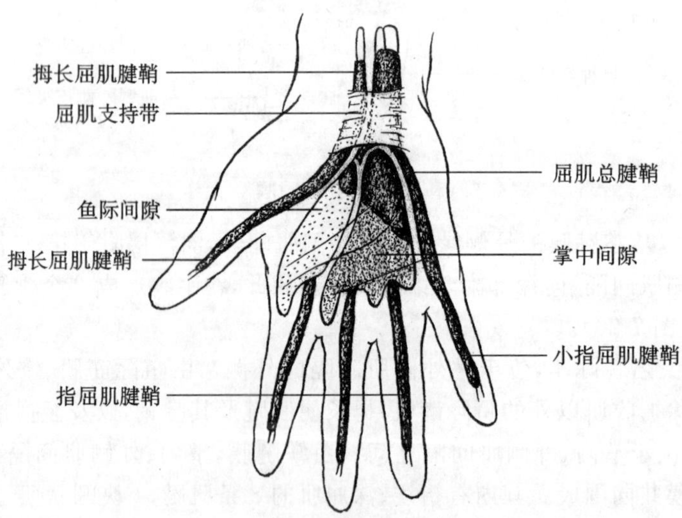

图 7-21　手部腱鞘及筋膜间隙

（1）掌中间隙：位于中间鞘内侧半的深面。前界为中指、环指和小指屈肌腱，第 2～4 蚓状肌和手掌的血管、神经，后界为掌中隔后部，第 3、4 掌骨，骨间肌及其前面的骨间掌侧筋膜，内侧界为内侧肌间隔，外侧界为掌中隔的前部。掌中间隙向远侧沿第 2～4 蚓状肌鞘与 2～4 指蹼间隙相通，进而可通向手背。掌中间隙的近侧达屈肌总腱鞘的深面，可经腕管与前臂屈肌后间隙相交通。此间隙有感染时，可经上述渠道蔓延。

(2) 鱼际间隙：位于中间鞘外侧半深方。前界为掌中隔前部、示指屈肌腱、第1蚓状肌及手掌的血管、神经；后界为拇收肌筋膜；外侧界为外侧肌间隔；内侧界为掌中隔后部。鱼际间隙向远端经第1指蹼间隙通向示指背侧，其近端为盲端。

4. 血管 手的血液供应来自桡动脉和尺动脉的分支，两动脉的分支彼此吻合成掌浅弓和掌深弓。掌浅弓由尺动脉终支和桡动脉的掌浅支吻合而成。该弓位于掌腱膜和掌短肌的深面，指屈肌腱、蚓状肌和正中神经及尺神经各分支的浅面。它发出3条指掌侧总动脉和1条小指尺掌侧动脉(图7-22)。掌深弓由桡动脉终支和尺动脉的掌深支吻合而成(图7-23)。该弓位于掌骨和骨间肌的浅面，指屈肌腱和屈肌总腱鞘的深面。掌深弓的位置高于掌浅弓1～2 cm，由弓的凸侧向远侧发出3条掌心动脉分别与相应的指掌侧总动脉吻合。掌浅弓和掌深弓保证手在抓握时血液供应的流畅(图7-22、图7-23)。

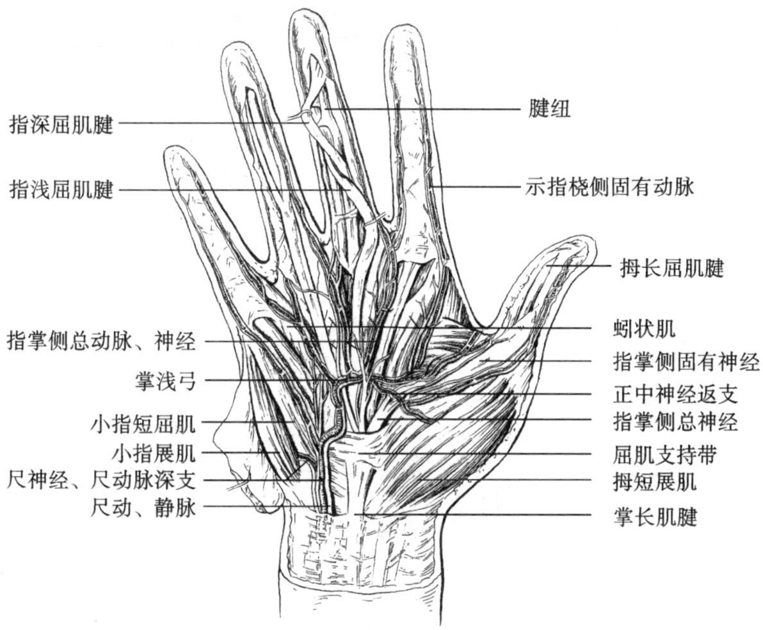

图7-22 掌浅弓、正中神经及其分支

5. 神经 手掌面有尺神经、正中神经及其分支分布。尺神经主干经屈肌支持带的浅面、尺动脉的尺侧下行进入手掌，分为浅、深2支。浅支发出分支至掌短肌，并在该肌深面又分为指掌侧固有神经和指掌侧总神经，分布于小指掌面尺侧缘和小指、环指相对缘的皮肤(图7-22)。深支主要为肌支，与尺动脉的掌深支伴行，行于掌深弓的近侧，发出分支至小鱼际诸肌、骨间肌，第3、4蚓状肌，拇收肌和拇短屈肌(图7-22、图7-23)。正中神经经腕管进入手掌，在屈肌支持带的深面发出3支指掌侧总神经，行于掌浅弓的深面(图7-22)。每条又各分为2条指掌侧固有神经，分布于拇指、示指、中指和环指相对缘的皮肤，并发出分支至第1、2蚓状肌。返支是由第1指掌侧总神经发出进入鱼际肌内，发出分支支配拇短屈肌、拇短展肌和拇对掌肌。返支在手部位置表浅，易受损伤。损伤时拇指功能部分丧失。

三、手背

(一) 浅层结构

手背浅筋膜内浅静脉吻合形成手背静脉网。手背静脉网的桡侧半汇聚形成头静脉，尺侧

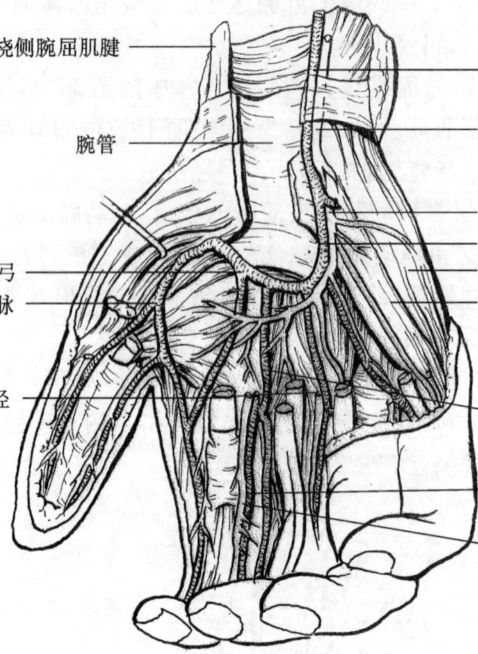

图 7-23　掌深弓、尺神经及其分支

半汇聚形成贵要静脉(图 7-24)。手背的淋巴回流与静脉相似,也参与形成丰富的淋巴管网。手掌远端的浅淋巴管网在指蹼间隙处流向手背淋巴管网,因此,当手部有感染时,手背较手掌肿胀明显。手背的皮神经主要有桡神经浅支、尺神经手背支。

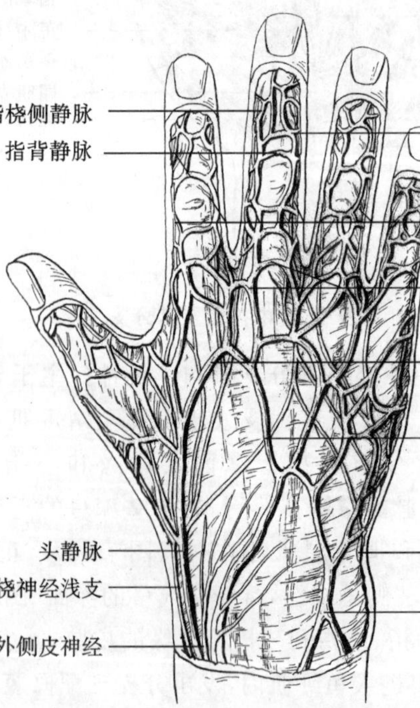

图 7-24　手背浅层结构

(二) 深层结构

1. 手背筋膜　手背部的深筋膜,分浅、深两层。浅层是腕后区伸肌支持带的延续,深层为骨间背侧筋膜。指伸肌腱与手背筋膜的浅层结合形成手背腱膜。腱膜的两侧分别附于第 2 掌骨和第5掌骨。骨间背侧筋膜在手背筋膜深层，在掌骨近端以纤维隔与手背腱膜相连，远端在指蹼处与手背筋膜的两层相结合(图7-25)。

2. 筋膜间隙 由于手背的筋膜在掌骨的近、远端彼此结合，因此在浅筋膜、手背筋膜和骨间背侧筋膜之间形成2个筋膜间隙。手背皮下间隙为浅筋膜与手背腱膜之间的间隙。腱膜下间隙为手背腱膜与骨间背侧筋膜之间的间隙。上述2个间隙均比较疏松，且常有交通。因此，当手背有感染时，炎症可互相扩散，致使整个手背肿胀。

3. 指伸肌腱 在手背有4条，分别走向第2～5指，越过掌骨头后向两侧扩展，包绕掌骨头和近节指骨背面形成指背腱膜，又称腱帽。

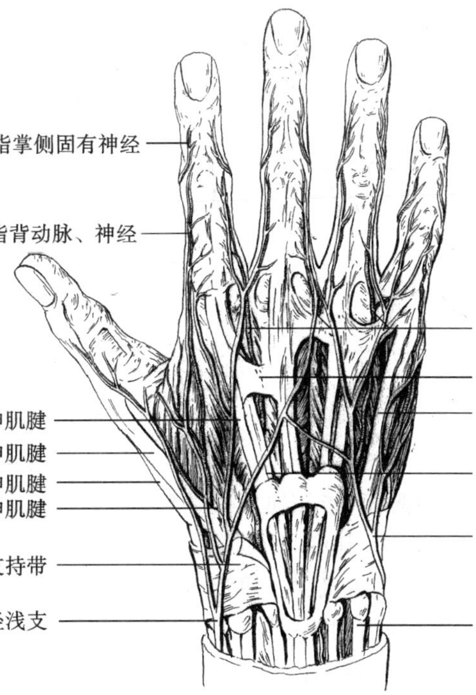

图7-25 手背深层结构

四、手指

(一) 浅层结构

1. 皮肤 指掌侧的皮肤厚于背侧，富有汗腺。

2. 浅筋膜 手指掌面的浅筋膜较厚，其疏松结缔组织中的脂肪常聚积成球状，有纤维隔介于其间，将皮肤直接连于指屈肌腱鞘。手指被刺伤感染时，常导致腱鞘炎。

3. 指髓间隙 又称指髓，是位于远节指骨的骨膜与皮肤之间的密闭间隙，约占其远侧的4/5段。在指远侧横纹处，有纤维隔连于指深屈肌腱末端和皮下，形成指髓的近侧边界，其两侧、前面和末端均被坚韧的皮肤封闭。指髓内有许多纤维束或纤维隔连于皮肤与骨膜之间，将指腹的脂肪分成许多小叶，内有血管和神经末梢。当指髓感染时，由于手指肿胀，指髓间隙内压力升高，压迫神经末梢和血管，引起剧烈疼痛，应及时从指端侧方切开减压，以免指骨坏死。切开时必须切断纤维隔，直达骨膜，才能保证引流通畅(图7-26)。

4. 手指的血管和神经 各手指均有2条指掌侧固有动脉和两条指背动脉，并与同名神经伴行。指掌侧固有动脉行于各指的两侧面，在指端相吻合。指背动脉较短小，仅达近侧指关节，行于各指两侧面。手指的静脉主要位于手指背侧。浅淋巴管与指腱鞘、指骨骨膜的淋巴管相交通，一旦有感染可互相蔓延。

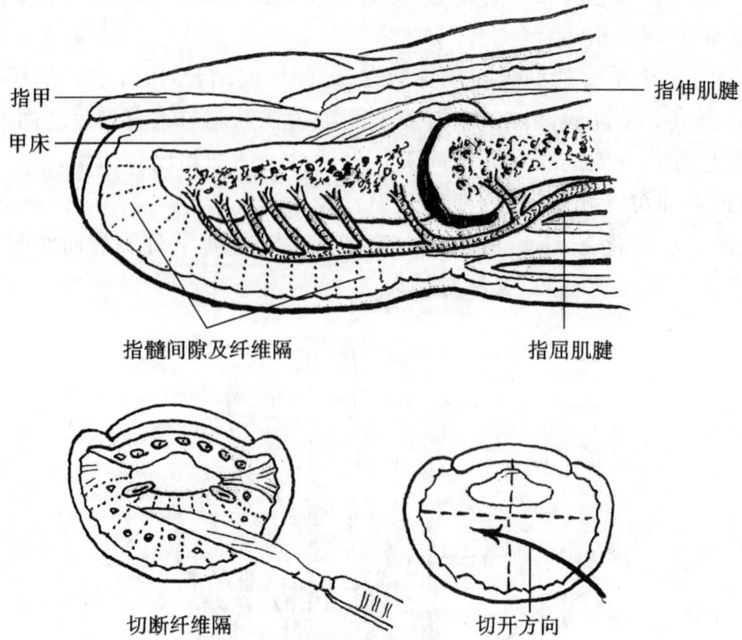

图 7-26　指端结构及切开引流术

（二）深层结构

1. 指浅、深屈肌腱　拇指有一条屈肌腱，其余各指均有浅、深两条肌腱，行于各指的指腱鞘内。在近节指骨处，指浅屈肌腱位于指深屈肌腱的掌侧，沿两侧包绕指深屈肌腱，继而向远侧分成两股，附于中节指骨的两侧缘，其中间形成腱裂孔，容指深屈肌腱通过。指深屈肌腱穿出腱裂孔后，止于远节指骨底。指浅屈肌主要屈近侧指间关节，而指深屈肌主要屈远、近侧指间关节（图 7-27）。两腱各有独立的活动范围，又互相协同增强肌力。

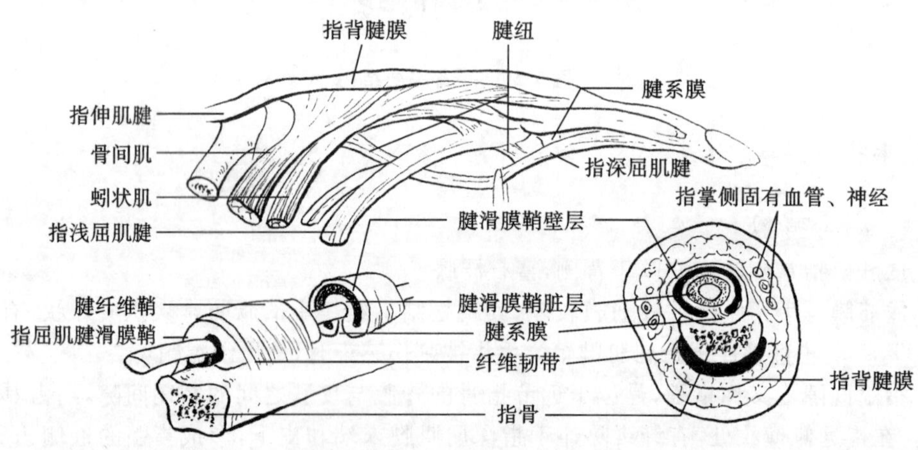

图 7-27　手指屈肌腱及腱鞘

2. 指腱鞘　包绕指浅、深屈肌腱，由腱纤维鞘和腱滑膜鞘两个部分构成。

（1）腱纤维鞘：手指深筋膜增厚，附着于指骨及关节囊的两侧，形成一骨纤维性管道，对肌腱起约束、支持和滑车作用，并增强肌拉力。

（2）腱滑膜鞘：位于腱纤维鞘内，为包绕肌腱的双层管状结构。此鞘由滑膜构成，分为脏、壁两层。脏层包绕肌腱表面，壁层贴附于腱纤维鞘的内面和骨面。腱滑膜鞘的两端封闭，从骨面移行到肌腱的双层滑膜称为系膜或腱纽，内有出入肌腱的血管和神经。拇指与小指的滑膜鞘分别与桡侧和尺侧囊相连续，第 2～4 指的滑膜鞘从远节指骨底向近侧延伸，直达掌指关节处(图 7-27、图 7-28)。

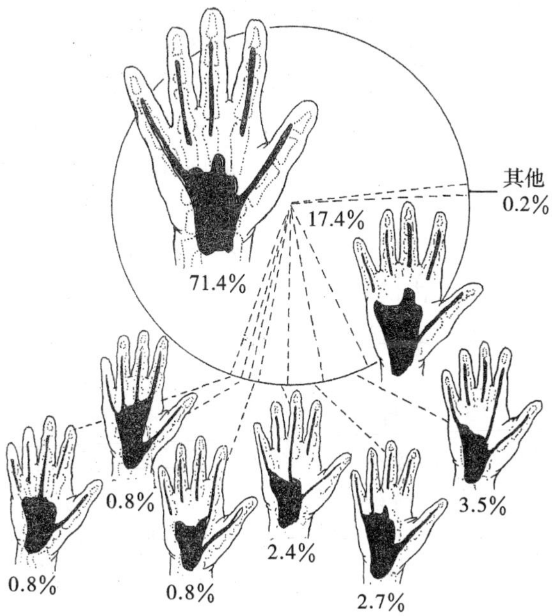

图 7-28　手部的腱滑膜鞘类型

3. 指伸肌腱　越过掌骨头后向两侧扩展，包绕掌骨头和近节指骨背面，形成指背腱膜，又称腱帽。指背腱膜向远侧分成 3 束，中间束止于中节指骨底，2 条侧束在中节指骨背面合并后，止于远节指骨底。各束都有肌腱加强。指伸肌腱断裂，各指关节呈屈曲状态；中间束断裂，近侧指关节不能伸直；2 条侧束断裂，远侧指关节不能伸直。

第七节　上肢解剖操作

一、肩部

1. 尸位　仰卧位。

2. 触摸辨认体表标志　锁骨、肩峰、肩胛冈、喙突、肱骨大结节、腋前襞、腋后襞。

3. 切口及翻皮　沿腋前襞转到臂内侧做纵向切口到达臂部中点处，再在此切口下端做一横切口，向四周翻开肩部皮肤。

4. 层次解剖

(1) 解剖头静脉：去除浅筋膜后，切开三角肌与胸大肌之间的筋膜，在三角肌、胸大肌间沟内找出头静脉，并查看其附近有无淋巴结，追踪头静脉到锁骨下窝，它在该处穿过锁胸筋膜而注入腋静脉。

(2) 腋腔前壁的有关结构：见胸前区解剖。

(3) 解剖与腋腔外侧壁相毗邻的有关结构(以喙肱肌为标志)：

①腋鞘及其内容物：清除胸小肌下方的筋膜，然后从腋腔外侧壁着手逐步清除腋腔内的脂肪，并将游离上肢外展，检查胸小肌和喙肱肌(均附于肩胛骨的喙突)。在喙肱肌内侧，注意观察由深筋膜包绕该部血管神经束所形成的筋膜鞘即腋鞘。切开腋鞘，找出腋动脉，以腋动脉为中心向上追寻，可见臂丛的 3 个束(即内侧束、外侧束、后束)，包裹于腋动脉第二段的内、外、

后方。

②肌皮神经、正中神经和腋静脉：于腋动脉和喙肱肌之间找到肌皮神经，将喙肱肌向外侧拉开，可见肌皮神经从外侧束发出，斜向外下穿入该肌。腋动脉前方可见正中神经的内侧头和外侧头合并呈“M”形排列，沿腋动脉前方下降。腋动脉内侧是伴行的腋静脉。

③前臂内侧皮神经、尺神经和臂内侧皮神经：在腋动脉和腋静脉之间可找到细长的前臂内侧皮神经，在其深面有粗大的尺神经(来自内侧束)。位于腋静脉内侧的细长神经为臂内侧皮神经，由上向下清理臂内侧皮神经，常可见由第2肋间穿出的肋间臂神经横跨腋腔底部与其相连。

④解剖腋淋巴结外侧群、腋淋巴结中央群：腋腔外侧壁腋静脉附近有腋淋巴结外侧群，找到上述各结构后，进一步清理腋腔内的脂肪，注意腋腔底部的脂肪中有腋淋巴结中央群。

⑤桡神经：用镊子撑开腋动脉、静脉之间的间隙，在尺神经外侧、腋动脉的后方可见由后束发出的桡神经。

(4) 腋腔后壁穿三边孔、四边孔的结构：

①腋神经及其伴行的旋肱后动脉：将桡神经向内侧拉起，沿其外侧缘向上，至肩胛下肌下缘和背阔肌肌腱止点的上方可找到腋神经及与其伴行的旋肱后动脉，一起穿四边孔至背侧。

②肩胛下动脉及其分支旋肩胛动脉和胸背动脉：沿旋肱后动脉向上追踪其起于腋动脉处，在其起点上方，腋神经起始处附近，腋动脉分出肩胛下动脉，该动脉沿肩胛下肌下缘向下走行，分为旋肩胛动脉和胸背动脉，前者穿三边孔至肩胛骨的背侧，后者与胸背神经伴行。

③胸背神经和腋淋巴结后群：清理背阔肌外侧缘，在肩胛下动脉下段附近找出纵行向外的胸背神经(发自后束)，其跨过肩胛下动脉的前方在背阔肌外侧缘中点进入该肌，在肩胛下动脉周围观察到的一些淋巴结为肩胛下淋巴结。

④肩胛下神经下支和上支：追踪胸背神经到其起自臂丛后束处，可见胸背神经位于腋神经的上方，在二者之间可找到肩胛下神经下支，其支配肩胛下肌下份和大圆肌。清理腋腔内脂肪，于中份切断胸小肌。将断端向两侧翻开，在胸背神经的上方再找到由后束发出的肩胛下神经上支，分布于肩胛下肌的上份。

(5) 解剖腋腔内侧壁胸大肌下缘的结构：

①胸外侧动脉：在前锯肌表面沿胸小肌下缘向下找出胸外侧动脉，向上追踪见其起于腋动脉第2段。

②胸长神经和腋淋巴结前群：在胸外侧动脉的后方，背阔肌的外侧缘向胸壁的表面投影处可找到支配前锯肌的胸长神经(发自臂丛根部)。在胸外侧动脉的附近、前锯肌的浅面可见腋淋巴结前群。

二、臂前区、肘前区及前臂前区

1. 尸位 仰卧位。

2. 触摸辨认体表标志 肱二头肌、肱二头肌内、外侧沟、三角肌粗隆。

3. 切口及翻皮

(1) 在肱骨内、外上髁水平做一横切口。

(2) 从该切口中点向上、向下各做一纵向切口，上行切口与胸前区和腋区的切口交会，下行切口直至腕部。

(3) 在腕部相当于腕横纹处做一横切口，然后将上、下两部皮肤分别向内、外侧翻开。

4. 层次解剖

(1) 解剖浅层结构：在肱二头肌外侧沟处分离浅筋膜，找出头静脉，剥离其全长到腕部，见其起自手背静脉网的桡侧。在臂下部可找到与其伴行的前臂外侧皮神经，向上追踪可见其在肘窝上方肱二头肌外侧沟处从肱二头肌与肱肌之间穿出，是肌皮神经的终末支。在臂部下段肱二头肌内侧沟处找出贵要静脉及伴行的前臂内侧皮神经，于臂中份二者一起穿入深筋膜的深面。在肱骨内上髁上方、贵要静脉附近有时可找到滑车上淋巴结（或肘浅淋巴结）。头静脉和贵要静脉之间的吻合支最主要的为斜行或横行跨过肘窝的肘正中静脉，但也可以没有肘正中静脉，头静脉及贵要静脉只有一斜至前臂前面的属支。提起肘正中静脉可见有一穿支（肘深静脉）连于深部的静脉。

(2) 解剖臂部内侧肌间隔和外侧肌间隔：按皮肤切口切开臂深筋膜，分别向内、外两侧剥离，用镊子将内侧半深筋膜提起，再用刀柄向肱骨内侧方向钝性剥离，在肱骨中点与肱骨下端之间可观察到分隔前、后肌群的一片膜性结构，即内侧肌间隔，尺神经在臂中点处自前向后穿此隔达其深面（此处可结合臂后区解剖一并观察）。用同样方法观察外侧肌间隔，它是分隔肱三头肌与肱肌、肱桡肌和桡侧腕长伸肌之间的一片膜性结构，但不如内侧肌间隔那么明显。桡神经在臂下端穿过外侧肌间隔至臂屈侧（可结合肘前区解剖一并观察）。

(3) 解剖肱二头肌内侧沟、外侧沟及臂下份血管神经：在肱二头肌内侧沟找出肱动脉，解剖肱动脉的分支及有关神经。

①肱深动脉：起于肱动脉，在背阔肌腱下方与桡神经一起转向肱骨后面，行至肱骨肌管内（管内走行情况待臂后区解剖）。

②正中神经：找出肱动脉外侧的正中神经，一般于臂中点处跨过肱动脉的前方行至肱动脉内侧。

③肌皮神经：清理肱二头肌和喙肱肌，分开喙肱肌和肱二头肌短头，见肌皮神经穿喙肱肌，翻开肱二头肌肌腹，见该神经行于肱二头肌与肱肌之间，至肱二头肌腱外侧缘穿出改名为前臂外侧皮神经。

④桡神经：微屈肘关节，仔细分离肱肌和肱桡肌，在肘关节上方找出桡神经，该神经较粗，从臂后区穿过外侧肌间隔到臂前区。注意桡神经与前臂外侧皮神经是以肱肌相隔的。

(4) 解剖前臂深筋膜、肱二头肌腱及腕掌侧韧带：注意观察前臂前面的深筋膜，其在肘部由于肱二头肌腱膜的加强而增厚。肱二头肌腱膜起自肱二头肌腱的内侧缘斜向下内至前臂上份的内侧面。注意观察肱二头肌腱膜的形状和范围，保留此腱膜，以便复习时作为标志。前臂下份的筋膜较薄，但近腕部则有若干横行纤维加强，称为腕掌侧韧带。

(5) 解剖肘窝的组成：清理肘窝的边界，注意起自肱骨内上髁前方的旋前圆肌为其内侧界，由上臂外侧下行的肱桡肌为其外侧界，旋前圆肌和肱桡肌在前臂上份前面形成一夹角，二肌之间向深部嵌入形成凹陷，即为肘窝。窝的上界是连于肱骨内、外上髁之间的连线。窝内有脂肪填充，并有重要的血管神经通过。

(6) 解剖肱二头肌腱、旋前圆肌及血管神经的相互关系：

①肱动脉和正中神经：将肱二头肌腱膜在其近肌腱处切断，向内侧翻开。将肘部放松使之略为屈曲，清理肘窝内脂肪，在肱二头肌腱的内侧找出肱动脉和正中神经，注意此时正中神经位于肱动脉的内侧。

②桡动脉：在肱二头肌腱膜下缘与旋前圆肌交界处，可见到肱动脉分为桡动脉和尺动脉，桡动脉跨过肱二头肌腱的下端，进入肱桡肌前缘的深面，再跨过旋前圆肌止点浅面而下行。清理肱桡肌的全长，注意有二肌跨过其下份，即拇长展肌和拇短伸肌。提起肱桡肌前缘，拉向外侧，重新找出桡动脉，可见桡动脉自其起点直行至桡骨下端前方，在此处绕过腕部桡侧缘在拇长展肌和拇短伸肌腱的深面转入手背（见手背的解剖）。桡动脉的行程是在伸肌与屈肌之间的肌间隙内，位于旋前圆肌的浅面，其上份位于肱桡肌与旋前圆肌之间，下份位于肱桡肌与桡侧腕屈肌之间，是伸肌群的动脉，故其分支是向外侧的。

③尺动脉、骨间总动脉及正中神经：肱动脉的另一分支是尺动脉，它行于肱二头肌腱的内

侧。追踪正中神经向下，可见到正中神经穿入旋前圆肌。正中神经在穿过该肌之前先发出若干至浅层屈肌的肌支。这些肌支均起自正中神经的内侧，清理时应从正中神经外侧缘进行。在旋前圆肌中点切断该肌覆盖在正中神经表面的浅份，将其上部拉向内侧，可见尺动脉在旋前圆肌的深面，故在离开肘窝时与正中神经以旋前圆肌的深头（起自尺骨）相隔。向下，距尺动脉起点 2～3 cm 处，在旋前圆肌中点的深面，尺动脉发出一较大的分支即骨间总动脉。骨间总动脉很快就分成两支，即骨间后动脉和骨间前动脉。

④桡神经及其分支：从臂部找出桡神经，清理其在臂部发出的分支（分别至肱桡肌、桡侧腕长伸肌）。桡神经在肱骨外上髁前方分为深、浅两支。a. 桡神经深支继续行于肱桡肌深面，在发出至桡侧腕短伸肌与旋后肌的肌支后，即穿过旋后肌，更名为骨间背侧神经，分布于前臂背侧肌肉（待前臂背区解剖）。b. 桡神经浅支为桡神经本干的延续，其行程大部分被肱桡肌前缘所覆盖。

（7）解剖前臂的血管神经：在前臂观察正中神经、尺神经、尺动脉的位置。

①正中神经的行程：在掌长肌的桡侧切开深筋膜，可找到正中神经，正中神经在腕部位于掌长肌腱和桡侧腕屈肌腱之间。

②尺动脉及尺神经：尺动脉自旋前圆肌深份的深面穿过，亦经过指深屈肌的深面，尺动脉与正中神经交叉，从神经深面经过，斜向内侧，达前臂上 1/3 与中 1/3 交界处，转而垂直向下，在此处它开始与尺神经构成血管神经束，故尺动脉在前臂的行程，像一条抛物线。将尺侧腕屈肌拉向内侧，在前臂下 1/3、尺动脉的内侧找出尺神经，向上追踪到肘部，观察尺神经在肱骨内上髁下方、尺侧腕屈肌二头之间自背侧穿至前臂前面的情况。

（8）解剖骨间总动脉：骨间总动脉发自尺动脉，然后骨间总动脉分为骨间前动脉和骨间后动脉。骨间前动脉经旋前圆肌深面，与骨间前神经伴行向下。骨间后动脉在肘窝处穿过骨间膜孔而到达前臂后区（待解剖）。

三、肩胛区、臂后区、肘后区及前臂后区

1. 尸位　俯卧位。

2. 触摸辨认体表标志　肱骨内上髁、肱骨外上髁、尺骨鹰嘴、肱二头肌腱、桡骨头。

3. 切口及翻皮切口

（1）在肘关节后上方做一横向切口，将皮肤剥离向上翻至肩胛区。

（2）在腕关节背面做一横向切口，剥离前臂后区皮片并解剖浅筋膜。

4. 层次解剖

（1）解剖肩胛部的肌、血管、神经：

①腋神经、旋肱后动脉：观察三角肌的起止点和纤维方向后，用解剖刀从三角肌中份横向切断该肌，将三角肌向上下两端翻起，查看进入三角肌的腋神经和旋肱后动脉。

②肩胛上动脉和肩胛上神经：沿肩胛冈切断斜方肌的附着点，并向前翻起，再切开坚固的冈上筋膜和冈下筋膜，清理出冈上肌、冈下肌、大圆肌、小圆肌、背阔肌及肱三头肌长头。切断冈上肌、冈下肌的中段，将外侧份向外翻起，注意位于冈上肌、冈下肌深处的血管神经。肩胛上动脉于肩胛横韧带上方跨入冈上窝，而肩胛上神经往往从韧带下方进入。血管和神经由冈上窝绕肩胛颈进入冈下肌深面的冈下窝。

③旋肩胛动脉：从三边孔内重新找出旋肩胛动脉。

（2）解剖桡神经、肱深动脉：清理肱三头肌及其筋膜，找出桡神经和肱深动脉进入肌肉的孔隙，由此孔隙沿桡神经沟方向插入镊子作为引导，即进入肱骨肌管，保护好肱骨肌管内的神经血管，沿肱骨肌管的方向切断肱三头肌外侧头。清理肱骨肌管内的桡神经（及其分支）及肱深动脉。追踪桡神经到上臂中点以下，一直看到它穿过外侧肌间隔为止。肱深动脉的终末支

(桡侧副动脉)伴同桡神经,穿到前臂前区,参与构成肘关节动脉网。

(3) 解剖肘后区和前臂后区的浅层结构:

①前臂背侧皮神经、桡神经浅支和尺神经的手背支:在肘关节的上方、外侧肌间隔处,去掉脂肪,解剖出从桡神经分出的前臂背侧皮神经。在前臂的远侧端、腕关节上方的桡侧,可解剖出桡神经的浅支。在尺骨头的内侧可寻出尺神经分出的手背支。

②尺神经及其伴行的尺侧上副动脉:在肱骨内上髁的后上方,清理出自上臂前区穿出至后区的尺神经及与尺神经伴行的动脉。追踪尺神经到肱骨尺神经沟,尺神经在此处又转至前臂的前面。

(4) 解剖前臂背侧深筋膜及腕背侧韧带:清理并切开前臂后面的深筋膜,上 1/3 深筋膜有肌肉附着,不宜强行剥离。保留腕背侧韧带,观察该处的筋膜,既厚又坚韧,紧紧地与前臂肌肉连在一起。浅层肌肉不但起自肱骨外上髁,而且大部分的肌束起自深筋膜。由于筋膜的坚韧性,深部蓄脓时在长时间内不会在前臂后区形成明显的肿胀。

(5) 解剖前臂背侧深层结构:

①清理前臂背侧肌并切断指伸肌:分离前臂背侧各肌,并结合系统解剖的知识,复习辨认各肌。

②旋后肌、骨间后神经和骨间前动脉:认清旋后肌并观察肌纤维,以理解其机能。在旋后肌浅、深两份之间找出骨间后神经(即桡神经的深支)。骨间后神经在拇长展肌的表面与血管伴行向下,到拇长伸肌外侧缘走向拇长伸肌深面,而与前面穿过来的骨间前动脉伴行。

四、腕前区、手掌与手指掌面

1. 尸位 仰卧位。

2. 触摸辨认体表标志 桡骨茎突、尺骨头、尺骨茎突、掌心、鱼际、小鱼际。

3. 切口及翻皮切口

(1) 从腕部的横切口中点起做一纵切口直达中指的末端。

(2) 循示指中线纵向切开。

(3) 在指根处做一横向辅助切口,但不要太深,以免损伤皮下结构。

(4) 在拇指与示指的根部,做横向辅助切口。

4. 层次解剖

(1) 解剖浅筋膜:手掌皮肤剥离时非常困难,须耐心翻开,在小鱼际的浅面有横行肌束,称掌短肌。清除浅筋膜,显示掌腱膜至手掌的远端,近指蹼处注意自掌腱膜穿出的神经血管,勿解剖过深使之损伤。

(2) 解剖掌腱膜和掌筋膜间隙:

①观察掌腱膜:坚厚,形如三角,尖端向上附着在屈肌支持带,底向远侧分为 4 束,在近指蹼处有神经血管及蚓状肌在束间潜出。

②观察掌中间隙和鱼际间隙:将掌腱膜在尖端附着处挑起切断,由近侧向远侧剥离。掌腱膜发出纤维隔,向深部附着于第 3 掌骨,即掌中间隔,由此在手掌构成两个筋膜间隙,即掌中间隙和鱼际间隙。

(3) 解剖尺神经、尺动脉及其分支:

①尺动脉浅支、深支和掌浅弓:从屈肌支持带上缘、豌豆骨的桡侧找出尺动脉和尺神经。由近侧向远侧在桡侧清理掌短肌,切断掌短肌,在其深份清理尺动脉和尺神经。在豌豆骨的远侧尺动脉分为深、浅 2 支。尺动脉深支与尺神经的深支穿入深部参与掌深弓的构成;尺动脉浅支转向桡侧与桡动脉掌浅支构成掌浅弓。桡动脉的掌浅支行于拇短展肌深面,沿着桡动脉掌浅支行程切断拇短展肌,观察其是否与尺动脉掌浅支吻合。

②指掌侧总动脉：掌浅弓的凸侧缘向远侧分别发 4 条指动脉，尺侧的 1 支走向小指的尺侧缘，其他 3 支称指掌侧总动脉，行至第 2、3、4 指蹼处，各自再分出 2 条指掌侧固有动脉，分布于相邻两指的相对缘。

③尺神经浅支和深支及指掌侧固有神经：在豌豆骨外侧与尺动脉之间找出尺神经，尺神经在豌豆骨的稍下方也分为深、浅 2 支。深支在平对钩骨钩的上内方起自尺神经后立即发出分支支配小鱼际诸肌，然后与尺动脉的深支一并穿入手掌深部而分布于第 3、4 蚓状肌，全部骨间肌和拇收肌；浅支又分为 2 支，1 支行至小指的尺侧缘，1 支行至第 4 指蹼处再分为 2 条指掌侧固有神经，分布于第 4、5 指的相对缘。

(4) 解剖正中神经及其分支：正中神经在掌长肌腱与桡侧腕屈肌腱之间下行，在屈肌支持带深面经腕管入手掌，在腕横韧带下缘与鱼际内侧缘的交界点向远侧剥离，可见其分为两支：外侧支和内侧支。

①外侧支：先发出 1 支返支，勾绕拇短屈肌下缘至其浅面向上外方，再穿入拇短展肌深面，发出分支支配除拇收肌以外的鱼际诸肌。外侧支另外发出 3 支指掌侧固有神经，分布于拇指和示指桡侧的皮肤，同时发出分支支配第 1 蚓状肌。

②内侧支：发出 2 支指掌侧总神经，至近第 2、3 指蹼处各分为 2 支指掌侧固有神经，分别分布于第 2～4 指相对侧缘的皮肤，并发出分支支配第 2 蚓状肌。

(5) 观察腱滑膜囊(可作为参考)：用注射器吸入空气(或加颜料的动物胶溶液)，在屈肌支持带远侧端沿指屈肌腱用针尖轻轻挑起肌腱表面的薄膜(即腱滑膜囊)，由近侧向远侧刺入，将空气注入，可显示出腱滑膜囊与肌腱的关系。若注入动物胶溶液，在注射后稍等数分钟，再从正中纵向切开腕横韧带，轻轻向两侧剥离，然后将两侧韧带切除，分清并查看通过腕管而进入手掌的结构：拇长屈肌腱，指浅、深屈肌腱，以及包被拇长屈肌腱的桡侧滑膜囊及指浅、深屈肌腱的尺侧滑膜囊，在两囊间有正中神经通过。

(6) 解剖掌深层结构：清理拇短屈肌，在拇短屈肌中点横切并翻开该肌，显示深层的拇对掌肌。同样清理并切断小指展肌以及小指短屈肌，显示其深层的小指对掌肌。切断掌浅弓尺侧端，将指屈肌腱及正中神经翻向远侧，清理并观察蚓状肌。沿尺神经和尺动脉深支的行程，一直追踪它们到掌心的深部。尺神经沿途发出分支分布于小鱼际诸肌、骨间肌、拇收肌及拇短屈肌内侧头等。在掌心桡侧找到从拇收肌斜头与横头之间穿出来的桡动脉，它横过手掌至小指的掌骨底部与尺动脉的掌深支吻合，形成掌深动脉弓。桡动脉从拇收肌穿出后先发出拇主要动脉，沿第一掌骨尺侧至拇指第一节指骨底则分为 2 支，分布于拇指掌面的两侧；再分出示指桡掌侧动脉，分布于示指掌面的桡侧缘。由掌深弓的凸侧缘向远侧发出 3 条掌心动脉，它们沿骨间掌侧肌行至指蹼，与指掌侧总动脉吻合。

(7) 解剖手指掌面：可选择示指，切开皮肤翻向两侧，从指蹼向远侧清理出指掌侧固有动脉与神经，观察其位置关系及分布情况。观察由深筋膜衍化而成的指屈肌腱纤维鞘，纤维呈环状和交叉状，紧缠在滑膜鞘的外面，并附着于指骨的两侧缘。纵向切开纤维鞘(此时腱滑膜鞘也被切开)，查看每条指浅屈肌腱在远侧分成两个脚附着于第 2 节指骨体的两侧，而指深屈肌腱则穿过指浅屈肌腱两脚之间再向下附着于末节指骨基底部。将指屈肌腱拉起，可在肌腱深面看到腱系膜，它向深部止于指骨面上。末节手指皮肤与指骨之间的浅筋膜组织构成许多结缔组织束，将两者紧密相连。

五、腕背区、手背

1. 尸位 俯卧位。

2. 触摸辨认体表标志 桡骨茎突、尺骨茎突。

3. 切口及翻皮切口 切口同手掌切口。

4. 层次解剖

(1) 解剖浅筋膜及手背静脉网：手背皮肤薄，有毛及皮脂腺；浅筋膜疏松，移动性大。手背静脉向桡侧汇合，在第 1 掌骨间隙处汇合成头静脉，经鼻烟窝的皮下上行；向尺侧汇合，在第 4 掌骨间隙处汇合成贵要静脉，经尺骨茎突的桡侧缘上升。

(2) 解剖桡神经浅支和尺神经手背支：在桡骨与肱桡肌腱之间剥离出桡神经浅支，观察其穿出前臂背侧皮下，下行至手背，位于皮下静脉与肌腱之间，分布于拇指、示指及中指的桡侧缘到达手指的近节，而中、末节为正中神经的指掌侧固有神经所分布。在尺骨茎突与尺侧腕屈肌腱之间，剥出尺神经的手背支，向远侧剥离一直追踪至手背，见其分布于第 4、5 指及中指的尺侧缘达近节手指。

(3) 解剖腕背侧韧带及其形成的纤维隔和通过的肌腱：沿前臂背侧深筋膜向下至腕关节背面，解剖深筋膜增厚形成的腕背侧韧带，可见结缔组织束向深部附着于桡骨、尺骨骨面而形成 6 个骨纤维管，有伸肌腱通过。观察肌腱通过时表面被覆的腱鞘(可用注射法观察腱鞘的分布情况)。沿拇长展肌及拇短伸肌肌腱长轴将腕背侧韧带切开，以暴露肌腱与骨纤维管的关系。最后沿各肌腱至手背解剖，可见互有腱束相连，即腱间结合。这时可纵向切开中指皮肤翻向两侧，暴露指伸肌腱在指背形成的扁阔的指背腱膜，其附着于指骨。在手背伸肌腱的深面，掌骨之间有骨间背侧肌。

(4) 观察手背动脉：手背动脉主要来自桡动脉的分支。首先从桡骨茎突与桡侧腕屈肌腱之间找出桡动脉，追踪见其转往背面，经拇长展肌腱与拇短伸肌腱的深面至手背，在鼻烟窝里发出分支分布于手背等部。本干继续经拇长伸肌腱的深面，至第 1、2 掌骨之间穿过第一骨间背侧肌至手掌，与尺动脉掌深支吻合形成掌深弓。

(胡 哲 徐 凯)

第八章　下　　肢

第一节　概　　述

下肢(lower limb)位于躯干下方，功能是支持体重、直立行走、运动和维持身体平衡。故与上肢相比，其结构分布特征如下：骨骼粗壮；关节面宽且辅助结构多而坚韧，稳固性大于灵活性；肌肉亦较上肢发达。

一、境界与分区

下肢的界限前方以腹股沟与腹部分界；后方借髂嵴与腰、骶部分界；内侧以腹股沟与会阴分界。下肢全长可分为臀、股、膝、小腿、踝和足部，各部又可分为若干区。

二、表面解剖

(一) 体表标志

1. 臀部和股部　臀部上界可扪及髂嵴(iliac crest)全长，其前端突出为髂前上棘(anterior superior iliac spine)，后端为髂后上棘(posterior superior iliac spine)。髂前上棘后上方约 5 cm 处可扪及髂结节(tubercle of iliac crest)，其下方约 10 cm 处能触及股骨大转子。两侧髂嵴最高点的连线恰好通过第 4 腰椎棘突。屈髋时于臀下部内侧可触及坐骨结节(ischial tuberosity)。腹股沟内侧端的前上方可扪及突起的耻骨结节(pubic tubercle)，向内的骨性横向隆起为耻骨嵴(pubic crest)，两侧耻骨嵴连线中点稍下方为耻骨联合(pubic symphysis)上缘。髂前上棘与耻骨结节之间为腹股沟韧带(inguinal ligament)。

2. 膝部　前方可扪及髌骨(patella)、髌韧带(patellar ligament)及其下方附着的胫骨粗隆(tibial tuberosity)。髌骨两侧分别可触及上方的股骨内、外侧髁和下方的胫骨内、外侧髁。股骨内、外侧髁的最突出部分为股骨内、外上髁。股骨内上髁上方可触及收肌结节(adductor tubercle)。屈膝时，膝部后方两侧，可明显触及外侧的股二头肌腱(tendon of biceps femoris)和内侧的半腱肌腱、半膜肌腱。

3. 小腿部　前面可触及纵行锐利的胫骨前缘(anterior border of tibia)。胫骨粗隆后外侧为腓骨头(fibular head)，其下方为腓骨颈(neck of fibula)。

4. 踝与足　踝部两侧可扪及并观察到明显的内踝(medial malleolus)和外踝(lateral malleolus)。后方可扪及跟腱及其下方的跟骨结节(calcaneal tuberosity)。足内侧缘中部稍后有舟骨粗隆(tuberosity of navicular bone)。足外侧缘中部可触及第 5 跖骨粗隆。

(二) 下肢测量、下肢力线、颈干角和膝外翻角

1. 下肢测量　测量下肢长度必须在左、右侧对称的姿势下进行，双侧进行对比。下肢全长：髂前上棘至内踝尖；大腿长：髂前上棘至收肌结节；小腿长：收肌结节至内踝尖。

2. 下肢力线　通过股骨头中点、髌骨中点与踝关节中心的轴线，为下肢承受体重压力的

轴线,即下肢力线。因双脚并拢直立时,双髋关节比双踝关节的距离宽,所以下肢力线斜向下内。

3. 颈干角和膝外翻角 股骨颈与股骨体长轴之间向内的夹角称颈干角(neck-shaft angle)。正常成人为125°～130°。大于此角度为髋外翻,小于此角度为髋内翻(图8-1)。股骨体长轴线和胫骨体长轴线在膝关节处相交成向外的夹角称胫股角,正常约为170°,其补角称膝外翻角,男性略小于女性。若胫股角<170°,则为膝外翻("X"形腿),若胫股角>170°,则为膝内翻("O"形腿或"弓"形腿)(图8-2)。

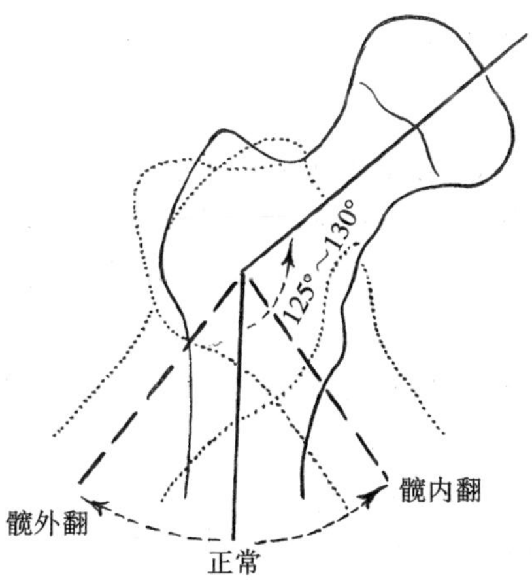

图 8-1 股骨颈干角

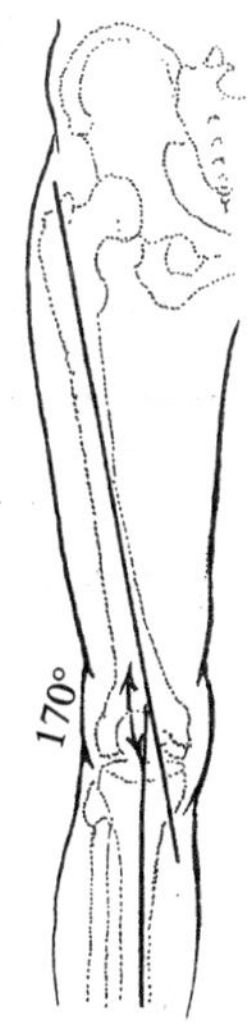

图 8-2 膝外翻角

(三) 对比关系

1. Nelaton 线 又称髂坐线,侧卧并屈髋90°～120°,自坐骨结节至髂前上棘的连线称Nelaton线。正常情况下该线恰好通过股骨大转子尖。髋关节脱位和股骨颈骨折时,大转子尖移位于此线上方(图8-3)。

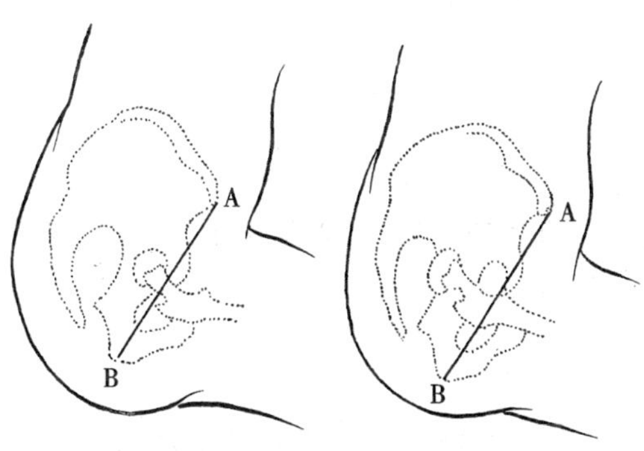

图 8-3 Nelaton 线

2. Kaplan 点 仰卧位时双腿伸直并拢,两髂前上棘在同一水平面时,由两侧大转子尖经过同侧髂前上棘的延长线,正常时相交于脐或脐上,相交点称Kaplan点。髋关节脱位和股骨颈骨折时,该点常移至脐下并偏向健侧(图8-4)。

(四) 体表投影

下肢一些主要血管和神经干的体表投影位置可协助定位诊断和治疗相应的病变。

1. 臀上动脉、静脉与神经 髂后上棘与股骨大转子尖连线的中、内1/3交点为臀上动脉、

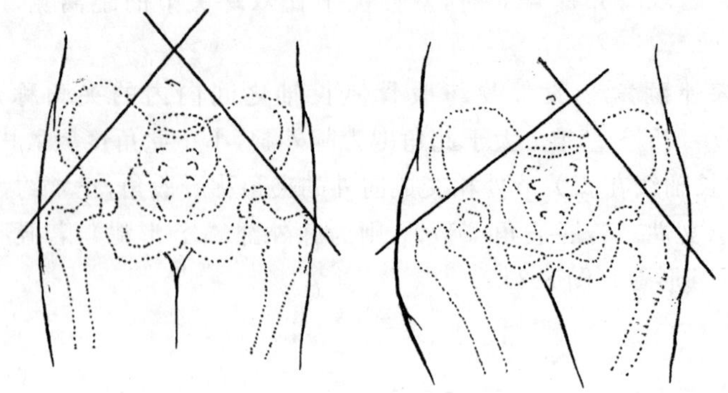

图 8-4 Kaplan 点

静脉与神经经梨状肌上孔出入盆腔的投影点。

2. 臀下动脉、静脉与神经 其出盆腔的投影点为髂后上棘与坐骨结节连线的中点。

3. 坐骨神经 髂后上棘至坐骨结节连线中点外侧 2～3 cm 处，股骨大转子与坐骨结节连线的中、内 1/3 交点和股骨内、外侧髁连线的中点的连线为坐骨神经在臀区和股后区走行的体表投影。

4. 股动脉 大腿微屈并外展、外旋，由髂前上棘至耻骨联合连线的中点(或腹股沟中点)至收肌结节连线的上 2/3 段为股动脉的体表投影。

5. 腘动脉 股后面中、下 1/3 交界线，与股后正中线交点的内侧约 2.5 cm 处至腘窝中点的连线为腘动脉斜行段体表投影；腘窝中点至腘窝下角的连线为垂直段投影。

6. 胫前动脉 腓骨头与胫骨粗隆连线的中点与内、外踝前面连线中点的连线即为胫前动脉的体表投影。

7. 胫后动脉 腘窝下角至内踝与跟腱内缘之间中点的连线为胫后动脉的体表投影。

8. 足背动脉 内、外踝前方连线的中点与第 1、2 跖骨底之间的连线即为足背动脉投影。

第二节 臀 部

一、境界

臀部为骨盆后外侧面近似方形的区域，上界为髂嵴，下界为臀沟，内侧界为臀裂，外侧界为髂前上棘至股骨大转子间的连线。

二、浅层结构

臀部皮肤较厚，含丰富的皮脂腺和汗腺。浅筋膜发达，女性尤为明显，富含纤维和脂肪。其厚度个体差异较大。近髂嵴和臀下部较厚，形成厚厚的脂肪垫，坐时承受压力；中部较薄，内侧在骶骨后面及髂后上棘附近最薄，患者长期卧床时，此部易受压形成压疮。

浅筋膜中皮神经可分为五组：①臀上皮神经(superior clunial nerve)由第 1～3 腰神经后支的外侧支组成。在第 3、4 腰椎棘突平面穿出竖脊肌外缘，行于竖脊肌和髂嵴交点处的骨纤维管后到达臀上半部皮肤。臀上皮神经一般有 3 支，以中支最长，有时可达臀沟。臀上皮神经入臀处与髂嵴接触紧密，并被骨纤维管固定。当腰部急性扭伤或骨纤维管狭窄时，皮神经在管内受压而引起腰腿疼痛。②臀内侧皮神经(medial cluneal nerve)为第 1～3 骶神经后支，较细小，在髂后上棘至尾骨尖连线的中段穿出，分布于臀内侧和骶骨表面的皮肤。③臀下皮神经

(inferior clunial nerve)于臀大肌深面发自股后皮神经，绕臀大肌下缘反折向上至臀下部皮肤。④髂腹下神经的外侧皮支分布于臀部外上方。⑤股外侧皮神经(lateral femoral cutaneous nerve)的后支分布于臀部下外侧皮肤(图 8-5、图 8-6)。

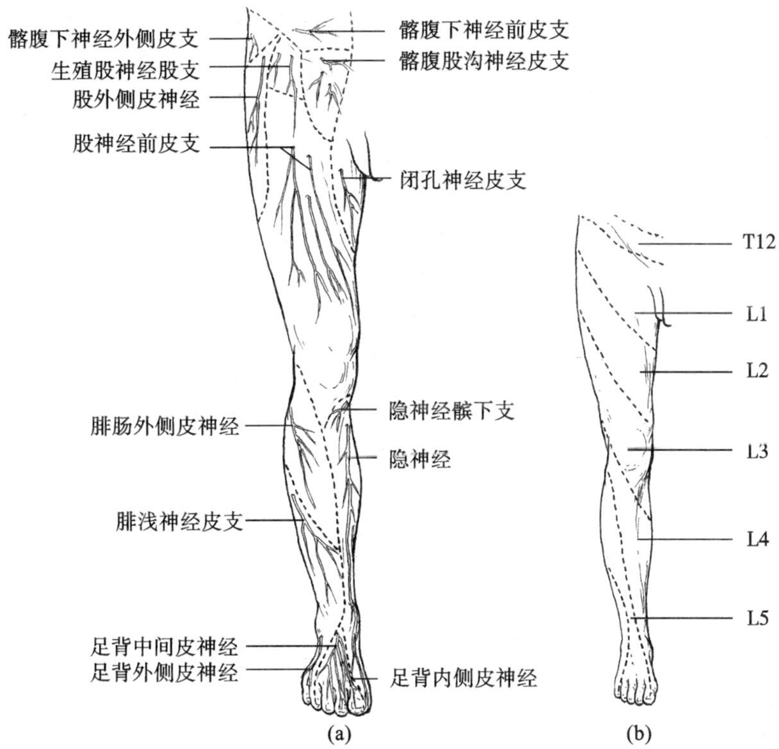

图 8-5 下肢皮神经与节段性分布(前面观)

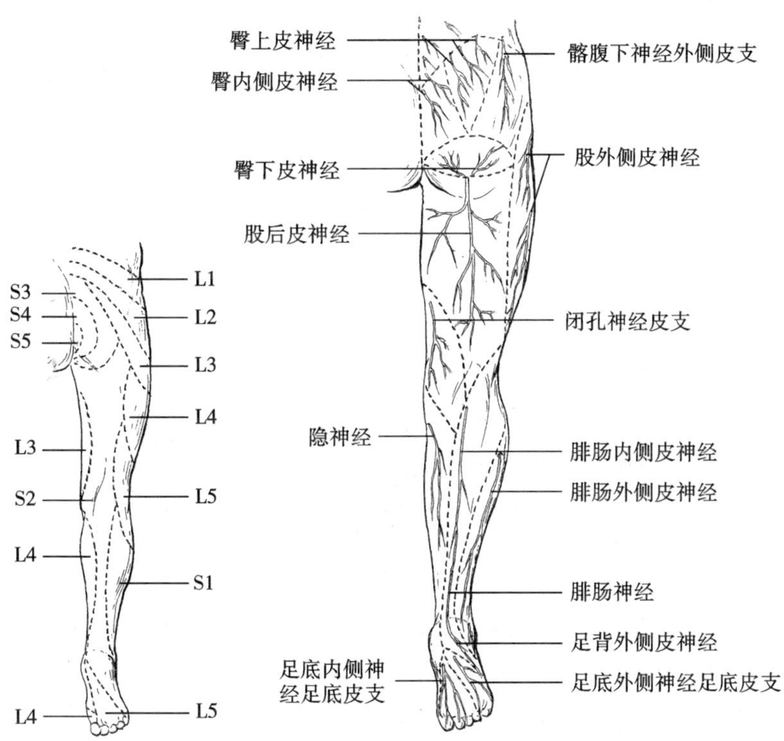

图 8-6 下肢皮神经与节段性分布(后面观)

三、深层结构

（一）深筋膜

臀部深筋膜又称臀筋膜(gluteal fascia)。上部覆盖臀中肌并附于髂嵴。在臀大肌上缘分两层包裹该肌，并向肌束间发出许多纤维隔分隔肌束。至臀大肌下缘合并为一层，延续为股后部深筋膜。内侧部附着于骶、尾骨背面，外侧部移行为阔筋膜，并参与构成髂胫束。臀筋膜损伤是腰腿痛的病因之一。

（二）肌层

臀肌为髋肌的后群，分为三层。浅层为臀大肌(gluteus maximus)和阔筋膜张肌(tensor fasciae latae)。臀大肌略呈方形，和坐骨结节之间有一滑膜囊称臀大肌坐骨囊(sciatic bursa of gluteus maximus)，外下方的腱膜与大转子间还有一臀大肌转子囊。臀大肌可维持人体直立和后伸髋关节。臀肌中层自上而下为臀中肌(gluteus medius)、梨状肌(piriformis)、上孖肌、闭孔内肌、下孖肌和股方肌。深层有臀小肌(gluteus minimus)和闭孔外肌(obturator externus)(表 8-1)。

表 8-1　髋肌

<table>
<tr><th colspan="2">分群</th><th>名称</th><th>起点</th><th>止点</th><th>作用</th><th>神经支配</th></tr>
<tr><td rowspan="12">后群</td><td rowspan="2">浅层</td><td>臀大肌</td><td>骶骨背面及髂骨翼外面、骶结节韧带</td><td>臀肌粗隆及髂胫束</td><td>后伸、外旋髋关节</td><td>臀下神经</td></tr>
<tr><td>阔筋膜张肌</td><td>髂前上棘及髂嵴前份</td><td>经髂胫束至胫骨外侧髁</td><td>紧张阔筋膜，屈曲、外展髋关节</td><td>臀上神经</td></tr>
<tr><td rowspan="6">中层</td><td>臀中肌</td><td>髂骨翼外面</td><td>股骨大转子</td><td>外展髋关节；前部肌束内旋髋关节，后部肌束外旋髋关节</td><td>臀上神经</td></tr>
<tr><td>梨状肌</td><td>第 2～4 骶椎的骶前孔外侧</td><td>股骨大转子</td><td>外展、外旋髋关节</td><td>梨状肌神经</td></tr>
<tr><td>上孖肌</td><td>坐骨小切迹附近骨面</td><td rowspan="3">股骨转子窝</td><td rowspan="4">外旋髋关节</td><td>骶丛分支</td></tr>
<tr><td>闭孔内肌</td><td>闭孔膜内面及周围骨面</td><td>闭孔内肌神经</td></tr>
<tr><td>下孖肌</td><td>坐骨小切迹附近骨面</td><td>骶丛分支</td></tr>
<tr><td>股方肌</td><td>坐骨结节</td><td>转子间嵴</td><td>骶丛分支</td></tr>
<tr><td rowspan="2">深层</td><td>臀小肌</td><td>髂骨翼外面</td><td>股骨大转子</td><td>同臀中肌</td><td>臀上神经</td></tr>
<tr><td>闭孔外肌</td><td>闭孔膜外面及周围骨面</td><td>股骨转子窝</td><td>外旋髋关节</td><td>闭孔神经</td></tr>
<tr><td colspan="2" rowspan="2">前群</td><td>髂肌</td><td>髂窝</td><td rowspan="2">股骨小转子</td><td rowspan="2">前屈、外旋髋关节</td><td rowspan="2">腰丛分支</td></tr>
<tr><td>腰大肌</td><td>腰椎侧面和横突</td></tr>
</table>

在臀肌之间，由于血管神经的穿行或疏松组织的填充，因此形成许多臀肌间隙。这些间隙沿血管神经通道互相连通，可导致感染蔓延。其中臀大肌深面的间隙较广泛，可通过梨状肌上、下孔与盆腔相通，向下内借坐骨小孔与坐骨肛门窝相通，向下可沿坐骨神经通至大腿后面。

（三）梨状肌上、下孔及其穿经结构

梨状肌起于盆腔后壁，第2～4骶前孔的外侧，向外穿坐骨大孔出盆腔。与坐骨大孔上、下缘之间各形成一间隙，分别称为梨状肌上孔和梨状肌下孔，各有重要的血管神经穿过（图8-7）。

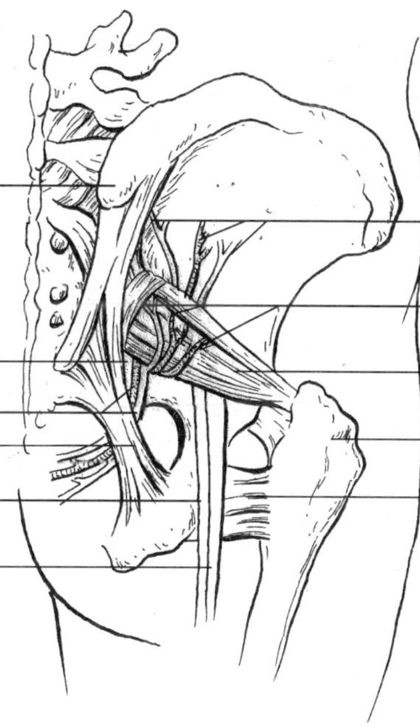

图8-7 穿经梨状肌上、下孔的结构

1. 梨状肌上孔 穿经该孔的结构自外侧向内侧依次为臀上神经、臀上动脉和臀上静脉。臀上动脉（superior gluteal artery）为髂内动脉分支，在臀部分浅、深两支，浅支主要营养臀大肌，深支主要营养臀中肌和臀小肌，并参与形成髋周围动脉网。臀上静脉（superior gluteal vein）与动脉伴行。臀上神经（superior gluteal nerve）与臀上动脉深支伴行，分上、下两支支配臀中肌、臀小肌和阔筋膜张肌后部。

2. 梨状肌下孔 穿经该孔的结构自外侧向内侧依次为坐骨神经（sciatic nerve），股后皮神经（posterior femoral cutaneous nerve），臀下神经（inferior gluteal nerve），臀下动、静脉，阴部内动、静脉和阴部神经（pudendal nerve）。

臀下动脉为髂内动脉分支，主要营养臀大肌，并与臀上动脉分支吻合，还发出分支营养髋关节。臀下静脉与动脉伴行，回流至髂内静脉。臀下神经支配臀大肌。股后皮神经伴随坐骨神经下行至股后部皮肤。阴部内动、静脉和阴部神经自梨状肌下孔穿出后，即越过骶棘韧带经坐骨小孔进入坐骨肛门窝，分布于会阴部结构。

坐骨神经为全身最大的神经干，发自骶丛，经梨状肌下孔至臀部，继而在臀大肌深面、坐骨结节与股骨大转子连线中点的内侧入股后区，经股二头肌长头深面下行至腘窝上角分为胫神经和腓总神经。坐骨神经出盆腔时与梨状肌的位置关系常有变异，常见类型如下：以一总干穿梨状肌下孔者约占66.3%；坐骨神经在盆腔内分两支，胫神经出梨状肌下孔，腓总神经穿梨状肌肌腹者约占27.3%；其他变异类型约占6.4%（图8-8）。因坐骨神经与梨状肌关系密切，当梨状肌损伤、痉挛或出血肿胀时，坐骨神经易受压迫而引起腰腿痛，称为梨状肌损伤综合征。由于臀部血管神经从梨状肌上、下孔穿出后主要位于臀大肌深面的内侧和下部，故行臀部肌内注射时，宜在臀部外上象限进针，较为安全。

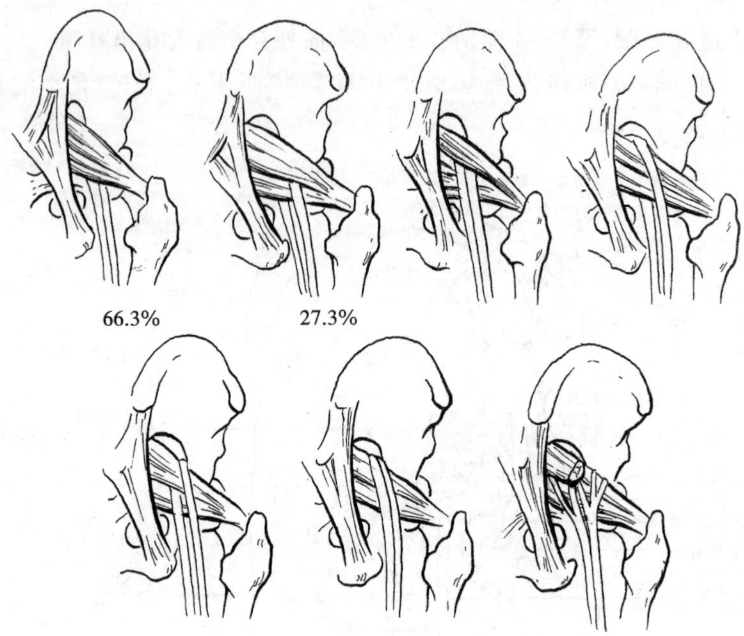

图 8-8　坐骨神经与梨状肌的关系

（四）坐骨小孔及其穿经结构

坐骨小孔(lesser sciatic foramen)由骶棘韧带、坐骨小切迹和骶结节韧带围成，其间通过的结构由外侧向内侧依次为阴部内动、静脉和阴部神经。这些结构经坐骨小孔进入坐骨肛门窝，分布于会阴部。

四、髋关节的韧带及周围动脉网

1. 髋关节的韧带　分为囊内韧带和囊外韧带两个部分。囊外韧带主要包括：①髂股韧带(iliofemoral ligament)位于髋关节的前方，起自髂前上棘，向下以两条纤维束附于转子间线的内侧和外侧，可防止髋关节向前脱位，并限制髋关节过度后伸。②耻股韧带(pubofemoral ligament)和坐股韧带(ischiofemoral ligament)分别起于耻骨和坐骨，加强关节囊的前、后部。囊内韧带主要有髋臼横韧带(transverse acetabular ligament)和附于股骨头凹与髋臼切迹之间的股骨头韧带(ligament of head of femur)，其内有血管通过，对股骨头有一定的营养作用。股骨头血供不充分，沿股骨颈走行的支持带动脉也较脆弱，股骨颈骨折时会损伤上述血管，从而使骨折不易愈合及继发股骨头缺血坏死。

2. 髋周围动脉网　髋关节周围有髂内、外动脉及股动脉等的分支分布，组成吻合丰富的动脉网。所谓“臀部十字吻合”位于臀大肌深面、股方肌与大转子附近，其横向血管来自旋股内、外侧动脉，纵向血管来自臀上、下动脉和股深动脉第1穿动脉等，这些血管构成吻合丰富的动脉网。其次，在近髋关节的盆腔侧壁处，还有骶正中动脉、骶外侧动脉、髂腰动脉、旋髂深动脉等及其间的吻合支。盆腔内脏器两侧之间的动脉吻合也较丰富，故结扎一侧髂内动脉时，可借髋周围动脉网建立侧支循环，以代偿髂内动脉分布区的血液供应(图 8-9)。

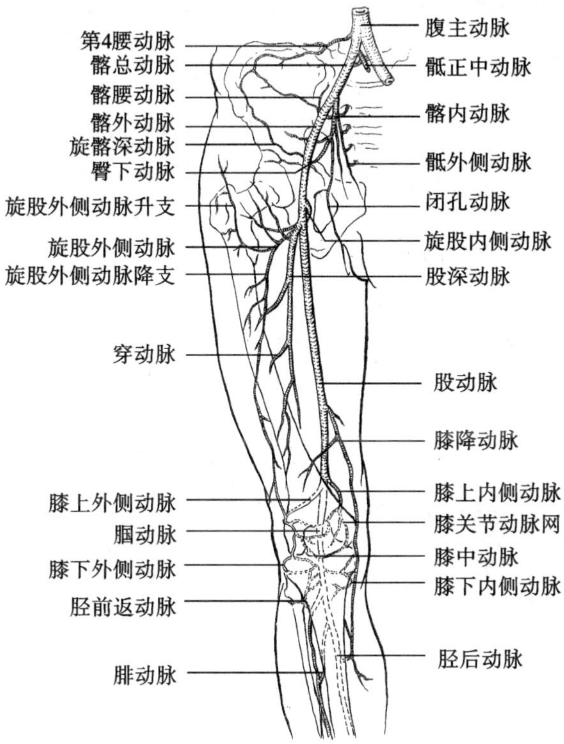

图 8-9 髋周围动脉网和膝关节动脉网

第三节 股 部

股部上端前方以腹股沟与腹部分界，后方以臀沟与臀部分界，内侧邻会阴部，下端以髌骨上方两横指处的环形线与膝部分界。经股骨内、外侧髁的垂线，可将股部分成股前内侧区和股后区。

一、股前内侧区

（一）浅层结构

股部皮肤厚薄不均，内侧薄而柔软，富含皮脂腺，外侧则较厚。浅筋膜近腹股沟处分为浅的脂肪层和较深的膜性层，分别与腹前壁下部的脂肪层（Camper 筋膜）和膜性层（Scarpa 筋膜）相续。膜性层在腹股沟韧带下方约 1 cm 处与阔筋膜相融合。浅筋膜内有浅血管、浅淋巴管、淋巴结及皮神经分布。

1. 浅动脉 主要有三条，均有同名浅静脉伴行，其起始、行程、口径大小与临床的皮瓣移植密切相关。

（1）旋髂浅动脉（superficial iliac circumflex artery）：多由股动脉发出，沿腹股沟韧带走向髂前上棘，分布于腹前壁下外侧部。

（2）腹壁浅动脉（superficial epigastric artery）：可单独或与旋髂浅动脉、阴部外动脉共干起于股动脉，于腹股沟韧带内侧半下方约 1 cm 处穿阔筋膜，发出分支供应腹前壁下部。

（3）阴部外动脉：起于股动脉，向内分布于外生殖器皮肤。此外，尚有发自旋股外侧动脉的股外侧浅动脉和发自股动脉内侧壁的股内侧浅动脉。

2. 大隐静脉(great saphenous vein) 全身最长的浅静脉，长70～80 cm。起于足背静脉弓内侧端，经内踝前方沿小腿内侧缘伴隐神经上行，经股骨内侧髁后方约2 cm处进入大腿内侧区，与股内侧皮神经伴行，逐渐向前上，在耻骨结节外下方3～4 cm处穿隐静脉裂孔，汇入股静脉，汇入点称隐股点(图8-10)。大隐静脉除沿途收集小腿和股内侧区的浅静脉外，汇入股静脉前，还收纳以下5条属支：旋髂浅静脉(superficial iliac circumflex vein)、腹壁浅静脉(superficial epigastric vein)、阴部外静脉(external pudendal vein)、股内侧浅静脉(superficial medial femoral vein)和股外侧浅静脉(superficial lateral femoral vein)。各支汇入大隐静脉的形式多样(图8-11)，相互间吻合丰富。大隐静脉全长的管腔内有9～10对两两相对的袋状静脉瓣，可保证血液向心回流。如果瓣膜关闭不全，可使血液逆流，导致静脉曲张。大隐静脉曲张者行高位结扎或切除术时，须分别结扎和切断各属支及与深静脉的交通支，以防复发。

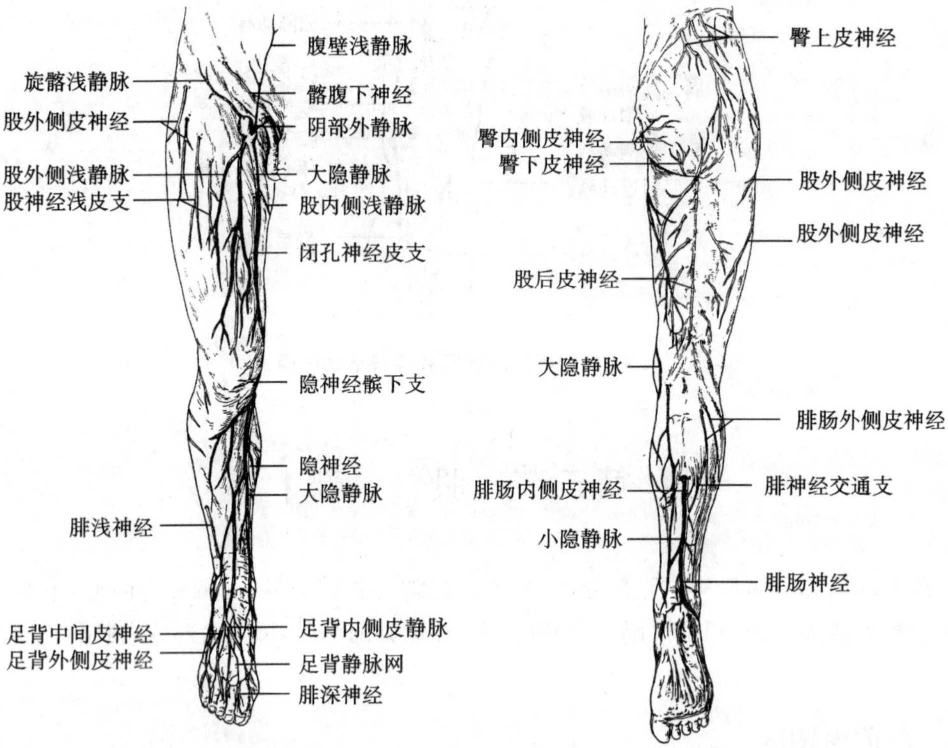

(a)大隐静脉 (b)小隐静脉

图8-10 大隐静脉和小隐静脉

3. 浅淋巴结 股部浅淋巴结集中于股前内侧区上部、腹股沟韧带下方和大隐静脉近侧段附近，统称腹股沟浅淋巴结(superficial inguinal lymph node)。分两群：上群又称斜群，有2～6个淋巴结，沿腹股沟韧带下方排列，以大隐静脉为界分为内、外两组，主要收集腹前外侧壁下部、会阴、外生殖器、臀部及肛管、子宫的部分淋巴；下群又称纵群或远侧群，有2～7个淋巴结，沿大隐静脉末段纵向排列，同样以大隐静脉为界分为内、外两组，主要收纳下肢的浅淋巴管、会阴和外生殖器的部分浅淋巴。输出管注入腹股沟深淋巴结或髂外淋巴结(图8-12)。

4. 皮神经 股前内侧区的皮神经有不同的来源与分布(图8-5、图8-6)。主要包括：①股外侧皮神经(lateral femoral cutaneous nerve)，发自腰丛，在髂前上棘下方5～10 cm处穿出深筋膜，分前、后两支。前支较长，分布于大腿外侧面皮肤；后支分布于臀区外侧皮肤。②股神经前皮支(anterior cutaneous branch of femoral nerve)来自股神经，在大腿前面中部穿过缝匠肌和深筋膜，分布于大腿前面中间部和膝关节前面的皮肤。③股神经内侧皮支(medial cutaneous branch of femoral nerve)起自股神经，于大腿下1/3部穿缝匠肌内侧缘和深筋膜，

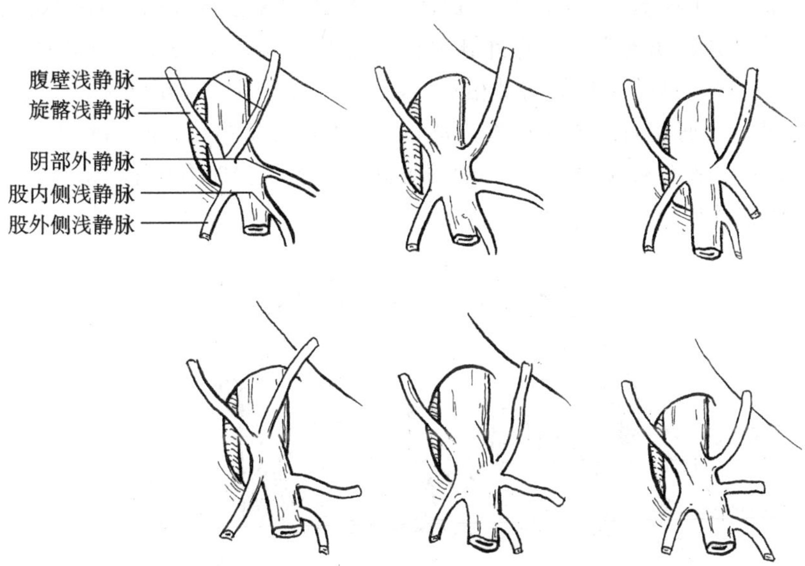

图 8-11 大隐静脉上段属支类型

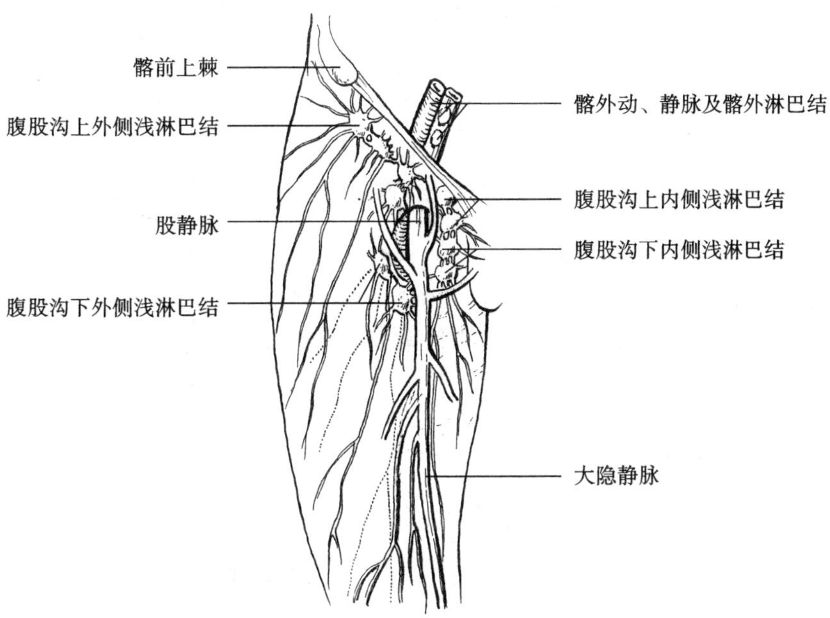

图 8-12 腹股沟浅淋巴结

分布于大腿中、下部内侧份皮肤。④闭孔神经皮支(cutaneous branches of obturator nerve)由闭孔神经前支分出，多数穿股薄肌或长收肌浅出，分布于股内侧上、中部皮肤。

（二）深层结构

1. 深筋膜 大腿深筋膜坚韧致密，称阔筋膜(fascia lata)，呈管状包裹大腿深层结构，为全身最厚的筋膜。上方附于腹股沟韧带及髂嵴，与臀筋膜、会阴筋膜相续；下方与小腿筋膜和腘筋膜相续。在大腿外侧，阔筋膜明显增厚形成一带状结构，称髂胫束。

(1) 髂胫束(iliotibial tract)：起自髂嵴前份，上部分两层包裹阔筋膜张肌，并与之紧密结合不易分离；下端附于胫骨外侧髁、腓骨头和膝关节囊。临床上常用髂胫束作为体壁缺损、薄弱部或膝关节交叉韧带修补重建的材料。

(2) 隐静脉裂孔(saphenous hiatus)：又称卵圆窝，为腹股沟韧带中、内 1/3 交点下方 1 横指处阔筋膜形成的一个卵圆形凹陷，表面覆盖一层多孔的疏松结缔组织称筛筋膜(cribriform fascia)，有大隐静脉及其属支穿入。隐静脉裂孔外缘锐利，呈明显的镰状，称镰状缘，其上端附于耻骨结节并与腹股沟韧带和腔隙韧带相延续，下端与耻骨肌筋膜相延续。

2. 骨筋膜鞘 阔筋膜向大腿深部发出股内侧肌间隔、股外侧肌间隔和股后肌间隔，伸入各肌群之间并附着于股骨粗线，与骨膜和阔筋膜共同形成3个骨筋膜鞘(图8-13)，容纳相应的肌群(表8-2)、血管及神经。

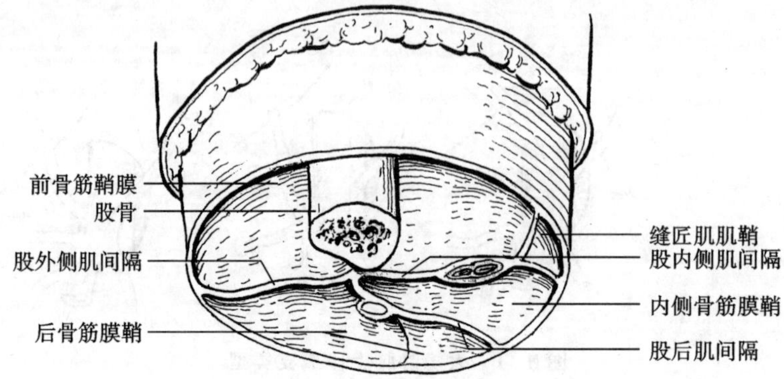

图8-13 股骨中部骨筋膜鞘

表8-2 大腿肌

肌群	名称	起点	止点	作用	神经支配
前群	缝匠肌	髂前上棘	胫骨体上端内侧面	屈髋、膝关节并内旋膝关节	股神经
	股直肌	髂前下棘及髋臼上缘	四个头向下形成一个腱，包绕髌骨前面和两侧，向下延续为髌韧带，止于胫骨粗隆	屈髋关节、伸膝关节	股神经
	股中间肌	股骨体前面上3/4		伸膝关节	
	股外侧肌	股骨粗线外侧唇			
	股内侧肌	股骨粗线内侧唇			
内侧群	耻骨肌	耻骨梳附近	股骨耻骨肌线	内收、外旋、微屈髋关节	股神经与闭孔神经
	长收肌	耻骨上支和耻骨结节	股骨粗线内侧唇中1/3		闭孔神经
	短收肌	耻骨下支	股骨粗线内侧唇上1/3		
	大收肌	耻骨下支、坐骨支和坐骨结节	股骨粗线内侧唇上2/3、收肌结节	内收、微屈髋关节	
	股薄肌	耻骨下支前面	胫骨粗隆内侧	内收、外旋髋关节	
后群	股二头肌	长头：坐骨结节 短头：股骨粗线	腓骨头	屈膝关节、伸髋关节、微外旋膝关节	坐骨神经
	半腱肌	坐骨结节	胫骨粗隆内侧	屈膝关节、伸髋关节、微内旋膝关节	
	半膜肌	坐骨结节	胫骨内侧髁下缘		

(1) 前骨筋膜鞘：包绕股前群肌、股动脉、股静脉、股神经及腹股沟深淋巴结。

(2) 内侧骨筋膜鞘：包绕股内侧群肌、闭孔动脉、闭孔静脉和闭孔神经。

(3) 后骨筋膜鞘：包绕股后群肌、坐骨神经等。

3. 肌腔隙与血管腔隙 腹股沟韧带与髋骨之间的间隙被髂耻弓(iliopectineal arch)(连于腹股沟韧带与髋骨的髂耻隆起之间的韧带)分隔成外侧的肌腔隙和内侧的血管腔隙两个部分。二者是腹腔、盆腔与股前内侧区之间的重要通道(图 8-14)。

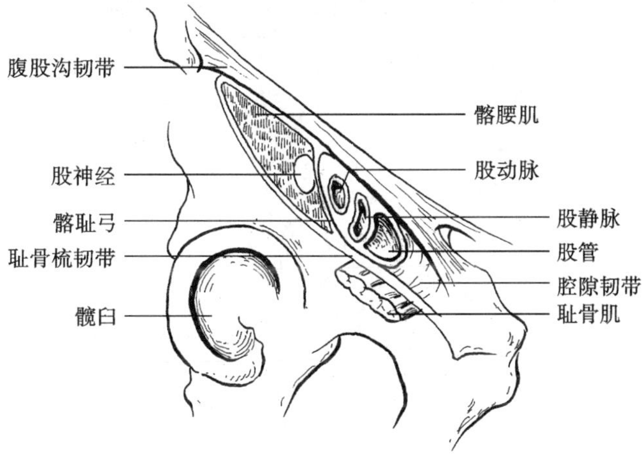

图 8-14 肌腔隙与血管腔隙

(1) 肌腔隙(lacuna musculorum)：前界为腹股沟韧带外侧部，后外界为髂骨，内侧界为髂耻弓。内有髂腰肌、股神经和股外侧皮神经通过。患腰椎结核时，脓液可沿腰大肌及其筋膜流经此腔隙而扩散至大腿根部，并可能刺激股神经引起相应的症状。

(2) 血管腔隙(lacuna vasorum)：前界为腹股沟韧带内侧部，后界为耻骨梳韧带(pectineal ligament)，内侧界为腔隙韧带(又称陷窝韧带)，后外界为髂耻弓。腔隙内有股鞘及其包含的股动脉、股静脉、生殖股神经股支和淋巴管通过。

4. 股三角(femoral triangle) 位于股前内侧区上 1/3 部，是一个由肌肉围成的，尖向下、底向上的倒三角形凹陷区域，其向下接续收肌管。

(1) 境界：上界为腹股沟韧带，外下界为缝匠肌内侧缘，内下界为长收肌内侧缘；前壁为大腿阔筋膜，后壁凹陷，自外向内为髂腰肌、耻骨肌和长收肌及其筋膜。

(2) 内容：股三角内的结构由外向内依次为股神经、股鞘及其包含的股动脉、股静脉、股管及股深淋巴结和脂肪等。股动脉居中，于腹股沟韧带中点深面由髂外动脉延续而成，外侧为股神经，内侧为股静脉。此种关系便于临床进行股动脉压迫止血，股动、静脉穿刺及股神经麻醉的定位(图 8-15)。

①股鞘(femoral sheath)：为腹横筋膜及髂腰筋膜向下延续包绕股动脉、股静脉上段形成的漏斗形筋膜鞘，长 3～4 cm，向下与股血管外膜融合为血管鞘。股鞘内有两条纵行纤维隔将鞘分为三个腔，外侧腔容纳股动脉，中间腔容纳股静脉，内侧腔形成股管(图 8-16)。

②股管(femoral canal)：即股鞘内侧腔，位于股静脉内侧，为一长度约 1.3 cm 的漏斗状筋膜间隙，内含 1～2 个腹股沟深淋巴结及脂肪组织。股管前壁自上而下依次为腹股沟韧带、隐静脉裂孔镰状缘的上段和筛筋膜；后壁依次为耻骨梳韧带、耻骨肌及其筋膜；内侧壁依次为腔隙韧带及股鞘内侧壁；外侧壁为股静脉内侧的纤维隔。股管下端为盲端，称股管下角；上口即为股环(femoral ring)，呈卵圆形，其内界为腔隙韧带，后界为耻骨梳韧带，前界为腹股沟韧带，外界为股静脉内侧的纤维隔。股环是股管上通腹腔的通道，被薄层疏松结缔组织覆盖，称股环隔(femoral septum)，上面衬有腹膜。从腹腔面观察，此处壁腹膜呈一小凹，称股凹，位置高于股环约 1 cm。腹内压增高时，腹腔脏器(主要为肠管)可被推向股凹，经股环突入股管，最后由隐静脉裂孔突出而形成股疝。因股环狭小，其前、后、内三面均为韧带结构，缺乏延展性，因此

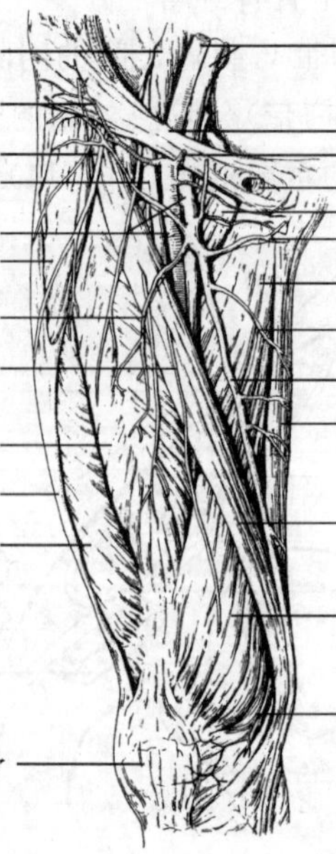

图 8-15　股前内侧区浅层肌及血管神经

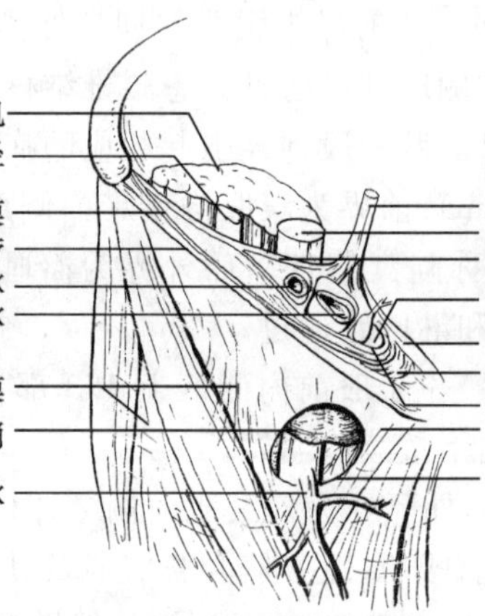

图 8-16　股鞘与股管

股疝易发生嵌顿绞窄。此外，股管外侧紧邻股静脉，手术时需严防损伤。股环上方常有腹壁下动脉闭孔支或变异的闭孔动脉行经腔隙韧带附近，行股疝修补术时，应特别注意避免损伤此动脉（图 8-17）。

③股动脉（femoral artery）：髂外动脉的直接延续，在腹股沟韧带中点深面进入股三角，行向股三角尖，继而经收肌管下行，穿收肌腱裂孔至腘窝移行为腘动脉。在股三角内，股动脉行于股神经内侧、股静脉外侧。股动脉在起始部发出三条浅动脉（腹壁浅动脉、旋髂浅动脉、阴部外动脉），均有同名静脉伴行。股动脉的最大分支为股深动脉（deep femoral artery），于腹股沟韧带下方 3～5 cm 处起自股动脉的后外侧壁，向内下行于长收肌与大收肌之间，起始部发出旋股内、外侧动脉后，沿途又发出四条穿动脉和肌支。股深动脉还发出分支参与髋周围动脉网和膝关节动脉网的组成（图 8-18）。

④股静脉（femoral vein）：为腘静脉向上的延续。自收肌腱裂孔处向上与股动脉伴行，初位于股动脉后方，渐转至股动脉内侧、股鞘中间腔内，向上穿血管腔隙移行为髂外静脉。股静脉收纳大腿深部静脉和大隐静脉的血液。

⑤股神经（femoral nerve）：起自腰丛，在腹股沟韧带深面、肌腔隙内侧部进入股三角，位于

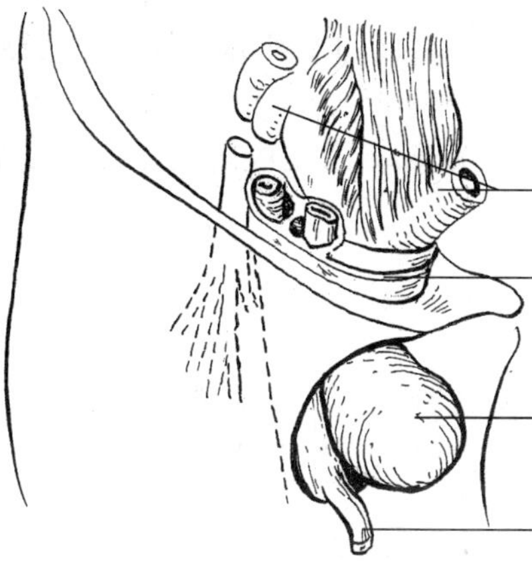

图 8-17 股疝

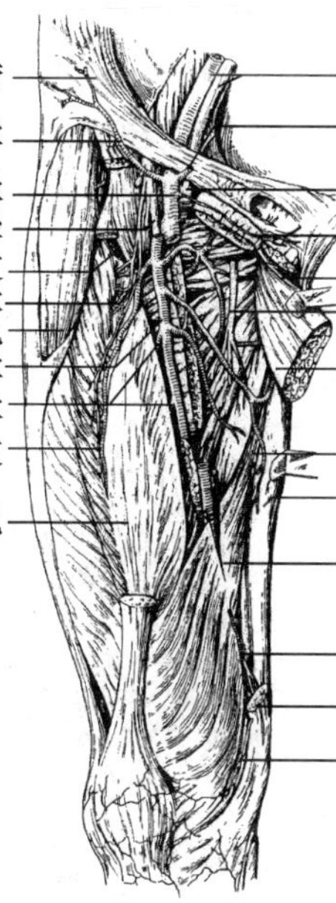

图 8-18 股前区深层肌及血管神经

股动脉外侧，主干短粗，随即发出众多肌支、关节支和皮支。肌支分布至股四头肌、缝匠肌和耻骨肌；关节支分布至髋、膝关节；皮支有数条，股中间皮神经和股内侧皮神经主要分布至股前内侧区皮肤。其最长的皮神经为隐神经(saphenous nerve)，伴行于股动脉外侧，向下进入收肌管，穿大收肌腱板行于缝匠肌和股薄肌之间，至膝关节内侧穿出深筋膜，伴随大隐静脉下行，沿途分布于髌骨下部、小腿内侧面和足内侧缘皮肤。

5. 收肌管(adductor canal) 又称 Hunter 管，位于股中 1/3 段的前内侧面，是一横断面呈三角形、长 15～17 cm 的管状间隙。前壁为张于股内侧肌与大收肌之间的收肌腱板，浅面覆以缝匠肌；外侧壁为股内侧肌；后壁为长收肌和大收肌。管的上口通股三角尖，下口为收肌腱裂孔，通腘窝上角，故收肌管又称股腘管。股三角和腘窝的炎症可经此互相蔓延。收肌管内的结构：前为股神经的股内侧肌支和隐神经，中间为股动脉，后方为股静脉及周围的淋巴结和疏松组织。股动脉在管下段发出膝降动脉(descending genicular artery)，又称膝最上动脉，参与膝关节动脉网的构成。

6. 股内侧区的血管神经束 主要为闭孔动脉、闭孔静脉和闭孔神经。闭孔动脉

(obturator artery)起于髂内动脉，穿闭膜管出骨盆至股内侧区，分前、后两支位于短收肌前、后方，营养内收肌群、髋关节和股方肌，并与旋股内侧动脉吻合。闭孔静脉(obturator vein)与同名动脉伴行，回流至髂内静脉。闭孔神经(obturator nerve)起于腰丛，伴闭孔血管出闭膜管后亦分两支：前支支配内收肌群大部及膝关节，后支支配闭孔外肌和大收肌。

二、股后区

(一) 浅层结构

股后区皮肤薄，浅筋膜较厚。股后皮神经位于阔筋膜与股二头肌之间，沿股后区正中线下行至腘窝上角。沿途发出分支分布于股后区、腘窝及小腿后区上部皮肤(图 8-6)。

(二) 深层结构

1. 后骨筋膜鞘 容纳股后群肌(表 8-2)、坐骨神经及深淋巴结和淋巴管。鞘内结缔组织间隙上通臀部，下连腘窝。二者的炎症可沿此间隙互相蔓延。

2. 坐骨神经(sciatic nerve) 全身最粗大的神经，起于骶丛，多以单干形式出梨状肌下孔，经臀大肌深面、坐骨结节与股骨大转子之间进入股后区，行于大收肌和股二头肌长头之间，下降至腘窝上角，分为胫神经和腓总神经两终末支(图 8-19)。在臀大肌下缘和股二头肌长头外侧缘夹角处，坐骨神经位置表浅，是检查坐骨神经压痛点、封闭和显露坐骨神经的常用部位。在股后部，坐骨神经主要从内侧发出肌支支配股二头肌长头、半腱肌、半膜肌和大收肌。股二头肌短头的支配神经由外下方的腓总神经发出。故手术分离坐骨神经时，沿其外侧分离较为安全。坐骨神经偶有一较粗的异常伴行动脉，称坐骨动脉，股部截肢时，需先结扎此动脉。

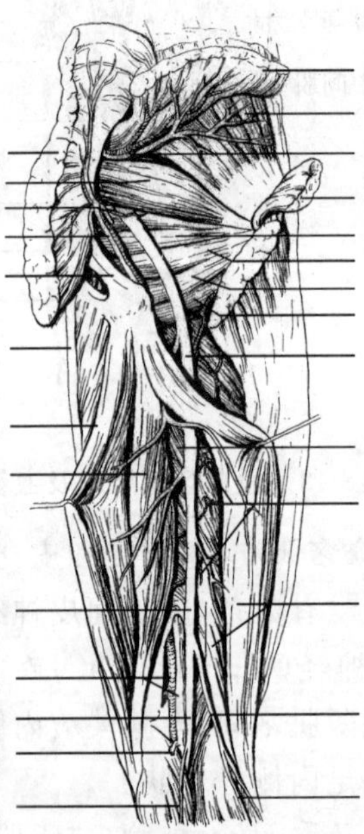

图 8-19 臀部与股后区的血管神经

第四节 膝 部

膝部是指从髌骨上缘上方两横指到胫骨粗隆高度的范围，分为膝前区和膝后区。

一、膝前区

膝前区结构主要包括：皮肤、浅筋膜、滑膜囊和肌腱等。伸膝时，明显可见并扪及股四头肌腱、髌骨及髌韧带的轮廓。髌韧带两侧隆起的深面填充有髌下脂垫（infrapatellar fat pad），屈膝时该处呈浅凹，是关节腔穿刺的常用部位。

（一）浅层结构

皮肤薄而松弛，皮下脂肪少，移动性大。皮肤与髌韧带之间有髌前皮下囊（subcutaneous prepatellar bursa），慢性劳损时易发生炎症。外上方和内上方有股外侧皮神经、股神经前皮支和内侧皮支的终末分布；在膝内侧，有隐神经自深筋膜穿出并发出髌下支，该支在膝关节内侧靠近骨面，皮下浅筋膜很薄，是常发生卡压的部位；外下方有腓肠外侧皮神经分布。

（二）深层结构

膝前区深筋膜是阔筋膜的延续，并与深面的股四头肌腱、髌韧带相融合。膝外侧部有髂胫束附着于胫骨内侧髁；内侧部有缝匠肌腱和股薄肌腱共同形成的"鹅足"，其深面为一较大的滑膜囊称"鹅足囊"；中间部为股四头肌腱向下附着于髌骨及两侧缘，继而延续为髌韧带（patellar ligament），止于胫骨粗隆。在髌骨两侧，股四头肌腱与阔筋膜一起，形成髌支持带（patellar retinaculum），附着于髌骨、髌韧带及胫骨内、外侧髁。在股四头肌腱和股骨体下部之间，有髌上囊（suprapatellar bursa），可超出髌骨上缘上方 5 cm 左右，有时可与膝关节腔相通，当关节腔积液时，可出现浮髌感。此时可在髌骨两侧缘中点进行关节腔穿刺抽液检查。

二、膝后区

膝后区主要结构为腘窝（popliteal fossa），为菱形凹陷，屈膝时境界清晰可见。

（一）浅层结构

膝后区的皮肤松弛、薄弱、移动性大，皮纹横行。浅筋膜内有小隐静脉的末端于腘窝中部穿深筋膜注入腘静脉，其周围有腘浅淋巴结分布。此区皮神经为股后皮神经末支、隐神经及腓肠外侧皮神经的分支（图 8-20）。

（二）深层结构

1. 腘窝的境界 外上界为股二头肌（biceps femoris）腱；内上界为半腱肌（semitendinosus）和半膜肌（semimembranosus）；下内界和下外界分别为腓肠肌（gastrocnemius）内、外侧头。腘窝顶（浅面）为腘筋膜（popliteal fascia），是大腿阔筋膜的延续，向下移行为小腿深筋膜。腘筋膜纤维纵横交织，致密坚韧，腘窝囊肿或腘窝肿瘤时，因受腘筋膜限制而胀痛明显。腘窝底自上而下为股骨腘面、膝关节囊后部及腘斜韧带、腘肌及其筋膜。

2. 腘窝内容 腘窝内含有分布至小腿的血管和神经，在中线处由浅入深依次为胫神经、腘静脉和腘动脉。其外上界内侧有腓总神经。血管周围有腘深淋巴结（图 8-20）。

（1）胫神经与腓总神经：胫神经（tibial nerve）位于腘窝的最浅面，于腘窝上角处起于坐骨神经，沿腘窝中线下行至腘肌下缘穿比目鱼肌腱弓进入小腿后区。在腘窝内发出肌支、关节支至附近肌肉和膝关节。尚发出腓肠内侧皮神经（medial sural cutaneous nerve）伴小隐静脉下行至小腿后面，加入腓肠神经（sural nerve），分布于小腿后面皮肤。腓总神经（common peroneal nerve）为坐骨神经的另一终末分支，通常起于腘窝上角，沿股二头肌腱内侧缘行向外下方，越过腓肠肌外侧头表面至腓骨头下方，绕腓骨颈，在此分为腓浅神经（superficial peroneal nerve）和腓深神经（deep peroneal nerve）两终末支。腓总神经在腘窝发出关节支和皮支（腓神经交通支（communicating branch of peroneal nerve）和腓肠外侧皮神经（lateral

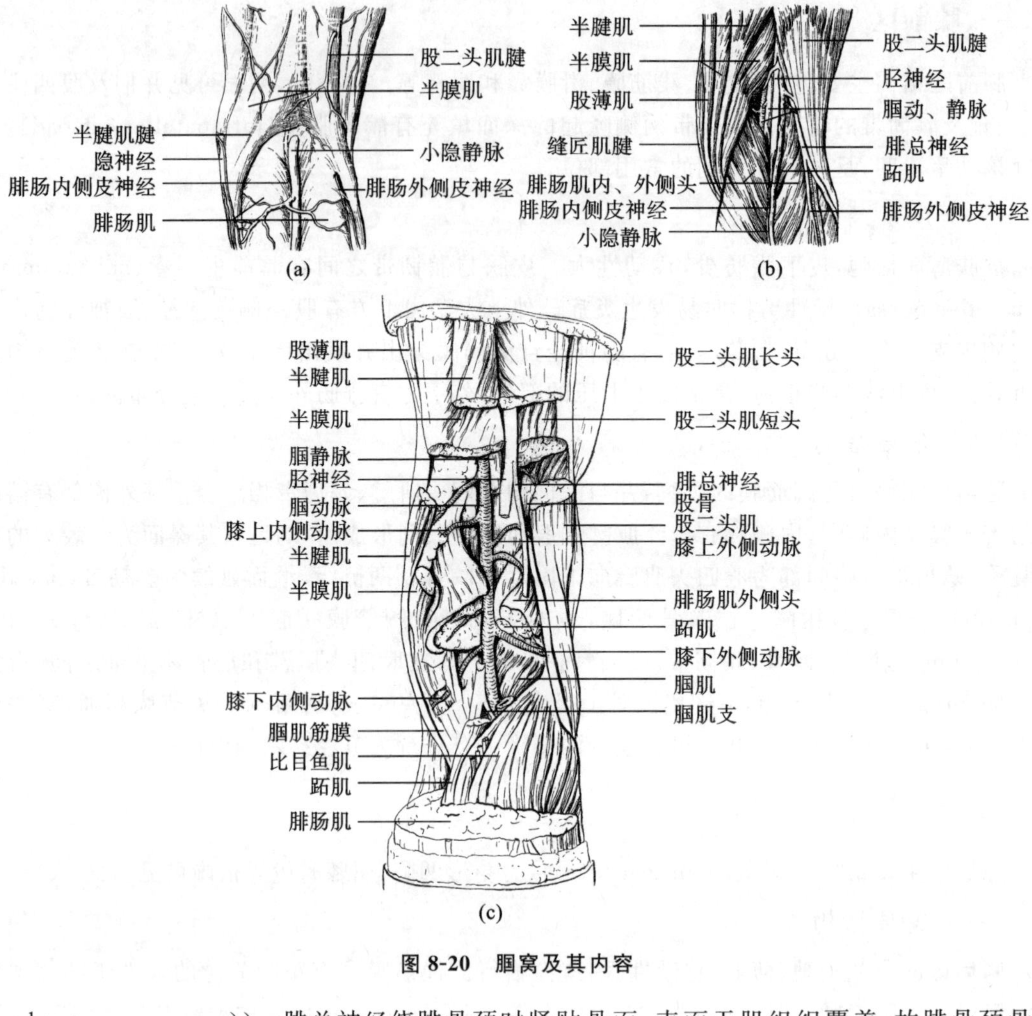

图 8-20　腘窝及其内容

sural cutaneous nerve))。腓总神经绕腓骨颈时紧贴骨面，表面无肌组织覆盖，故腓骨颈骨折或此部外伤时，易损伤腓总神经，引起小腿前、外侧肌群瘫痪，导致足下垂并轻度内翻（马蹄内翻足），同时小腿前外侧区皮肤和足背皮肤感觉障碍（图 8-6）。

（2）腘动脉（popliteal artery）：股动脉的延续，位置最深，与股骨腘面及膝关节囊后部紧贴，故股骨髁上骨折时易损伤腘动脉。腘动脉上部位于胫神经内侧，中部居神经前方，下部转至神经前外侧。腘动脉在腘窝有 5 条分支：膝上内侧动脉（medial superior genicular artery）、膝上外侧动脉（lateral superior genicular artery）、膝中动脉（middle genicular artery）、膝下内侧动脉（medial inferior genicular artery）和膝下外侧动脉（lateral inferior genicular artery），供应膝关节并参与膝关节动脉网的组成。其他分支营养膝部的肌。在腘窝下角，腘动脉分成胫前动脉和胫后动脉两终支。

（3）腘静脉（popliteal vein）：由胫前、后静脉在腘窝下角处汇成，有小隐静脉注入。在腘窝内位于胫神经和腘动脉二者之间，并与腘动脉包于同一筋膜鞘内。

（4）腘深淋巴结（deep popliteal lymph node）：位于腘血管周围，有 4～5 个，收纳小腿、足部的深淋巴管和小腿后外侧与足外侧部的浅淋巴管。输出管注入腹股沟深淋巴结。

三、膝关节及膝关节动脉网

膝关节（knee joint）由股骨内、外侧髁，髌骨和胫骨内、外侧髁组成，是全身结构最复杂的关节。

1. 膝关节的韧带 包括囊外韧带和囊内韧带，共同作用于膝关节，加强关节的稳定性。

囊外韧带主要包括：①髌韧带(patellar ligament)，位于膝关节前下方，由股四头肌腱移行而来，向下附着于胫骨粗隆，在其两侧有侧副韧带加强。②胫侧副韧带(tibial collateral ligament)，呈宽扁带状，起于股骨收肌结节下方，止于胫骨内侧髁，呈三角形，分浅、深两层，其中深层与关节囊及内侧半月板连接紧密。③腓侧副韧带(fibular collateral ligament)，呈强韧圆索状，起于股骨外侧髁上方，止于腓骨头下方。该韧带不与关节囊相连。侧副韧带在屈膝时松弛，伸膝时紧张，可防止膝关节过伸，同时可防止膝关节的内收与外展。膝关节的后部有腘斜韧带，连于胫骨内侧髁与股骨外侧髁之间。

囊内韧带主要是膝交叉韧带(cruciate ligament)，有前、后两条，位于膝关节囊内，滑膜之外。前交叉韧带(anterior cruciate ligament)附着于胫骨髁间隆起的前方和股骨外侧髁的内侧面，防止胫骨过度前移；后交叉韧带(posterior cruciate ligament)附着于胫骨髁间隆起的后方和股骨内侧髁的外侧面，防止胫骨的过度后移。此外，在膝关节内尚有膝横韧带。

2. 膝关节动脉网 膝关节的血供十分丰富，由股动脉、腘动脉、胫前动脉和股深动脉的多个分支在膝关节周围互相吻合形成膝关节的动脉网。主要包括：股深动脉发出的旋股外侧动脉(lateral femoral circumflex artery)降支，股动脉发出的膝降动脉(descending genicular artery)，腘动脉的5个关节支(膝上内侧动脉、膝上外侧动脉、膝中动脉、膝下内侧动脉、膝下外侧动脉)，股深动脉的第三穿动脉(perforating artery)和胫前动脉发出的胫前返动脉(anterior tibial recurrent artery)。膝关节动脉网不仅能够保证供给膝关节的营养，还能在腘动脉损伤或栓塞时，成为建立侧支循环的重要途径，以保证肢体远端的血液供应(图8-9)。

第五节 小 腿 部

小腿部上借平胫骨粗隆的环形连线与膝部分界，下借内、外踝基部的环形连线与踝部分界。经内、外踝的垂线，可将小腿分为小腿前外侧区和小腿后区。

一、小腿前外侧区

(一) 浅层结构

小腿前外侧区的皮肤厚而紧，多毛发，移动性小，血液供应较差，损伤后愈合较慢。浅筋膜较疏松，含少量脂肪，轻度水肿时，在内踝上方按压可出现压痕。浅筋膜内有浅静脉和皮神经走行。

1. 浅静脉 小腿前区的浅静脉为大隐静脉(great saphenous vein)及其属支。该静脉起于足背静脉弓的内侧，经内踝前方约1 cm处(大隐静脉常用切开部位)上行至小腿内侧，与隐神经伴行，后经膝部内后方至股内侧，渐斜向上前方，最终穿隐静脉裂孔注入股静脉。大隐静脉在小腿前外侧区有众多属支，并与小隐静脉、深静脉有广泛的交通和吻合(图8-21、图8-22)。

2. 皮神经 小腿前外侧区的皮神经主要有两条：隐神经(saphenous nerve)伴大隐静脉行至足内侧缘，在小腿上部，隐神经居静脉后方，在小腿下部逐渐绕至其前方，沿途发出分支分布于小腿内侧及足内侧缘皮肤。腓浅神经(superficial peroneal nerve)为腓总神经分支，于小腿前外侧中、下1/3交点处穿出深筋膜至皮下，随即分为足背内侧皮神经(medial dorsal cutaneous nerve)和足背中间皮神经(intermediate dorsal cutaneous nerve)分布于足背(图8-5)。

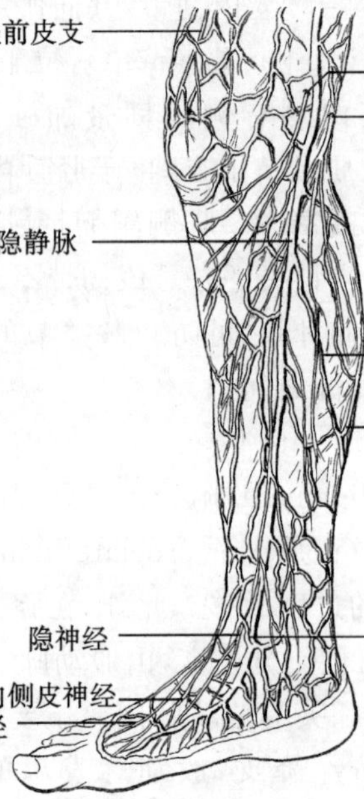

图 8-21　小腿浅层的静脉和神经(内侧面观)

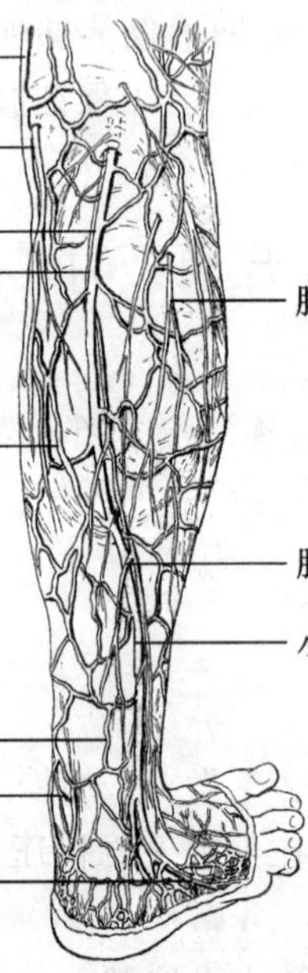

图 8-22　小腿浅层的静脉和神经(外侧面观)

(二) 深层结构

小腿的深筋膜较致密,在胫侧与胫骨体内侧面的骨膜融合;在腓侧发出前、后两个肌间隔分别附着于腓骨前、后缘的骨膜。同时,胫骨、腓骨之间以骨间膜相连。这样,小腿深筋膜,小腿前、后肌间隔,胫骨、腓骨骨膜及骨间膜共同围成小腿的骨筋膜鞘。在小腿前外侧区为前骨筋膜鞘和外侧骨筋膜鞘,分别容纳小腿前、外侧肌群及相应的血管、神经。

1. 前骨筋膜鞘　容纳小腿前群肌、胫前动脉、胫前静脉、腓深神经。

(1) 小腿前群肌:共 4 块,由内侧向外侧依次为胫骨前肌、踇长伸肌、趾长伸肌以及从趾长伸肌远侧份分出的第三腓骨肌(表 8-3)。

表 8-3 小腿肌

肌群	名称	起点	止点	作用	神经支配
前群	胫骨前肌	胫骨上半外侧面，骨间膜	内侧楔骨及第 1 跖骨底	背屈踝关节、足内翻	腓深神经
	趾长伸肌	胫骨上端、腓骨前面及骨间膜	第 2～5 趾趾背腱膜	背屈踝关节、伸第 2～5 趾	
	踇长伸肌	腓骨内侧面中份及骨间膜	踇趾远节趾骨底	背屈踝关节，伸踇趾	
	第三腓骨肌	腓骨下 1/3 前面及骨间膜	第 5 跖骨底背面	协助背屈踝关节及足外翻	
外侧群	腓骨长肌	腓骨外侧面上 2/3 部	内侧楔骨及第 1 跖骨底	跖屈踝关节、足外翻	腓浅神经
	腓骨短肌	腓骨外侧面下 1/3 部	第 5 跖骨粗隆		
后群	腓肠肌	内侧头：股骨内侧髁及附近骨面 外侧头：股骨外侧髁后面	跟腱止于跟骨结节	屈膝关节、伸髋关节、微外旋膝关节	胫神经
	比目鱼肌	腓骨上面后部、胫骨比目鱼肌线		屈膝关节、伸髋关节、微内旋膝关节	
	跖肌	股骨腘面外下部及膝关节囊后面			
	腘肌	股骨外侧髁的外侧面	胫骨比目鱼肌线以上	屈曲、内旋膝关节	
	趾长屈肌	胫骨后面中 1/3 部	第 2～5 远节趾骨底		
	踇长屈肌	腓骨后面下 2/3 部	踇趾远节趾骨底		
	胫骨后肌	胫、腓骨及骨间膜后面	舟骨粗隆和楔骨跖面	跖屈踝关节、足内翻	

(2) 胫前动脉(anterior tibial artery)：在腘肌下缘处起自腘动脉，向前穿骨间膜上端进入小腿前骨筋膜鞘，随即紧贴骨间膜前面，伴腓深神经下行。上 1/3 段位于胫骨前肌和趾长伸肌之间，下 2/3 段位于胫骨前肌和踇长伸肌之间。主干下行至伸肌上支持带下缘处移行为足背动脉。胫前动脉起始部附近发出胫前返动脉(anterior tibial recurrent artery)，参与膝关节动脉网的构成；中部发出肌支营养小腿前群肌及胫、腓骨；下部在踝关节附近发出内、外踝前动脉，分别与跗内、外侧动脉吻合，参与构成踝关节动脉网。胫前动脉与胫后动脉、腓动脉之间有丰富的吻合(图 8-23)。

(3) 胫前静脉(anterior tibial vein)：2 支，伴行于同名动脉的两侧，上行注入腘静脉。

(4) 腓深神经：为腓总神经两大终支之一，在腓骨颈外侧起于腓总神经后，穿腓骨长肌起始部及前肌间隔进入前骨筋膜鞘，与胫前血管伴行，沿途发出肌支支配小腿前群肌和足背肌。皮支仅分布于第 1、2 趾相对面的背侧皮肤。腓深神经损伤可导致足下垂及不能伸趾。

小腿前骨筋膜鞘坚韧致密，弹性小，几乎密闭，故小腿骨折或遭严重挤压导致鞘内软组织急性损伤时，可因出血或渗出而引起鞘内压升高，出现血管、神经压迫症状和体征，临床上称之为急性创伤性前骨筋膜鞘综合征。若不及时治疗，鞘内压可因静脉回流受阻而急剧升高，加重肌肉供血障碍，导致肌肉缺血坏死或小腿坏疽，需尽早切开深筋膜减压。

2. 外侧骨筋膜鞘 小腿外侧骨筋膜鞘主要容纳小腿外侧群肌和行于其间的腓浅神经等。

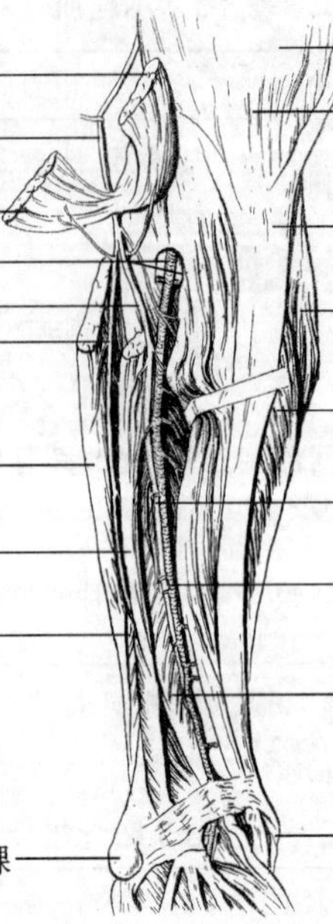

图 8-23　小腿前外侧面的肌、血管和神经

(1) 小腿外侧群肌：共 2 块，即腓骨长肌和腓骨短肌。其中腓骨长肌腱和胫骨前肌腱在足底共同形成“腱环”，有维持足横弓的作用(表 8-3)。

(2) 腓浅神经(superficial peroneal nerve)：于腓骨颈高度起自腓总神经，下行于腓骨长、短肌之间，发出肌支支配此二肌。于小腿外侧中、下 1/3 交点处穿出深筋膜至皮下，分布于小腿外侧及足背皮肤(第 1 趾蹼及第 1、2 趾相对面皮肤除外)。腓浅神经损伤常导致足不能外翻。

二、小腿后区

(一) 浅层结构

小腿后区皮肤柔软，弹性好，血供丰富，是临床上常用的带血管蒂皮瓣移植的供皮区。浅筋膜较薄，内有浅静脉和皮神经。

1. 浅静脉　小腿后区的浅静脉为小隐静脉(small saphenous vein)及其属支。小隐静脉起于足背静脉弓的外侧端，绕外踝后方伴腓肠神经上行于小腿后区正中线，至腘窝下角处穿腘筋膜进入腘窝，稍上升一段后汇入腘静脉(图 8-10)。小隐静脉有 7～8 个静脉瓣，并有交通支和穿支与大隐静脉和深静脉相吻合。静脉瓣发育不良或深静脉回流受阻，可导致小隐静脉和大隐静脉淤血和曲张。

2. 皮神经　小腿后区的皮神经主要是腓肠外侧皮神经(lateral sural cutaneous nerve)、腓肠内侧皮神经(medial sural cutaneous nerve)和腓肠神经(sural nerve)。腓肠外侧皮神经起自腓总神经，于腘窝外侧角处穿出深筋膜，发出分支分布于小腿后区外上部皮肤。腓肠内侧皮神经在腘窝由胫神经发出，伴小隐静脉下行于腓肠肌内、外侧头之间，在小腿中份穿深筋膜浅出，与腓肠外侧皮神经发出的交通支吻合成腓肠神经。后者继续伴小隐静脉下行，经外踝后方至足背外侧缘，移行为足背外侧皮神经(lateral dorsal cutaneous nerve)。腓肠神经分支主要分布于小腿后区下部皮肤和足背外侧的皮肤(图 8-6)。

腓肠神经外径约 2 mm，较易辨认，且切取后造成的局部感觉丧失区较小，故临床上常采用腓肠神经自体移植治疗头面部神经损伤。

（二）深层结构

小腿后区的深筋膜较致密，与胫、腓骨的骨膜，骨间膜以及后肌间隔共同围成后骨筋膜鞘，容纳小腿后群肌及血管神经束（图 8-24、图 8-25、表 8-3）。

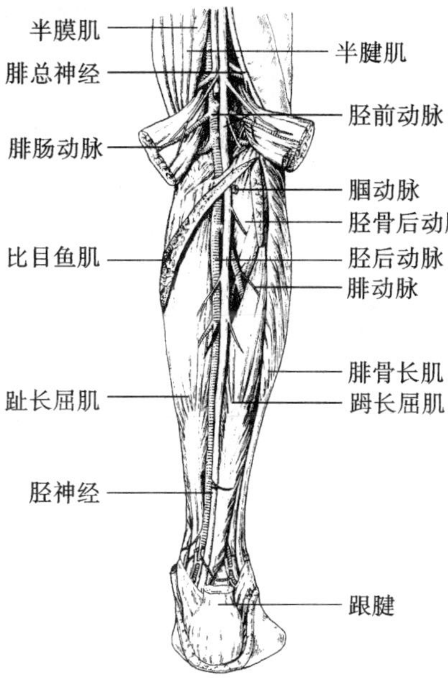

图 8-24 小腿后面的肌、血管和神经（浅层）

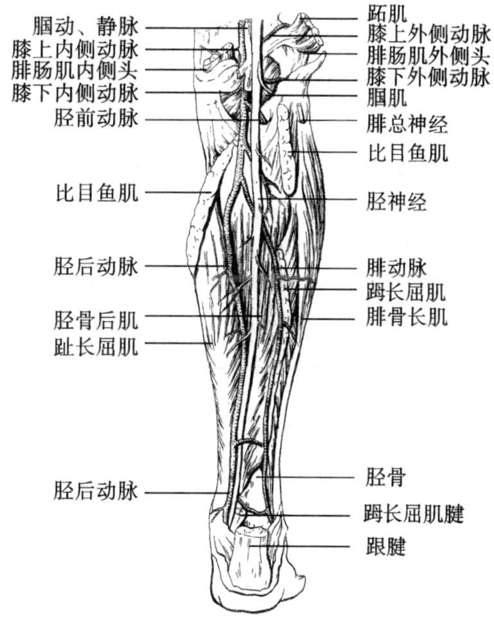

图 8-25 小腿后面的肌、血管和神经（深层）

1. 后骨筋膜鞘 小腿后骨筋膜鞘分浅、深两部：浅部容纳小腿后群肌浅层，即小腿三头肌（腓肠肌和比目鱼肌）和跖肌，向下逐渐缩窄，仅包绕跟腱（腓肠肌和比目鱼肌向下共同形成）和周围脂肪；深部容纳小腿后群肌深层及腘肌。小腿后群肌深层在小腿上部自内侧向外侧依次为趾长屈肌、胫骨后肌和踇长屈肌。在内踝后上方，趾长屈肌腱越过胫骨后肌腱浅面向外侧，至足底与踇长屈肌腱形成“腱交叉”。

小腿后骨筋膜鞘感染时，病变多局限于鞘内，但由于鞘内的血管神经束周围富有疏松结缔组织，且上通腘窝，下通足底，故鞘内脓液有时可沿血管神经束上下蔓延。

2. 血管神经束

(1) 胫后动脉(posterior tibial artery)：为腘动脉的直接延续，于腘肌下缘处起始，穿经比目鱼肌腱弓深面，下行于小腿后群肌浅、深层之间，沿途发出分支营养邻近诸肌。主干继续下行，在内踝后方发出内踝支后进入足底。胫后动脉在起始部向外侧发出一较粗的腓动脉(peroneal artery)。腓动脉发出后，越过胫骨后肌表面，斜向外下，在踇长屈肌与腓骨之间下行至外踝后方，移行为外踝支。腓动脉主要营养邻近肌和胫、腓骨；其穿支和外踝支参与外踝网的构成。

(2) 胫后静脉(posterior tibial vein)：2 条，与同名动脉伴行，上行与胫前静脉汇合形成腘静脉。

(3) 胫神经(tibial nerve)：腘窝内胫神经的延续，伴胫后血管行于小腿后群肌浅、深层之间，经内踝后方进入足底。该神经主要发出肌支支配小腿后群肌。皮支为腓肠内侧皮神经，常与腓肠外侧皮神经的交通支吻合形成腓肠神经，伴小隐静脉分布于小腿后面的皮肤。

第六节　踝与足部

踝部为小腿下部与足部之间的过渡区，上界平内、外踝基底的环形连线，下界为通过内、外踝尖的环线，其远侧为足部。踝部以内、外踝为界，分为踝前区和踝后区。足部又分为足背和足底。

一、踝前区与足背

（一）浅层结构

踝前区及足背皮肤均较薄，浅筋膜疏松，缺少脂肪，故浅静脉和肌腱等结构清晰可见。浅静脉有足背静脉弓及其属支。其内、外端分别逐渐汇合，形成大隐静脉和小隐静脉，分别经过内踝前方和外踝后方上行至小腿。皮神经为分布于足背内侧的隐神经，足背中央的腓浅神经终支（足背内侧皮神经和足背中间皮神经），以及分布于足背外侧的腓肠神经终支（足背外侧皮神经），此外，在第1、2趾相对侧背面的皮肤有腓深神经的终末支分布。

（二）深层结构

踝前区深筋膜为小腿深筋膜的延续，在此增厚形成两个支持带。

1. 伸肌上支持带（superior extensor retinaculum）　又称小腿横韧带，呈宽带状位于踝关节前上方，连于胫、腓骨下端之间。深面有两个间隙：内侧间隙通过胫骨前肌腱、胫前血管和腓深神经；外侧间隙通过踇长伸肌腱、趾长伸肌腱和第三腓骨肌（图8-26）。

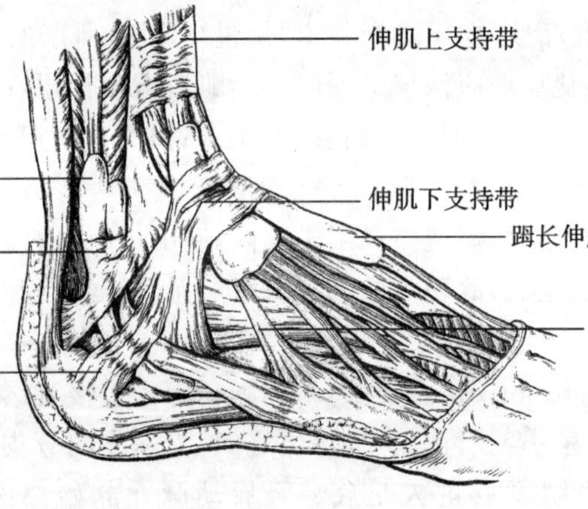

图8-26　下肢肌支持带及腱鞘（外侧面观）

2. 伸肌下支持带（inferior extensor retinaculum）　又称小腿十字韧带，位于踝关节前方的足背区，多呈横置的"Y"形，外侧端附于跟骨外侧面，内侧端分叉，分别附于内踝及足内侧缘。伸肌下支持带向深面发出纤维隔，形成3个骨纤维管：内侧管通过胫骨前肌腱，中间管通过踇长伸肌腱、足背动脉和腓深神经，外侧管通过趾长伸肌腱和第三腓骨肌腱。各肌腱表面均有腱鞘包绕（图8-26、图8-27）。

3. 足背动脉（dorsal artery of foot）　于伸肌上支持带下缘续于胫前动脉。在踝关节前方行于踇长伸肌腱和趾长伸肌腱之间，位置表浅，易于触及搏动。主干继续沿踇短伸肌内缘和深面前行达第1跖骨间隙。足背动脉沿途发出跗外侧动脉（lateral tarsal artery）行向足背外侧；跗内侧动脉（medial tarsal artery）1～3支，行向足背内侧及足底；弓状动脉（arcuate artery）向足背外侧弓状弯行，与跗外侧动脉吻合，并发出3支跖背动脉（dorsal metatarsal arteries）；

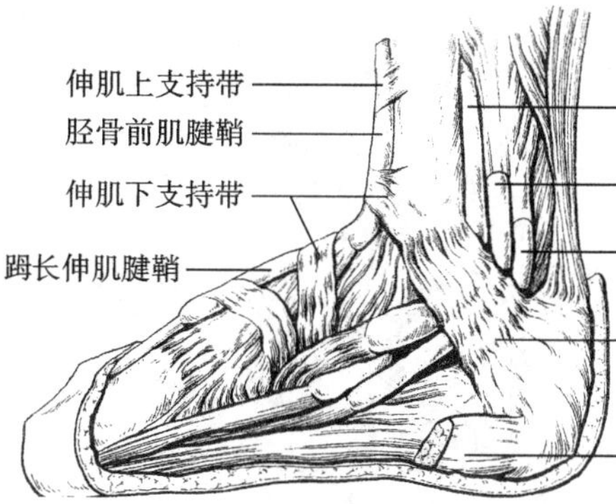

图 8-27　下肢肌支持带及腱鞘(内侧面观)

足底深支(deep branch of plantar artery)为足背动脉的一条终支,穿第 1 跖骨间隙至足底与足底动脉吻合;第 1 跖背动脉是足背动脉主干的终末,分布于踇趾和第 2 趾背面的内侧(图 8-28、图 8-29)。

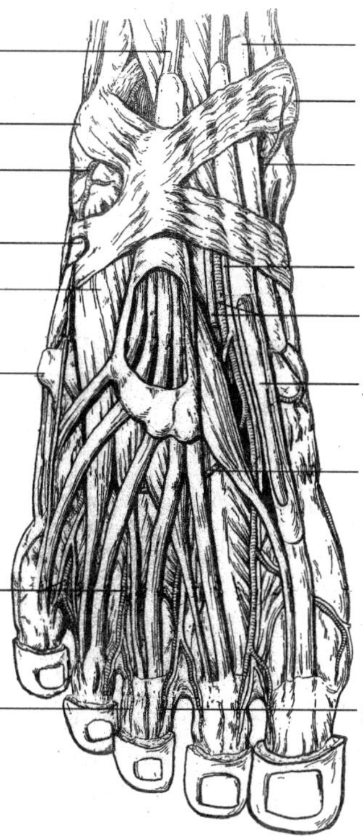

图 8-28　足背的肌、血管和神经(浅层)

4. 腓深神经(deep peroneal nerve)　多行于足背动脉的内侧,分成内、外两终支,分布于足背肌、足关节及第 1、2 趾相对面背侧的皮肤。

5. 足背筋膜间隙及内容　足背深筋膜分浅、深两层:浅层为伸肌下支持带的延续,附着于足内、外侧缘;深层紧贴骨间背侧肌及跖骨骨膜。两层间为足背筋膜间隙,容纳趾长伸肌腱及腱鞘、趾短伸肌腱及腱鞘、足背动脉及其分支和伴行静脉、腓深神经。

足背肌包括趾短伸肌和踇短伸肌,位于趾长伸肌腱和踇长伸肌腱的深面。

二、踝后区

踝后区为内、外踝后面及内、外踝下端与足跟下缘之间的区域。该区域中线深面有跟腱附

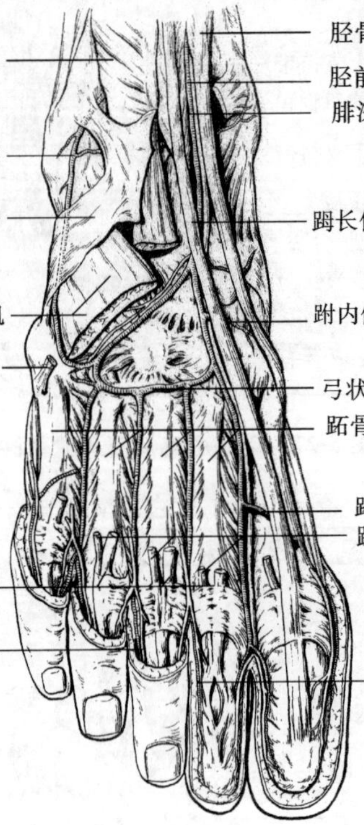

图 8-29　足背的肌、血管和神经(深层)

着于跟结节。跟腱与内、外踝之间各有一浅沟:内侧浅沟深部有小腿屈肌腱及小腿后区的血管、神经穿入足底;外侧浅沟内有小隐静脉、腓肠神经及腓骨长、短肌腱通过。

(一) 浅层结构

踝后区皮肤上部移动性较大,但近足跟时皮肤逐渐角化、增厚。浅筋膜较疏松,在跟腱两侧含较多脂肪。跟腱与皮肤之间有跟皮下囊(subcutaneous calcaneal bursa);跟腱止端与跟骨骨面之间有跟腱囊(bursa of tendon calcaneus)。

(二) 深层结构

1. 腓骨肌上、下支持带　外踝后下方的深筋膜增厚形成腓骨肌上、下支持带。腓骨肌上支持带连于外踝后缘与跟骨外侧面上部之间,有限制腓骨长、短肌腱于外踝后下方的作用;腓骨肌下支持带前端续于伸肌下支持带,后端止于跟骨外侧面前部,有固定腓骨长、短肌腱于跟骨外侧面的作用。两肌腱在穿经腓骨肌上、下支持带深面时,共同包被于一个总腱鞘内。

2. 踝管　踝后区的深筋膜在内踝与跟骨结节内侧面之间的部位增厚,形成屈肌支持带(flexor retinaculum),又称分裂韧带。此韧带与跟骨内侧面及内踝共同围成一管道称踝管。屈肌支持带向深面发出 3 个纤维隔,将踝管分隔成 4 个通道,其内通过的结构由前向后依次为:①胫骨后肌腱及其腱鞘;②趾长屈肌腱及其腱鞘;③胫后动、静脉和胫神经;④䠹长屈肌腱及其腱鞘(图 8-27)。踝管是小腿后区与足底间的一个重要通道,小腿后区或足底感染时,可借踝管互相蔓延。某种原因(如腱鞘囊肿、跟骨畸形等)使踝管变狭窄时,可能压迫踝管内结构,形成"踝管综合征",其主要表现为踝部以下胫神经分支分布区(足跟内侧、足底及足趾)感觉障碍。

3. 踝关节的韧带　踝关节的内、外侧均有一些韧带加强,主要为内侧韧带和外侧韧带。内侧韧带(medial ligament)起于内踝下缘,止于舟骨、距骨和跟骨前内侧面,呈"三角形",又称三角韧带。外侧韧带(lateral ligament)分成 3 个部分:距腓前韧带(anterior talofibular ligament)起于外踝前缘，几乎呈水平位向前内止于距骨前外侧面；距腓后韧带(posterior talofibular ligament)位于外踝后缘和距骨后突之间，位置较深；跟腓韧带(calcaneofibular ligament)位于外踝尖与跟骨外侧面中部之间，为一圆形纤维束(图 8-30)。

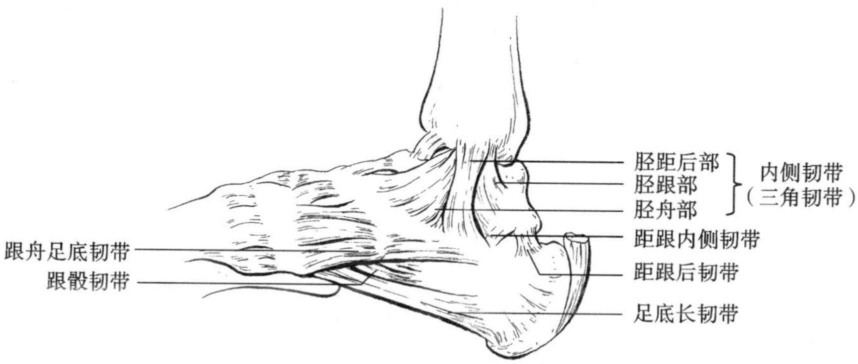

(a)内侧面观

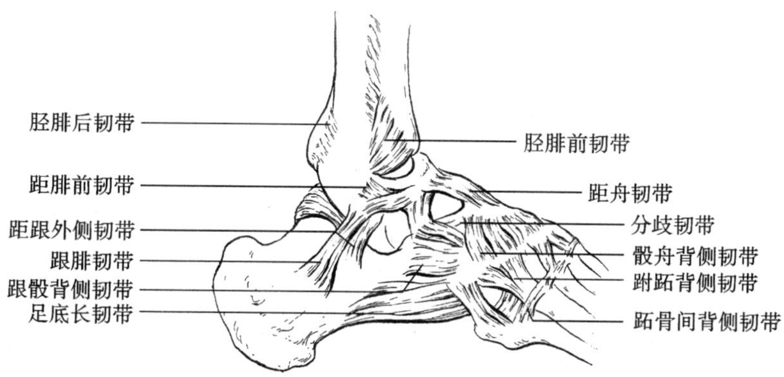

(b)外侧面观

图 8-30　足的韧带(内、外面观)

在踝关节的韧带中，内侧韧带最为坚韧，其主要功能为限制足的过度背屈和防止踝关节外翻；外侧韧带比内侧韧带薄弱，易损伤，主要功能为限制踝关节过度跖屈和行足内翻运动。

三、足底

(一) 浅层结构

足底皮肤厚、致密坚韧，尤以足跟、足外侧缘、第 1 跖骨头处更为明显，这些部位是体重的支持点，易因摩擦增厚而形成胼胝。浅筋膜内致密的纤维束将皮肤与足底深筋膜紧密相连，束间有脂肪，形成纤维脂肪垫。

(二) 深层结构

足底深筋膜分浅、深两层：浅层覆盖足底肌表面，两侧较薄，中间部增厚称足底腱膜(又称跖腱膜)，相当于手掌的掌腱膜；深层覆盖于骨间肌的跖侧，又称骨间跖侧筋膜。

1. 足底腱膜(plantar aponeurosis)　呈长三角形，含有较多的纵行纤维。后端变窄附于跟结节前缘内侧部，前端分为五束至各趾的趾腱鞘(图 8-31(a))，其两侧缘向深部发出肌间隔，分别止于第 1 跖骨和第 5 跖骨，将足底分成 3 个骨筋膜鞘。

(1) 内侧骨筋膜鞘：容纳踇展肌、踇短屈肌、踇长屈肌腱及血管、神经。

(2) 中间骨筋膜鞘：容纳趾短屈肌、足底方肌、踇收肌、趾长屈肌腱、蚓状肌、足底动脉弓及其分支、足底外侧神经及其分支等。

(3) 外侧骨筋膜鞘：容纳小趾展肌、小趾短屈肌及血管和神经。

足底肌指足底的固有短肌，此外，足底还有来自小腿的趾长屈肌、踇长屈肌、胫骨后肌及腓骨长肌的肌腱等(表 8-4)。

表 8-4　足肌

分群		名称	起点	止点	作用	神经支配
足底肌	内侧群	踇展肌	跟骨结节、舟骨粗隆	踇趾近节趾骨底	外展踇趾	足底内侧神经
		踇短屈肌	内侧楔骨跖面		屈踇趾	
		踇收肌	第 2～4 跖骨底		内收和屈踇趾	足底外侧神经
	中间群	趾短屈肌	跟骨	第 2～5 趾中节趾骨底	屈第 2～5 趾	足底内侧神经
		足底方肌		趾长屈肌腱		足底外侧神经
		蚓状肌	趾长屈肌腱	趾背腱膜	屈跖趾关节、伸趾关节	足底内、外侧神经
		骨间足底肌	第 3～5 跖骨内侧	第 3～5 趾近节趾骨底和趾背腱膜	内收第 3～5 趾	足底外侧神经
		骨间背侧肌	第 1～5 跖骨的相对面	第 2～4 趾近节趾骨底和趾背腱膜	外展第 2～4 趾	
	外侧群	小趾展肌	跟骨	小趾近节趾骨底	屈和外展小趾	足底外侧神经
		小趾短屈肌	第 5 跖骨底		屈小趾	
足背肌		踇短伸肌	跟骨前端的上面和外侧面	踇趾近节趾骨底	伸踇趾	腓深神经
		趾短伸肌		第 2～4 趾近节趾骨底	伸第 2～4 趾	

2. 足底的血管和神经　胫后动脉和胫神经穿踝管后进入足底，随即分为足底内、外侧动脉和足底内、外侧神经。足底内侧动脉(medial plantar artery)较细小，伴同名静脉和神经沿足底内侧缘前行，分布于邻近组织，末端与第 1～3 跖足底动脉吻合。足底外侧动脉(lateral plantar artery)较粗，伴同名静脉和神经斜向前外，穿过趾短屈肌深面至足底外侧缘前行，发出分支分布于邻近组织，终支向内弯行至第 1 趾骨间隙处，与足背动脉的足底深支吻合成足底弓(plantar arch)，由足底弓发出 4 条跖足底固有动脉，分布于各趾。足底内侧神经(medial plantar nerve)支配足底内侧部的肌和关节、足底内侧半及内侧 3 个半趾底面的皮肤。足底外侧神经(lateral plantar nerve)支配足底外侧部肌和关节、足底外侧半及外侧 1 个半趾底面的皮肤(图 8-31(b)、图 8-32)。

四、足弓

足弓(arch of foot)是指由跗骨和跖骨借韧带及关节连接构成的凸向上方的弓，可分为内、外侧纵弓和横弓。

1. 内侧纵弓　由跟骨、距骨、足舟骨、三个楔骨和第 1～3 跖骨及其连接共同构成。主要由胫骨后肌腱、趾长屈肌腱、踇长屈肌腱、足底方肌、足底腱膜及跟舟足底韧带等结构维持。前支点为第 1～3 跖骨头，后支点为跟骨结节下面。此弓较高，具有较强的弹性缓冲作用，故又称弹性足弓。

2. 外侧纵弓　由跟骨、骰骨，第 4、5 跖骨及其连接共同构成。主要由腓骨长肌腱、足底长

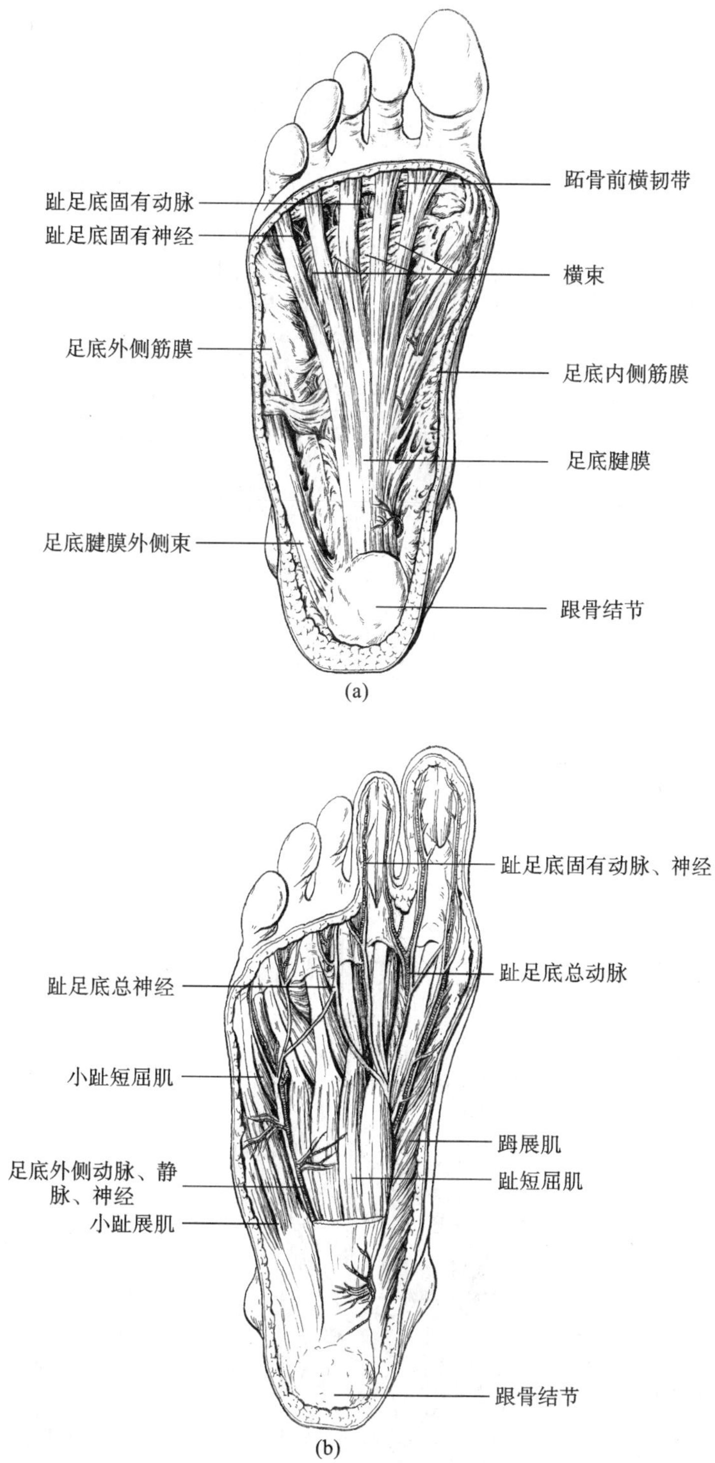

图 8-31　足底浅层的肌、血管和神经

韧带及跟骰足底韧带等结构维持。外侧纵弓较内侧纵弓低，弹性缓冲作用较弱，主要与负重有关，故又称支撑足弓。

3. 横弓　由骰骨、三块楔骨、第 1～5 跖骨及其连接共同构成。横弓主要由腓骨长肌腱、胫骨前肌腱及踇收肌横头等结构维持。

足弓具有支持、缓冲震荡，保护足底血管和神经免受压迫的作用。足弓发育不良或受损，可引起足弓塌陷，呈现扁平足。

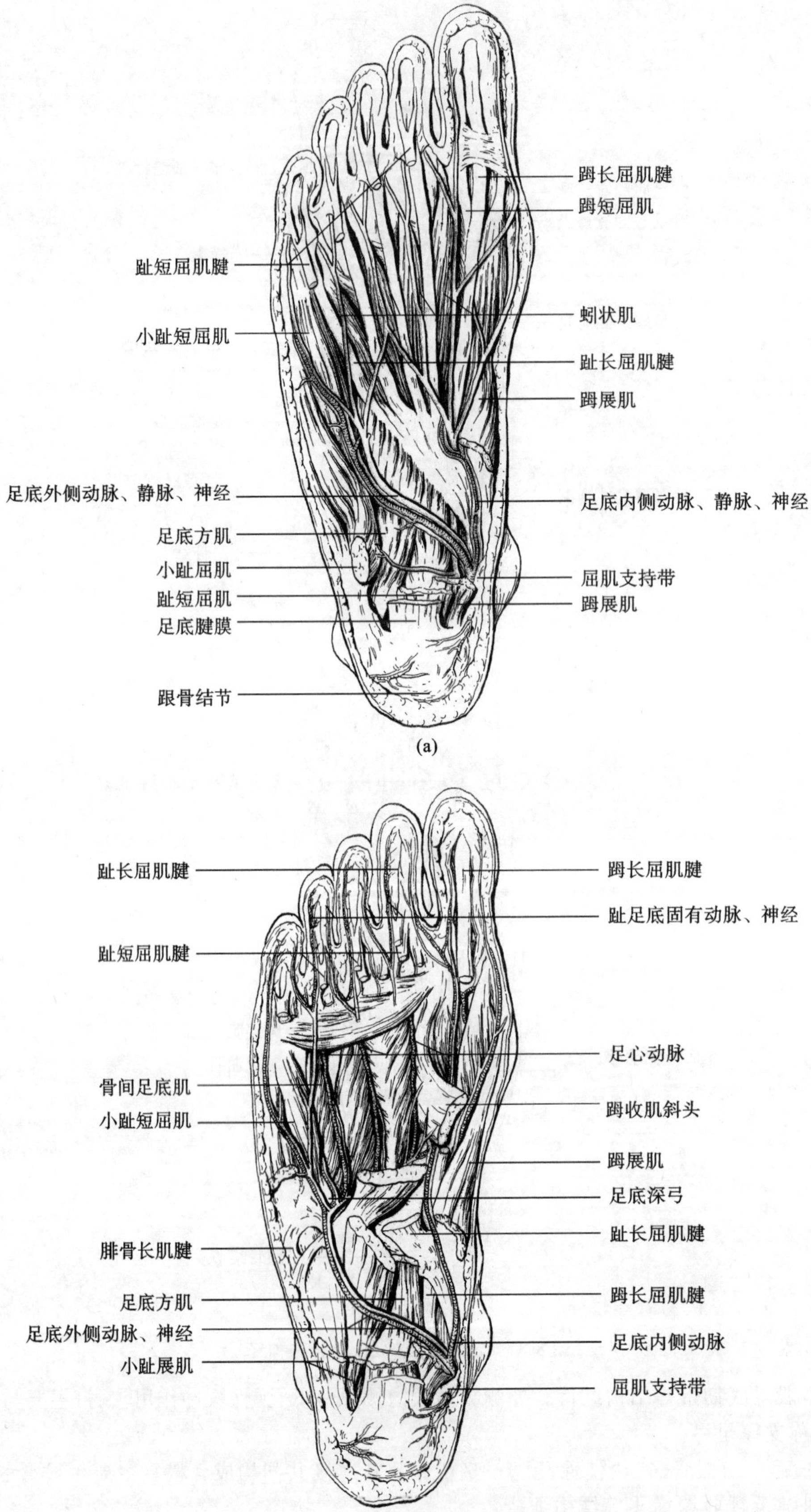

图 8-32　足底深层的肌、血管和神经

第七节 下肢解剖操作

一、股前内侧区

(一) 尸位及切口

尸体呈仰卧位,做如下皮肤切口(图 8-33)。

1. 上切口 自髂前上棘沿腹股沟韧带至耻骨结节做一斜切口。

2. 下切口 过胫骨粗隆水平做一横切口。

3. 纵切口 由上切口中点向下,沿大腿前面做纵切口,直达下切口。

切口应浅,皮肤向两侧翻起,翻皮不能太厚,避免损伤浅层的血管和神经。

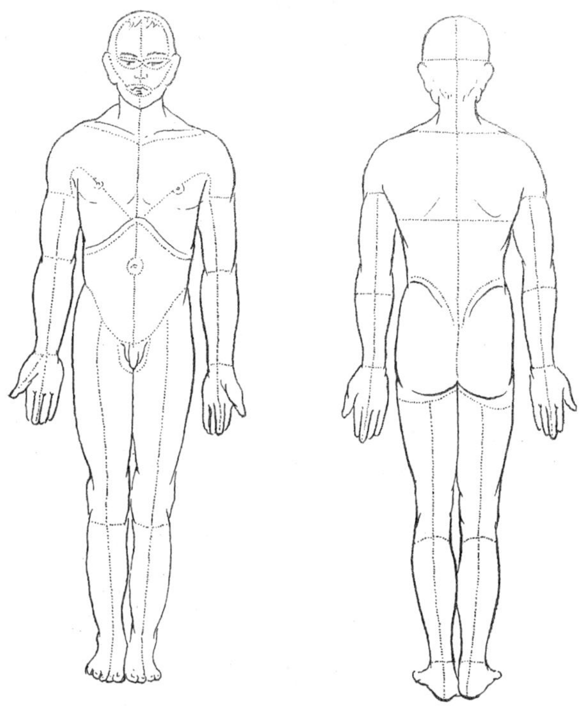

图 8-33 人体解剖常用皮肤切口

(二) 层次解剖

1. 解剖浅层结构

(1) 解剖大隐静脉及属支、观察腹股沟浅淋巴结:在股骨内侧髁后方浅筋膜寻找大隐静脉,向上追踪至大隐静脉穿耻骨结节外下方的筛筋膜处,可见其穿过深筋膜注入股静脉。将大隐静脉末端稍提起,观察隐静脉裂孔的形状、大小和位置。在附近寻找大隐静脉近侧段的五个属支:先找出来自外生殖器的阴部外静脉、来自脐以下的腹前壁的腹壁浅静脉以及来自腹股沟外侧部的旋髂浅静脉,此三支静脉都有同名的浅动脉伴行(动脉很小,可单独或共干起自股动脉)。再找出来自股前外侧的股外侧浅静脉和来自股后内侧的股内侧浅静脉,这两条浅静脉的注入点较低。最后观察五条属支的类型、大隐静脉与深静脉的交通支。在腹股沟韧带下方及大隐静脉末段附近的浅筋膜中寻找并观察腹股沟浅淋巴结,观察后可除去。

(2) 解剖皮神经:从股上部前外侧,向下分离并清除浅筋膜,查看穿浅、深筋膜的皮神经。

①股外侧皮神经最靠上外侧，在髂前上棘下方 5～10 cm 处浅出；②股神经的前皮支和内侧皮支于大腿中、下部沿缝匠肌表面穿出深筋膜；③闭孔神经的皮支于大腿上部内侧穿出阔筋膜（大约在缝匠肌中点内侧 3 横指处可找到该神经）。上述皮神经尽量追踪并保留。

2. 解剖深筋膜及股前群肌 保留浅血管和皮神经，清除浅筋膜，仔细观察阔筋膜。观察股外侧面由阔筋膜增厚形成的髂胫束以及包于髂胫束上份两层之间的阔筋膜张肌。在腹股沟韧带中点下方纵向切开阔筋膜并翻向两侧至髂胫束前缘，注意勿损伤深面的结构。仔细去除股前部阔筋膜，保留髂胫束，修洁并观察缝匠肌和股四头肌，体会两肌的作用。

3. 解剖股三角 显露股三角，修洁构成三角外、内侧界的缝匠肌和长收肌的内缘，以及构成上界的腹股沟韧带。查看位于股三角内侧部的股鞘，它是包裹股动、静脉和股管的筋膜管，呈漏斗状。切开股鞘，可见到股鞘被两个纤维隔分成三个腔隙，股动脉居外，股静脉居中，内侧为股管。

(1) 解剖股动脉：在腹股沟韧带中点下方寻找股动脉并追踪至股三角的尖，观察其进入收肌管的情况。在股动脉起始部后外侧，腹股沟韧带下方 3～5 cm 处解剖出股动脉的最大分支——股深动脉。股深动脉在股三角内有两个主要分支，即旋股内、外侧动脉。旋股外侧动脉一般从股深动脉外侧发出，走在缝匠肌、股直肌深面。小心切断并翻起二肌，可见旋股外侧动脉分为升支、横支、降支 3 支。在股深动脉内侧解剖出旋股内侧动脉，可见它从髂腰肌和耻骨肌之间穿向深面。旋股内、外侧动脉参与构成髋周围动脉网，有时可直接起自股动脉。沿股深动脉主干向下追踪并寻找沿途发出的 3～4 支穿动脉，观察其穿过短收肌和大收肌至大腿后部的情况。

(2) 解剖股静脉及腹股沟深淋巴结：在股动脉内侧解剖出股静脉，观察其先位于股动脉内侧，至股三角尖走向股动脉后方。观察大隐静脉汇入股静脉的情况。注意寻找沿股静脉近段排列的腹股沟深淋巴结，观察后可除去。

(3) 解剖股神经：在股动脉外侧找出穿肌腔隙下行至股三角的股神经，向下略做修洁，可见其分成许多细支，形如马尾。其最长分支为隐神经，伴股动脉外侧下行，穿入收肌管。

(4) 探查股管：即股静脉内侧的潜在性间隙，为一锥形筋膜管，长度约 1.5 cm，上口为股环，下口是盲端，内含脂肪组织和淋巴结。观察股环，辨认其四界构成。

4. 解剖收肌管 在大腿中 1/3 处，修洁游离缝匠肌，拉向外侧（如已切断可向上、下翻起），可见大收肌腱板架于股内侧肌和大收肌之间。剖开前壁，观察收肌管各壁构成，暴露收肌管内结构，主要是股三角内容的延续。观察股血管与隐神经的位置关系，体会自股三角到收肌管，血管、神经位置的动态变化（股静脉由动脉内侧至其后方，隐神经由动脉外侧跨过前方至内侧）。

5. 解剖股内侧肌群及闭孔神经 分离修洁内侧的股薄肌，再清理长收肌和耻骨肌。切断长收肌并向上、下翻起，暴露深部的短收肌。清理短收肌并观察其表面的闭孔神经前支和其深面的闭孔神经后支。清理短收肌后下方的大收肌，观察肌下部的收肌腱裂孔，股动、静脉经此孔进出腘窝，更名为腘动、静脉。

二、小腿前外侧区与足背

（一）尸位及切口

尸体呈仰卧位，做如下皮肤切口（图 8-33）。

(1) 在内、外踝水平做一过踝关节前方的横切口。

(2) 沿足趾根部，趾蹼背侧做一横切口达足背内、外侧缘。

(3) 延长大腿前面的纵切口直达上述第 1 条的横切口处。

(4) 循上述第1、2条切口的中点，纵切足背皮肤直达第3趾尖。

将皮肤翻向两侧，剥皮要薄，尤其是膝部、踝部、足背部皮肤，切勿损伤浅筋膜内的浅静脉和皮神经。

(二) 层次解剖

1. 解剖小腿浅层结构

(1) 小腿前外侧区浅筋膜内结构：

①解剖大、小隐静脉和伴行神经：沿股前内侧区剖出的大隐静脉向下追踪并修洁至足背，找出与其伴行的隐神经。从足背静脉弓外侧端找出小隐静脉，向上追踪至其通过外踝的后下方，同时找出与小隐静脉伴行的腓肠神经。

②解剖腓浅神经：在小腿外侧中、下1/3交界处仔细寻找腓浅神经的皮支，并追踪修洁至足背远端，保留该皮支。清除小腿浅筋膜。

(2) 解剖足背浅筋膜内结构：找出足背静脉弓，沿其内侧端清理出大隐静脉起始段及伴行的隐神经；外侧端清理出小隐静脉及伴行的足背外侧皮神经(腓肠神经终支)；在足背正中部位修洁腓浅神经两终支，即足背中间皮神经和足背内侧皮神经。在第1、2趾蹼处浅筋膜内寻找腓深神经的终支。

2. 解剖小腿深层结构

(1) 深筋膜：暴露小腿及足背深筋膜并观察。纵向切开深筋膜，可见小腿上部深筋膜较厚，肌不易分离；中部深筋膜较薄，肌易分离。在小腿下部、踝关节上方，深筋膜横行纤维增厚形成伸肌上支持带(小腿横韧带)。向下，深筋膜在踝关节前下方显著增厚形成伸肌下支持带(小腿十字韧带)。

(2) 小腿前群肌、外侧群肌：在小腿下1/3从内向外依次修洁小腿前方的胫骨前肌、踇长伸肌、趾长伸肌及其外侧的第三腓骨肌；在小腿外侧，修洁腓骨长、短肌。注意观察伸肌上支持带及腓骨肌支持带深面走行的肌腱及其腱鞘。

(3) 胫前血管：在上段胫骨前肌和趾长伸肌之间，骨间膜前解剖出胫前动脉(由腘动脉发出)及伴行静脉。沿胫前动脉向上找出向内上行于胫骨前肌深面、紧贴胫骨外侧髁的胫前返动脉，有胫前返神经伴行，二者分布于膝关节。在小腿下方腓骨内侧纵切伸肌上支持带、第三腓骨肌外侧找出腓动脉的穿支，该支有时粗大，可代替足背动脉。

(4) 腓浅神经、腓深神经：在腓骨颈外侧找出腓总神经，观察其绕过腓骨颈，穿入腓骨长肌深面。沿腓总神经方向切点腓骨长肌，可见腓总神经分成三个分支：胫前返神经、腓浅神经、腓深神经。胫前返神经与胫前返动脉伴行；腓浅神经在腓骨长、短肌之间下行，并发出分支支配两肌。主干在小腿前外侧中、下1/3交界处穿出深筋膜，分内、外两支。在小腿前肌群深面，沿胫前动脉寻找并修洁腓深神经至足背。

3. 解剖足背深层结构　清理踇长伸肌腱、趾长伸肌腱，在其深面找出踇短伸肌、趾短伸肌。于足趾根部切断上述四肌，翻向近侧。于踝关节前方找出腓深神经及与其伴行的足背动、静脉，追踪足背动脉至第1跖间隙近端，寻找发出的第1跖背动脉和足底深支。

三、臀区及股后区

(一) 尸位及切口

尸体呈俯卧位，做如下皮肤切口(图8-33)。

1. 上切口　从髂前上棘沿髂嵴至髂后上棘切开，再向内切至骶部正中。

2. 正中切口　由上切口内侧端沿骶部正中垂直向下切至尾骨尖。

3. 下切口　由正中切口下端沿臀沟至臀部外侧做一弧形切口。

4. 膝下切口 过腘窝下方(胫骨粗隆水平)做一横切口。

5. 纵切口 自下切口中点向下沿股后中线纵切至膝下切口。

切口不宜过深,以免损伤浅筋膜内的血管、神经。将臀区皮肤翻向外侧,股后区皮肤翻向两侧。

(二) 层次解剖

1. 解剖浅层结构 在髂嵴与竖脊肌外缘交界处、浅筋膜内寻找臀上皮神经并向下追踪至臀上部。在臀大肌下缘中点附近寻找自下向上的臀下皮神经(一般为 2～3 支,为股后皮神经的分支)。去除剩余浅筋膜。股后区浅筋膜内无重要结构,可直接去除。

2. 解剖深层结构

(1) 深筋膜:臀区深筋膜发达,向上附于髂嵴,向下移行于股后深筋膜,向外下方移行于阔筋膜。观察后沿肌纤维方向仔细剥离并去除。

(2) 解剖臀大肌:查看臀大肌,用刀柄或手指分别从臀大肌上、下缘处插入其深面,将其深面结构分离,观察臀大肌的起止情况。垂直于肌束切断此肌,将肌肉上、下翻起,可见到或触摸到穿入肌上部的臀上动、静脉,以及穿入肌下部的臀下动、静脉和神经。清理梨状肌上缘,使之与臀中肌分离,修洁并切断臀中肌中份,将臂中肌翻看即可见臀小肌。

(3) 解剖梨状肌上、下孔:在臀中肌下方修洁梨状肌,梨状肌穿坐骨大孔后止于股骨大转子,将坐骨大孔分为梨状肌上、下孔。在梨状肌上孔内寻找并修洁由该孔穿出的臀上动、静脉和臀上神经。臀上动脉分浅、深两支,浅支分布至臀大肌,深支伴臀上神经分布至臀中肌和臀小肌。在梨状肌下孔处依次解剖并修洁出坐骨神经,其内侧为股后皮神经,再内侧为分布至臀大肌的臀下动脉、臂下静脉和臀下神经,最内侧为阴部内动、静脉和阴部神经,该组血管神经束出梨状肌下孔后,立即进入坐骨小孔。解剖梨状肌下孔时应注意观察坐骨神经的穿出部位与梨状肌的关系,观察坐骨神经走行的体表投影标志,观察坐骨神经的分支类型。

(4) 解剖坐骨小孔:坐骨小孔由骶棘韧带、坐骨小切迹与骶结节韧带共同构成,阴部内血管、阴部神经穿梨状肌下孔出盆腔,再经坐骨小孔至会阴,排列顺序由外至内依次为阴部内动脉、静脉和阴部神经。显露坐骨小孔,找出阴部神经和阴部内血管,查看它们自梨状肌下孔穿出,经坐骨小孔进入坐骨肛门窝的情况。查看即可,不必追踪。

(5) 解剖股后区:在臀大肌下缘与股二头肌相交处,纵向切开深筋膜,观察股后皮神经走行。由臀部向下追踪并修洁坐骨神经直至腘窝,观察其走行及分支情况。在臀大肌下缘与股二头肌长头外缘夹角处,坐骨神经浅面无肌肉覆盖,位置较表浅,是神经易受损伤的部位,同时也是临床上易暴露神经的部位。修洁大腿后群肌,查看并辨认半膜肌、半腱肌和股二头肌长头均起自坐骨结节,而股二头肌短头起自股骨粗线。提起股二头肌,查看股深动脉的穿动脉。

四、腘窝及小腿后区

(一) 尸位及切口

尸体呈俯卧位,做如下皮肤切口(图 8-33)。

(1) 腘窝下缘已有一横切口。

(2) 于内、外踝水平过踝关节后方做一横切口。

(3) 沿小腿后区正中做一纵切口,与上述第(1)(2)条切口相交,将小腿皮肤翻向两侧。

(4) 膝下切口:过腘窝下方(胫骨粗隆水平)做一横切口。

(5) 自上述第(2)条切口中点向下做一垂直切口直达足跟,将皮肤尽量向两侧翻开。

踝部切口不宜过深,因其深面有重要的血管神经通过。

（二）层次解剖

1. 解剖浅层结构 在外踝后下方的浅筋膜内解剖出小隐静脉及伴行的腓肠神经，向上追踪至穿入腘窝的深筋膜为止。观察小隐静脉沿途是否有穿支与深静脉交通，大、小隐静脉是否有吻合支。沿腓肠神经向上追踪，于小腿后正中线、深筋膜深面，寻找腓肠内侧皮神经（起自胫神经），在腓骨头后方约 5 cm 处浅筋膜内寻找腓肠外侧皮神经（起自腓总神经），观察二者合并形成的腓肠神经。清除浅筋膜。

2. 解剖深筋膜 切开腘筋膜，观察小隐静脉末端附近的淋巴结（1～2 个）并去除。修洁腘窝边界诸肌，去除小腿后区深筋膜。

3. 解剖腘窝 观察腘窝上内侧界的半膜肌和半腱肌，上外侧界的股二头肌，下内侧界、下外侧界的腓肠肌内、外侧头，并进行修洁。清理股二头肌内侧缘，找出腓总神经，追踪其沿肌腱内侧向下，在腓骨头下方绕腓骨颈向前穿入腓骨长肌。沿腘窝正中线找出胫神经，查看其走行及分支情况。将胫神经修洁后拉向外侧，显露其深面包裹腘动、静脉的血管鞘，切开血管鞘，修洁腘静脉，观察小隐静脉的注入部位，在腘静脉的深面找出腘动脉，大致观察腘动脉的肌支及 5 条关节支，并试着确认它们各自的名称。观察腘血管与胫神经的伴行情况、向上与收肌腱裂孔和股后区的延续情况，观察腘动脉与腘窝底的位置关系，因腘动脉贴靠股骨腘面，故股骨下端骨折及膝关节后脱位时易损伤腘动脉，造成大量出血。

4. 解剖小腿后群肌及血管和神经

（1）解剖小腿后群肌：修洁腓肠肌内、外侧头，将腓肠肌内、外侧头与深面的比目鱼肌分离，在血管神经入肌位置（内、外侧头起点下约 5 cm 处）以下横断腓肠肌二头，并翻向起止点，查看比目鱼肌及三个头汇成的跟腱。用刀柄或手指从比目鱼肌内、外缘插入深面，钝性分离，沿肌起始端弧形切断肌腹，翻向下，观察其深面的深层肌，自内向外辨认趾长屈肌、胫骨后肌和蹬长屈肌并修洁；注意胫骨后肌先位于趾长屈肌与蹬长屈肌之间，以后肌腱斜向下内，经趾长屈肌腱深面至其内侧，至踝部直接位于内踝后面。

（2）查认血管神经：小腿后区有两条动脉、一条神经，即胫后动脉、腓动脉和胫神经。胫后动脉及两条伴行静脉与胫神经伴行向下，追踪胫后动脉到屈肌支持带，并观察其至后群肌深层的分支。在腘肌下缘、胫后动脉起点稍下方，找出胫后动脉发出的粗大的腓动脉及伴行静脉，追踪腓动脉沿腓骨内侧缘斜向下外，入蹬长屈肌深面，至腓骨肌支持带深面，在外踝部止于跟支。

5. 解剖踝管 观察内踝后下方由小腿深筋膜增厚形成的屈肌支持带。用镊子紧贴内踝后面插入屈肌支持带深面，切开屈肌支持带，观察屈肌支持带向深面发出的纤维隔及其形成的 4 个骨纤维管，管内的结构自前向后分别为：①胫骨后肌腱及其腱鞘；②趾长屈肌腱及其腱鞘；③胫后血管和胫神经；④蹬长屈肌腱及腱鞘。

五、足底

（一）切口

（1）从足跟沿足底正中线纵切至中趾根部。

（2）沿趾根从足底外侧横切至足底内侧。

剥离皮肤，可见皮肤及浅筋膜很厚，以足跟、蹬趾根部及足底外侧明显。

（二）层次解剖

1. 解剖足底浅、深筋膜 清除浅筋膜，注意观察体会其脂肪及结实的纤维束，趾蹼处横行纤维发达。解剖深筋膜，可见其内侧部较薄，外侧部较厚，中间部最厚形成足底腱膜。修去内、外侧部，保留足底腱膜，观察可见足底腱膜向前分裂成 5 束，止于 5 趾，两侧向深部发出内、外侧肌间隔，附于第1、5跖骨。于趾蹼处沿趾间隙纵向切开足底腱膜，清除脂肪组织，寻找通向趾部的血管和神经。

2. 解剖足底浅层肌及血管和神经 在跟骨前方5 cm处横断足底腱膜，割断内、外侧肌间隔，向远侧翻起。从内向外修洁踇展肌、趾短屈肌、小趾展肌，解剖出其间的足底内、外侧神经及血管。

3. 解剖足底中层肌及血管和神经 在中部切断趾短屈肌并翻向远侧，暴露踇长屈肌腱及趾长屈肌腱。观察两肌腱在足底内侧相互交叉。进一步查看足底方肌及4个蚓状肌。观察走行在足底方肌浅面的足底外侧神经、血管及其分支；观察走行在踇展肌与趾短屈肌之间的足底内侧神经、血管及其分支。

4. 解剖足底深层肌及血管和神经 在跟结节前方切断足底方肌、趾长屈肌腱及踇长屈肌腱并翻向远侧，暴露踇短屈肌、踇收肌、小趾短屈肌。在足底内侧切断踇展肌起端并翻向远侧，露出胫骨后肌腱。在足底外侧切断小趾展肌止端，翻向近侧，露出腓骨长肌腱。切断踇收肌斜头及横头起端，翻向远侧，露出足底动脉弓、足底外侧神经深支，以及3个骨间足底肌和4个骨间背侧肌。

（赵振富）

能力检测

第一章　头　　部

本章在线答题

能力检测答案

一、名词解释

1. 危险三角
2. 腮腺床
3. 头皮
4. 海绵窦

二、问答题

1. 颅顶软组织层次及各层的特点是什么？
2. 颅内、外静脉的交通途径有哪些？
3. 海绵窦交通及穿经的结构有哪些？
4. 简述腮腺的形态、分布及穿行的结构。
5. 简述垂体的位置、毗邻关系及临床特点。

（王晓晟　潘爱华）

第二章　颈　　部

本章在线答题

能力检测答案

一、名词解释

1. 颈袢
2. 腋鞘
3. 甲状腺囊鞘间隙
4. 斜角肌间隙
5. Virchow 淋巴结
6. 颈动脉鞘
7. 甲状腺悬韧带
8. 咽后间隙

二、问答题

1. 试述颈深筋膜的层次及筋膜间隙。
2. 试述颈动脉三角的境界及层次结构。
3. 试述甲状腺的动脉与喉的神经之间的关系及其临床意义。
4. 试述胸膜顶的位置及其毗邻关系。
5. 简述椎动脉三角的境界及其内容。

（赵保明）

NOTE

本章在线答题

能力检测答案

第三章 胸 部

一、名词解释

1. 肋弓
2. 锁骨下窝
3. 胸肋三角
4. 肺韧带
5. 支气管肺段
6. 食管上三角

二、问答题

1. 试述女性乳房的淋巴回流。
2. 简述肋间血管和肋间神经的行程及胸膜腔穿刺进针的部位。
3. 简述膈食管裂孔的位置、结构特点与食管裂孔疝的关系。
4. 简述肺根内各结构的排列关系及肺根的毗邻。
5. 简述纵隔左侧面观的结构。

(高 尚 李筱贺)

本章在线答题

能力检测答案

第四章 腹 部

一、名词解释

1. 白线
2. 腹膜腔
3. 网膜孔
4. 胃床
5. Glisson 系统
6. 胆囊三角
7. 十二指肠悬韧带
8. 回盲瓣
9. McBurney 点
10. 肾窦

二、简答题

1. 简述网膜囊及其边界。
2. 简述胃的位置、毗邻及血供。
3. 简述胰头的位置、毗邻及血供。
4. 简述肾的被膜。
5. 简述腹主动脉的位置、毗邻及主要分支。

(范春玲 王慧 陈旦)

本章在线答题

能力检测答案

第五章 盆部与会阴

一、名词解释

1. 会阴
2. 闭膜管
3. 盆膈
4. 尿生殖膈

5. 阴部管

二、问答题

1. 试述坐骨肛门窝的境界与内容物。
2. 前尿道和后尿道损伤引起的尿外渗有何不同?
3. 试述盆筋膜间隙及其临床意义。
4. 试述子宫的位置、固定装置与淋巴回流。
5. 试述直肠的位置和毗邻。

(李艳伟)

第六章 脊 柱 区

本章在线答题

能力检测答案

一、名词解释

1. 齿状韧带
2. 小脑延髓池
3. 动脉冠
4. 听诊三角

二、简答题

1. 试述成人腰穿的部位及所需经过的层次结构。
2. 试述根动脉的来源及临床意义。

(廖家万 潘爱华)

第七章 上 肢

本章在线答题

能力检测答案

一、名词解释

1. 鼻烟窝
2. 提携角
3. 锁胸筋膜
4. 腕管
5. 喙肩弓
6. 肌腱袖
7. 掌腱膜
8. 指蹼间隙
9. 肩胛动脉网
10. 肘后窝
11. 肘后三角
12. 掌深弓
13. 掌浅弓

二、问答题

1. 试述腋窝的构成。
2. 试述腋动脉的分支和分布。
3. 试述腋淋巴结的分群及注入部位。
4. 根据肩关节的构造阐述肩关节脱位的临床表现。
5. 试述肌腱袖的构成和作用。
6. 试述肘窝的构成及其内结构的排列。

7. 试述腕管的构成及其内通过的结构。
8. 臂与前臂皮肤的神经如何分布？这些神经的来源如何？
9. 构成肘关节动脉网的动脉有哪些？各来自何动脉？

（徐凯　胡哲）

本章在线答题

能力检测答案

第八章　下　　肢

一、名词解释
1. 股鞘
2. 踝管
3. 隐静脉裂孔
二、简答题
1. 简述腘窝的位置、构成及其内容。
2. 简述收肌管的位置、构成及其内容。
3. 股疝发生的解剖学基础是什么？为什么股疝易嵌顿？手术时应注意什么？

（赵振富）

参考文献

[1] 柏树令,应大君.系统解剖学[M].8版.北京:人民卫生出版社,2013.
[2] 彭裕文.局部解剖学[M].7版.北京:人民卫生出版社,2008.
[3] 王怀经.局部解剖学[M].北京:人民卫生出版社,2005.
[4] 张绍祥,张雅芳.局部解剖学[M].3版.北京:人民卫生出版社,2015.
[5] 吴建清,徐国成.局部解剖学[M].2版.北京:高等教育出版社,2016.
[6] 中国解剖学会体质调查委员会.中国人解剖学数值[M].北京:人民卫生出版社,2002.
[7] 王根本,洛树东,崔慧先.医用局部解剖学[M].5版.北京:人民卫生出版社,2005.
[8] 何欣,龙大宏,刘学政.局部解剖学(案例版)[M].北京:科学出版社,2007.
[9] 张朝佑.人体解剖学[M].3版.北京:人民卫生出版社,2009.
[10] 丁文龙,华佳.临床应用解剖学:病例讨论及分析[M].北京:人民卫生出版社,2011.
[11] 卢大华,潘爱华.局部解剖学考点图解[M].北京:科学技术文献出版社,2008.
[12] 潘爱华,易西南.解剖学精编笔记与考研指南[M].北京:科学技术文献出版社,2013.
[13] Standring S. Gray's Anatomy[M]. 40th ed. Edinburgh: Churchill Livingstone,2008.
[14] Richard S. Snell. Clinical Anatomy by Regions[M]. 9th ed. Philadelphia: Lippincott Williams & Wilkins,2012.